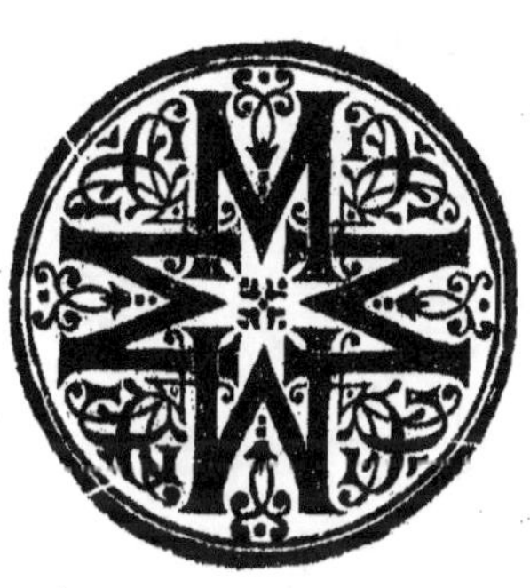

AF391151

Dᴿ HAURY

MÉDECIN MAJOR DE Iʳᵉ CLASSE

———

# LES ANORMAUX

## ET LES

# MALADES MENTAUX

## AU RÉGIMENT

———

PRÉFACE DE M. LE Pʳ RÉGIS

MASSON & Cⁱᵉ, ÉDITEURS

LIBRAIRES DE L'ACADÉMIE DE MÉDECINE

120, BOULEVARD SAINT-GERMAIN, PARIS

# LES ANORMAUX

## ET LES

# MALADES MENTAUX
# AU RÉGIMENT

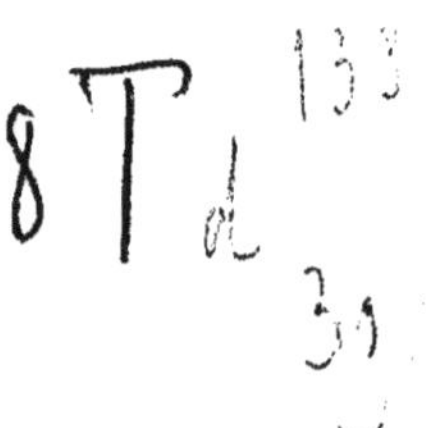

Dᵣ G. HAURY

MÉDECIN MAJOR DE 1ʳᵉ CLASSE

MEMBRE CORRESPONDANT DE LA SOCIÉTÉ DE MÉDECINE LÉGALE DE FRANCE
ET DE LA SOCIÉTÉ DE PSYCHIATRIE DE PARIS

# LES ANORMAUX

## ET LES

# MALADES MENTAUX

# AU RÉGIMENT

Avec une préface du Dᵣ E. RÉGIS

PROFESSEUR DE PSYCHIATRIE A LA FACULTÉ DE MÉDECINE DE BORDEAUX

MASSON & Cⁱᵉ, ÉDITEURS

LIBRAIRES DE L'ACADÉMIE DE MÉDECINE

120, BOULEVARD SAINT-GERMAIN, PARIS (6ᵉ)

1913

# TABLE DES MATIÈRES

# PRÉFACE

On a longtemps vécu sur cette idée traditionnelle que chez le soldat le corps est tout et le cerveau rien ou peu de chose, d'où la tendance constante des armées à rechercher exclusivement les hommes grands, valides et forts, sans s'inquiéter de ce qu'ils pouvaient valoir mentalement.

Ce mode de recrutement purement physique entraînait bien quelques déboires et le « cafard » ne laissait pas de s'agiter fâcheusement parfois sous les parois crâniennes des « fortes têtes ». Mais le mal en somme n'était pas très grand et on en prenait facilement son parti.

Aujourd'hui les choses ont changé et la question de la santé mentale du soldat se trouve partout sérieusement posée. Cela tient d'une part à la fréquence croissante de la folie, de la dégénérescence et de la criminalité dans l'armée, qui a forcé l'attention du Commandement et des Pouvoirs publics ; d'autre part aux travaux de la Psychiatrie contemporaine qui s'est efforcée d'étudier ces tares psychiques de la collectivité militaire, produit et reflet des tares correspondantes de la collectivité sociale, afin d'aider à y porter remède.

C'est, je crois bien, la thèse de mon élève le Dr Lacausse[1] sur les dégénérés psychiques dans l'armée qui a ouvert il y a 23 ans, en résumant nos idées communes sur le sujet, cet important chapitre de pathologie mentale. Depuis, ce chapitre n'a cessé de s'agrandir et de se préciser, non pas seulement en France, mais à l'étranger, particulièrement en Italie, en Allemagne, en Autriche, en Hollande, aux États-Unis, et ce, grâce à la collaboration heureuse et féconde des spécialistes et des médecins militaires.

Quelques données positives se dégagent déjà de cet ensemble de travaux. Nous savons que les tares mentales, dans l'armée comme ailleurs, relèvent des grands facteurs de la dégénérescence humaine, en particulier de l'alcoolisme et de la syphilis ; que les anormaux militaires sont généralement d'anciens anormaux scolaires, dont beaucoup ont déjà été condamnés, quelques-uns même internés, avant leur incorporation ; que ces anormaux pénètrent pour une large part dans l'armée soit comme bons absents, soit surtout comme engagés volontaires ; que les formes principales de psychopathies observées chez les soldats sont la dégénérescence avec impulsions ou délires polymorphes et la démence précoce dégénérative ; que les corps de troupes où l'on compte le plus grand nombre de tares et de maladies mentales sont ceux où il existe le plus d'engagés, de délinquants, d'alcooliques, d'impaludés, c'est-à-dire les régiments coloniaux, les compagnies de discipline, les bataillons d'Afrique, les marins et ouvriers de la marine, etc., etc.

La connaissance de ces faits entraîne une série de mesures

---

1. T. LACAUSSE. Les dégénérés psychiques étudiés spécialement au point de vue du service militaire (*Thèse*, Bordeaux, 1889).

pratiques dont quelques-unes tendent déjà à se réaliser. Les médecins militaires sont mieux instruits des choses de la Psychiatrie et la Marine a déjà créé à ce point de vue toute une organisation excellente, que les Colonies et la Guerre établissent l'une et l'autre, à leur tour. L'expertise mentale fonctionne aujourd'hui devant les conseils de guerre tout comme devant les tribunaux ordinaires, permettant ainsi à la conscience des juges-officiers de distinguer à bon escient entre le coupable et le malade, entre l'aliéné et le simulateur. La cure hospitalière et médicale des troubles délirants accidentels, chez le soldat, est pratiquée dans des conditions meilleures. Enfin, l'examen psychique des recrues, celui surtout des engagés volontaires et des bons absents, devient de jour en jour plus attentif, en attendant qu'il soit l'objet, comme l'examen physique, d'une réglementation spéciale qui s'impose.

Mais la psychiatrie sait qu'elle doit procéder avec prudence et à bon escient; et l'un des psychiatres les plus autorisés de l'armée, le professeur du Val-de-Grâce Simonin, le rappelait récemment à juste titre quand, étudiant les débiles mentaux dans l'armée[1], il disait dans ses conclusions : « Il convient, avant d'exonérer ou non un citoyen quelconque du service militaire, de bien considérer : 1° que le séjour sous les drapeaux représente un des plus lourds impôts exigés par la société moderne : impôt du temps pour les périodes de paix, impôt du sang quand surgit la guerre; 2° que l'État n'a aucun avantage à conserver au service du pays des non-valeurs physiques ou psychiques, source d'inutiles dépenses, et fréquemment aussi très grave

---

1. J. Simonin. Les débiles mentaux dans l'armée (*Annales d'hygiène publique et de médecine légale*, mai 1912).

écueil pour la discipline qui, aujourd'hui comme par le passé, fait la force principale des armées. »

La solution de ce délicat problème qui oppose en quelque sorte l'un à l'autre le droit vital de la nation et celui tout aussi respectable de la maladie, semble finalement consister à n'éliminer de l'armée, pour ce qui est des tarés mentaux, que les trop incapables et les trop dangereux — en un mot les inadaptables — et d'y conserver, dans des conditions particulières à rechercher et à réaliser pour le mieux, tous les éléments utilisables à un titre et à un degré quelconques.

Cette tâche, comme toutes les tâches psychiatriques qui incombent désormais au médecin d'armée et plus particulièrement au médecin expert spécialisé, ne pourra être efficacement remplie qu'avec le concours du commandement : en matière médico-militaire, l'officier doit être forcément en effet le collaborateur du psychiatre, comme doit l'être l'éducateur en matière médico-pédagogique. La situation est, au fond, la même.

« Dans le domaine militaire, disais-je en 1909, au Congrès de Nantes, l'officier est, en quelque sorte, au soldat ce que le maître est à l'élève dans l'enseignement proprement dit ; parce que c'est lui qui est appelé à apprécier l'intelligence, le caractère et la conduite de chacun de ses hommes ; lui qui, en cas d'infraction à la discipline ou à la loi, rédige le premier rapport et donne sur l'acte et son auteur une appréciation destinée naturellement à influer sur l'instruction et parfois aussi sur l'expertise.

« L'officier joue donc en psychologie militaire un rôle trop important pour qu'on ne lui fournisse pas, à cet égard, toutes les indications spéciales dont il a besoin.

« C'est dire que, sans faire de la psychiatrie savante

aux officiers, sans vouloir en quoi que ce soit les pousser à sortir de leurs fonctions et à se transformer en experts, il importe de leur expliquer de façon élémentaire qu'il y a des délinquants malades et que, dans la mesure où cela leur est possible, ils ont pour devoir de les reconnaître et de les signaler au médecin. »

Cela est de toute évidence.

J'ai eu l'honneur d'inaugurer, en 1908, cette instruction psychiatrique élémentaire de l'officier dans ma conférence aux élèves de l'École militaire d'infanterie de Saint-Maixent sur « l'officier dans l'hygiène mentale du soldat ».

Mais ce n'était là en quelque sorte qu'une introduction, un thème à développer plus complètement et plus en détail dans un opuscule spécial.

C'est ce livre attendu que vient d'écrire le médecin-major Haury, déjà bien connu par ses intéressants travaux de psychiatrie militaire, et que j'ai l'agréable mission de présenter aux lecteurs.

Malgré les difficultés d'une pareille entreprise, l'auteur a, je crois, pleinement atteint le but désiré.

Son ouvrage est conçu de façon claire et pratique ; il est méthodiquement divisé ; il est présenté en une langue simple, facile, sans prétention, dépourvue de toute expression technique non nécessaire.

Pour rendre ses explications plus accessibles aux officiers, le Dr Haury a même tenu à leur présenter tout d'abord quelques notions d'ensemble sur le cerveau, la folie et ses causes, les anomalies mentales et leurs divers types. C'était un indispensable préambule aux chapitres traitant des états psychopathiques au régiment et du rôle du commandement vis-à-vis de ces états psychopathiques.

Je souhaite que le livre du médecin-major Haury obtienne auprès des officiers de notre armée, qui ont une si haute et si juste conception de leur devoir d'observateurs et d'éducateurs du soldat, tout le succès qu'il mérite.

Je souhaite qu'il contribue à leur démontrer la nécessité pour eux de s'occuper de la santé mentale aussi bien que de la santé physique de leurs troupes, et qu'il leur serve de guide à cet égard.

Ils ne tarderont pas à se convaincre, comme le dit l'auteur lui-même en une conclusion qui résume pour ainsi dire tout son livre, que « l'étude psychiatrique de l'homme, avec la surveillance mentale qui en est la conséquence, ne peut avoir que d'inappréciables avantages pour la meilleure des justices comme la plus stricte des disciplines ».

E. RÉGIS.

# LES ANORMAUX

ET

# LES MALADES MENTAUX AU RÉGIMENT

I

## INTRODUCTION

L'action toute brutale de la guerre est une action très spéciale qui exige un long assouplissement des volontés et des corps et la fusion des esprits dans un but commun. La tâche des officiers qui les y prépare est difficile; elle l'est plus que jamais aujourd'hui. L'armée est, en effet, devenue le reflet de la nation, son image complète, puisque tout le monde est soldat. Elle est aussi devenue plus complexe, plus lourde et par conséquent plus difficile à manier, avec son service à court terme lequel entraîne la nécessité d'une instruction intensive et rend plus impérieuse que jamais pour celui qui la commande l'obligation de connaître à fond tous les éléments qui la composent.

L'étude de l'homme qui en est la base s'impose donc plus que jamais à l'officier, qu'il le considère au point de vue de sa tâche d'éducateur ou de son devoir d'instructeur militaire. Il lui faut le connaître d'autant mieux que ce qu'il lui demande est devenu plus difficile de par les règlements nouveaux en *quantité* et en *qualité*.

On n'ignore pas en effet que les conditions de la guerre moderne isolant l'individu dans les circonstances les plus graves de la vie en campagne et le plaçant dans une indépendance relative vis-à-vis de ses chefs, la nécessité s'est établie d'apprendre à l'homme à faire spontanément son devoir par ses propres ressources. Les habitudes automatiques d'obéissance passive, qu'on essayait de développer en lui autrefois, n'étant plus suffisantes pour le faire obéir, il a fallu employer une éducation plus complète, plus personnelle même, et partant plus compliquée : son métier est devenu de ce fait plus intelligent et la nécessité de véritables capacités s'est démontrée plus grande. Chacun sait que la guerre moderne n'est plus la mêlée tumultueuse d'autrefois, où les individualités, noyées dans la masse, subissaient au maximum l'ivresse de la bataille (selon les paroles consacrées). Aujourd'hui la victoire doit être assurée autant par le sang-froid des hommes que par celui des chefs. C'est le courage immobile et personnel qui est exigé du moindre soldat. Au lieu d'oublier sa raison dans la griserie de la lutte, il faudra, comme on l'a dit, « attendre stoïquement la mort dans le silence réfléchi des rangs, et dompter le vertige des nerfs sous l'effort d'une volonté implacable ». Il faut donc au soldat moderne des qualités plus grandes que jamais pour qu'on puisse exiger, un jour, de lui un tel héroïsme !

Ces conditions nouvelles de la guerre, comme aussi les conceptions tactiques, ont de ce fait nécessairement modifié le dressage militaire. Elles l'ont forcément individualisé, puisqu'il est démontré que la meilleure façon de dresser et de préparer une collectivité est d'en dresser, d'en préparer isolément d'abord les individus qui la doivent constituer. On fait plus aujourd'hui que créer des habitudes physiques et mentales d'obéissance ; on fait l'entraînement raisonné de la volonté personnelle et de la conscience réfléchie du soldat.

C'est pour toutes ces raisons qu'aujourd'hui l'obligation s'est imposée d'elle-même, et s'impose chaque jour davantage, d'un triage plus sérieux parmi les hommes qui sont ou non susceptibles de comprendre et de devenir utiles au régiment.

Il ne faut pas longtemps à l'officier pour qu'il s'aperçoive que tous, hélas ! ne sont pas capables également de recevoir et l'éducation et l'instruction qu'il s'efforce de leur donner. Il a eu vite fait de voir que si la grande masse apparaît comme normale, susceptible de profiter comme il faut du dressage militaire, il y a tout un résidu d'incapables : les uns étant surtout manifestement *insuffisants* pour recevoir et retenir les notions multiples qui leur sont nécessaires pour faire de bons soldats, les autres surtout incapables de se bien conduire et se dressant en réfractaires, en *rebelles* devant la discipline militaire.

Et s'il lui est arrivé de se demander par hasard d'où venait ce déchet, il s'est évidemment répondu à lui-même tout naturellement que l'armée a un déchet parce que la société a le sien, et que l'armée ne pouvait avoir que ce que la société lui donne, ce qui est évident. Mais il ne sait peut-être pas que s'il en est ainsi, c'est parce que si la sélection physique de l'armée est faite avec attention, et même on peut le dire avec une très grande sollicitude, il n'en est pas de même de la sélection cérébrale ainsi qu'il est facile de s'en rendre compte.

La société a un déchet, disons-nous. Mais ce déchet, il ne faudrait pas l'oublier, est de deux ordres, *physique* et *mental*. Le premier est bien connu de tous : il encombre les hôpitaux d'infirmes et de malades de toutes sortes (estropiés, paralytiques, aveugles, tuberculeux, etc.). Le second ne l'est pas moins : il encombre les asiles, d'idiots, d'imbéciles, de sourds-muets, d'épileptiques, de fous, sans compter tous ceux qui ne sont ni à l'hôpital, ni à l'asile, mais qui n'en sont pas moins tarés et justiciables de l'un ou de l'autre. Mais on n'y pense pas habituellement... Or, qu'arrive-t-il, au régiment ? C'est que tout ce qui a une constitution physique suffisante pour faire un soldat s'y présente. La révision n'a pas eu le temps ni les moyens de s'occuper d'autre chose que des dehors de l'homme (à peine a-t-elle pu écarter les idiots notoirement connus comme tels) ; elle s'est inquiétée de son corps, de sa machine en un mot et non pas du moteur, de sa mécanique et pas du tout du mécanicien, sans doute parce qu'on pense un peu qu'il y aura toujours quelqu'un là pour le suppléer. La visite d'incorporation poursuit et achève la même tâche de sélection physique presque uniquement. On choisit simplement des membres solides, des poitrines larges, des pieds bien établis. En un mot on s'intéresse bien plus à la *quantité d'homme* que représente un individu qu'à sa qualité d'homme et à sa valeur intellectuelle ou morale. La preuve n'en est-elle pas dans ce fait qu'égarés par un goût trop prononcé pour l'absolu des vérités mathématiques, certains sont allés jusqu'à demander le secret de la détermination de la valeur militaire d'un homme dans l'application d'une ou de plusieurs formules de leur invention !

Aussi n'est il pas étonnant que le déchet mental de la société passe le plus souvent inaperçu. Il y a du reste bien des raisons pour cela et diverses considérations que nous ne devons pas négliger y contribuent peut-être puissamment. Ce sont les suivantes.

Le déchet physique, lui, remarquions-nous, est rejeté très facilement, même quand il est fait de tares peu accentuées, tellement tout le monde est d'accord non pas sur son existence, qui est indéniable, mais sur la nécessité visible de son rejet : l'expérience de tous les jours est là au reste pour l'imposer, et les non-valeurs corporelles sont rapidement éliminées de l'armée. Mais malheureusement il ne peut en être de même pour le déchet mental. Tout d'abord il n'est pas aussi visible : les non-valeurs de l'ordre cérébral sont loin d'être aussi aisément reconnues, puisque leur constatation elle-même est déjà d'une recherche plus délicate. Il n'est pas besoin de faire remarquer plus longuement qu'un homme ayant une mauvaise constitution physique apparaît de suite tel à tout le monde, tandis que celui qui a une tout aussi mauvaise constitution mentale risque fort de passer tout à fait inaperçu ! On le comprendra mieux par la suite. Mais dès maintenant on peut le faire accepter par cette remarque qu'on a un peu l'habitude de croire tout uniment que pour faire un soldat il ne faut qu'un minimum corporel et pour ainsi dire pas d'aptitudes : pourvu qu'un homme n'ait pas d'infirmités physiques, on est toujours porté à le considérer comme bon pour le service ! A l'excuse de cette tendance, il faut, il est vrai, dire deux choses : la première, c'est qu'on est trop souvent influencé par le désir du nombre de fusils à mettre en ligne à un moment donné et qu'on prend un soin jaloux de conserver les effectifs, oubliant qu'il n'y a pas que la valeur du nombre qui compte, heureusement ! ; la seconde, c'est qu'on n'accepte pas aussi aisément les inégalités intellectuelles que les inégalités physiques (toujours plus grossières et partant plus facilement appréciables pour tous). Quoi qu'il en soit, c'est pour ainsi dire presque instinctivement qu'on pense, d'une part, que le métier de soldat est assez simple pour ne pas exiger beaucoup de capacités, — ce qui est faux ; — d'autre part que le régiment est un organisme suffisamment complexe pour qu'on y trouve toujours l'emploi des valeurs intellectuelles même légèrement moindres, — ce qui est inexact.

On est également trop tenté — quand on se trouve en face de quelques-uns de ces jeunes gens qui n'ont rien fait de bon jusque-là, et, au contraire, se sont montrés plus ou moins rebelles à la discipline sociale — de prétendre et de croire aussi que les idées d'un homme sont modifiables dans une mesure suffisante pour qu'on puisse les redresser. On pense que l'éducation qu'il va recevoir au régiment est capable d'en obtenir rapidement le changement radical !

En réalité, dans cette opinion on confond toujours plusieurs choses entre elles : on ccafond d'abord les connaissances apprises, le bagage scolaire en un mot, avec les qualités supérieures de l'esprit qui demandent, elles, qu'on les étudie pour qu'on les constate, qualités dont l'existence complète est cependant si nécessaire à un sujet pour qu'il se conduise bien ! ; car, voyant un garçon « pas sot », on ne peut pas croire qu'il n'arrivera pas à faire un soldat, même passable ! On confond ensuite et surtout les idées acquises par l'éducation avec les instincts, c'est-à-dire avec les tendances naturelles, lesquelles peuvent parfois être absolument maladives et commander dans ce cas d'une manière tout à fait morbide la manière d'être d'un individu.

Ces deux confusions ont leur excuse dans l'ignorance où est l'officier, comme la plupart des personnes, des faits psychologiques. Ce n'est pas qu'il n'ait pas souvent raison d'accuser le manque premier de l'éducation d'avoir laissé se développer quelques défauts, mais il aurait tort de croire que l'éducation aurait tout pu. Il y a des jeunes gens sur lesquels on ne peut rien, et pour cause, parce que ce sont des malades, une bonne, une très bonne éducation ne peuvent malheureusement pas guérir les lésions cérébrales qui sont la cause de ces troubles du caractère, — ainsi que nous le verrons — et que malheureusement aussi l'expérience si souvent tentée l'a prouvé.

Or ce sont, tout aussi malheureusement, ces malades-là que la vie de la caserne fait justement *ressortir* au-dessus des autres comme des rebelles ou des irréductibles !

Il faut se rendre compte, en effet, de cette notion primordiale, que, bien au contraire, **pour faire un soldat, et surtout un soldat d'aujourd'hui, il faut à un homme les mêmes qualités d'intelligence, de courage, et d'application qui lui auraient permis d'être ailleurs, et tout aussi bien, un ouvrier capable et apprécié, 'a soumission à la discipline exigeant en effet avec une lucidité complète de l'intelligence, une souplesse remarquable de la volonté.** C'est cela qu'il faut se rappeler devant le déchet social, déchet dont les contingents actuels nous apportent chaque année un lot toujours plus considérable, mais aussi déchet que nous accusons, nous, à juste titre, de rendre chaque jour plus difficile l'œuvre d'éducation et de conduite de la troupe.

Il ne faudrait pas croire en effet que ce *déchet social* soit insignifiant, ni qu'il n'augmente pas chaque année. Tout le monde dans la société s'aperçoit au contraire de sa progression croissante par l'augmentation régulière des cas d'aliénation mentale (ils ont en réalité augmenté, dit-on, de 47 à 70 pour 100 !) et de leurs conséquences, les médecins qui les soignent dans les hôpitaux ou dans leurs familles, les aliénistes qui les traitent dans les asiles, comme aussi bien entendu les magistrats qui les retrouvent comme délinquants aux tribunaux ou comme criminels dans les prisons et, maintenant aussi, les éducateurs.

On sait tout le bruit qu'on fait depuis quelque temps autour des écoles à propos des enfants qu'on appelle des *anormaux*. On n'ignore pas que les instituteurs se sont aperçu que l'instruction obligatoire n'avait pas du tout le rendement auquel on s'attendait ; on s'est rendu compte tout à coup que donner l'instruction n'était pas tout, et qu'il fallait encore que les enfants fussent capables de la recevoir. Et on a découvert subitement un nombre considérable d'enfants qui sont atteints de faiblesse mentale, c'est-à-dire de faiblesse du cerveau. On parle, en France, de 40 000 anormaux semblables au bas mot (et il y en a sans doute bien davantage !) Et on parle aussi de leur constituer des classes spéciales, dites classes d'anormaux, (classes qui existent déjà dans certaines villes en Suisse, en Belgique et même en France à Bordeaux, Lyon, etc.). Car ces pauvres êtres sont en effet incapables de recevoir l'instruction commune et ont besoin d'un traitement, d'une éducation et d'une instruction particulières. — Songez maintenant que c'est une partie de ces anormaux-là que nous aurons plus tard parmi nos hommes ! Car ne croyez pas que le déchet social n'ait pas un sérieux contre-coup dans l'armée ni que les aliénés n'arrivent pas eux-mêmes jusque dans les rangs ou qu'en tous cas ils y soient peu nombreux. Il s'en trouve beaucoup. Vous pouvez en avoir l'idée d'après le nombre élevé des réformes elles-mêmes. En 1906, il y a eu 1 089 radiations d'ordre psychiatrique ; en 1907, il y en a eu 1 291 ; en 1908 il y en a eu 1 246, et en 1909 (dernière année parue de la statistique), il y en a 1 195.

Mais dans la réalité le chiffre véritable est bien plus élevé, non seulement parce que tous ne sont pas réformés sous cette dénomination, attendu qu'on profite souvent de la moindre imperfection physique pour se débarrasser, au plus tôt, d'un homme qu'on voit avec un esprit un peu étrange ou simplement insuffisant ; mais aussi parce que tous, bien entendu, ne sont pas reconnus. Au reste, depuis une trentaine d'années le nombre des soldats observés et réformés pour troubles mentaux a augmenté dans une proportion énorme partout.

En France, les radiations pour ces motifs ont plus que quintuplé de 1877 à 1907 (Autheaume). Depuis 1870 toutes les maladies diminuent dans l'armée allemande, progressivement ; seules les maladies du système nerveux augmentent d'année en année (Stier) et cette augmentation a été de 100 pour 100 pour les maladies mentales, mais de 133 pour 100 pour la seule neurasthénie (ou ce que les Allemands appellent de ce nom), et de 100 pour 100 pour l'hystérie. Il en est de même à peu près pour tous les pays.

J'ajoute de suite ce détail, qui donnera une idée du trouble que de pareils malades peuvent apporter autour d'eux, qu'en Autriche (où les expertises mentales sont réglementaires depuis plusieurs années), en 1903, sur 526 soldats aliénés internés, 257 (donc la moitié) étaient des cas médico-légaux, c'est-à-dire qu'ils n'avaient été internés qu'après avoir été expertisés à l'occasion de fautes militaires de tous ordres qu'ils avaient commises.

D'ailleurs ceux d'entre les officiers qui, à quelque titre que ce soit, ont assisté aux commissions de réforme ont, pour ainsi dire, touché du doigt cette augmentation du déchet cérébral. Il ne se passe pas en effet de séance importante sans que parmi les hommes présentés par le bureau de recrutement pour être réformés, il ne s'en trouve quelques uns qui le soient pour une affection cérébrale (et il s'agit souvent d'hommes relativement jeunes), sans compter tous ceux qu'on doit réformer sur pièces pour aliénation et qu'un certificat de médecin civil atteste être actuellement interné depuis plus ou moins longtemps dans un asile. Et au Conseil de révision ne voit on pas aussi des jeunes gens invoquer un internement antérieur ?

Vous en trouverez encore une démonstration inattendue dans l'expérience des guerres modernes, où le nombre des aliénés devient tout à coup si considérable. Il est évident que les conditions de la guerre actuelle sont pénibles et parfois même plus cruelles que jamais, mais cependant ne peut-on pas croire que les troubles mentaux n'y éclosent si aisément que parce que bien des sujets sont à l'état de prédisposition latente et que leur équilibre n'a fait que chavirer à l'occasion de l'épuisement, des intoxications, des fatigues et des chocs émotionnels qu'ils ont subis. L'exemple de la campagne de Mandchourie est bien faite au reste pour le prouver : le nombre des aliénés y fut considérable. Il y eut 2 000 cas observés chez les troupes en campagne sur 1 000 000 d'hommes, soit 2 pour 1 000 de troupes engagées, et, fait à noter, la plupart l'étaient devenus avant même d'atteindre les lignes de combat !

Mais d'ailleurs ce déchet mental ne saurait qu'augmenter et tout le monde est d'accord là dessus. Puis, si l'on réfléchit bien, comment en pourrait-il être autrement puisque, au milieu des conditions de surmenage de tous ordres de la vie d'aujourd'hui, les trois fléaux modernes, la syphilis, l'alcool et la tuberculose, ne font qu'étendre leurs ravages, ces trois grands pourvoyeurs de la maladie et du mal, qui font les tares personnelles, tares qui deviennent bientôt, hélas ! presque irrémédiablement héréditaires, familiale, et aussi sociales par contre-coup !

Tout ce que nous venons de dire aura donc démontré surabondamment, pensons-nous, l'existence inquiétante de ce déchet mental.

Or, tous ces gens, ou tous les fils de ces gens dont le cerveau est de qualité inférieure, viennent ou risquent de venir au régiment avec leur contingent de maladies de tous les degrés. Et c'est avec ce déchet, avec ces éléments inférieurs qui vont se montrer bientôt comme des **éléments d'insuffisance ou de résistance** à l'œuvre entreprise, qu'il faut que l'officier fasse de bonne besogne en collaboration avec le médecin.

Quand on a tout cela présent à la pensée, on ne peut plus voir dans l'armée la foule anonyme qu'elle est encore pour beaucoup trop, la foule où les différences originelles ont été bientôt nivelées par la vie du régiment, où la personnalité de chaque individu a été absorbée par l'uniformité et la simplicité d'existence dans lesquelles chaque soldat doit accomplir sa tâche d'obéissance ! Cette foule n'est pas anonyme pour le médecin, je vous assure ! Elle ne doit pas l'être davantage pour l'officier.

Ce n'est pas que l'officier qui en a la charge ne sache pas reconnaître quelques différences individuelles. Mais, disons-le, il ne leur attache pas toute l'importance qu'elles risquent d'avoir. Il reconnaît bien toutes les différences de valeur physique avec toutes leurs nuances, — et il est très habitué à les établir, — comme aussi bien des différences de valeur morale : tel courageux, ardent, zélé ; tel pusillanime ; tel discipliné ; tel autre moins, etc. Les différences intellectuelles ne lui ont pas échappé non plus, bien sûr : tel, intelligent, comprend vite ; tel autre, moins bien ; tel autre, moins bien encore. Et la pratique qui met tout au point, lui a vite appris jour après jour quels étaient finalement les bons et les mauvais soldats.

Ce n'est pas non plus, bien entendu, que l'officier n'ait pas accordé tout son intérêt, aussi bienveillant qu'actif, à ceux de ses hommes qui en avaient besoin. Ce n'est pas qu'il n'ait pas l'habitude de diriger vers le médecin tout homme qui lui paraît suspect ou dont la conduite lui semble plus ou moins anormale. Ce n'est pas d'hier, en effet, que l'officier s'occupe de l'intelligence du soldat, et ce n'est pas d'hier non plus, je dois le dire hautement à leur louange, qu'il y a des officiers qui « savent manier la troupe », qui ont « leur troupe en main », comme on dit.

Mais ils le font parce que, justement, ils ont les dons personnels qui leur sont nécessaires pour cela. Or, ces dons sont bien faciles à expliquer : ces officiers réussissent ainsi tout simplement parce *qu'ils font toute la journée de la psychologie sans le savoir ou en le sachant, mais très souvent aussi de la médecine mentale, c'est-à-dire de la psychiatrie, sans s'en douter.*

Que font-ils en effet journellement ? Ils remontent les uns par des rassurements, ils poussent les autres à l'action par des encouragements, ils les stimulent tous par des rappels à l'ordre ou de vigoureux conseils. En un mot ils prodiguent toute la journée des suggestions opportunes à des gens *dont ils ont fait le diagnostic et reconnu l'état.*

Je dois dire également qu'on retrouve à l'occasion la preuve écrite de leurs dons d'observation et de jugement : beaucoup de rapports établis par eux au sujet de ceux de leurs hommes qui sont devenus délinquants, montrent parfois une clairvoyance vraiment remarquable et une naturelle perspicacité d'analyse que l'habitude de la troupe a souvent développée chez eux au plus haut point. *C'est dire ce à quoi l'officier peut arriver, dans la connaissance de la psychologie normale ou pathologique (c'est-à-dire dans la connaissance de l'homme au cerveau sain ou malade), s'il peut s'appuyer sur des données scientifiques qui lui aideront à étayer plus solidement son jugement et par contre-coup sa conduite !*

C'est ce que je voudrais qu'on comprenne quand on aura lu ces pages. Je voudrai. essayer de montrer dans ce livre comment on pourrait procéder plus méthodiquement, plus rationnellement, dans le milieu militaire. Je voudrais essayer d'établir combien la connaissance scientifique des états mentaux normaux et anormaux que l'on peut rencontrer dans l'armée serait profitable à l'officier pour sa tâche et le bien de ses hommes.

# II

## NÉCESSITÉ
## DES CONNAISSANCES PSYCHIATRIQUES
## GÉNÉRALES POUR L'OFFICIER

M. le P[r] Régis [1], qui a tant fait pour cette question sur laquelle il est le premier à avoir attiré l'attention du monde savant, a bien montré avec sa grande autorité que des connaissances générales en psychiatrie sont nécessaires à l'officier. Actuellement en effet c'est à lui seul qu'incombe le soin de trier les hommes au point de vue de leur état cérébral. Or la pratique journalière lui a montré que, même les idiots et les fous notoires enlevés par la revision, il restait assez de tarés pour gêner sa tâche, déjà difficile par elle-même, et l'obliger à s'en préoccuper vivement.

« Pareil souci de la mentalité du soldat n'avait pas jadis grande raison d'être... », dit la première circulaire qui ait été élaborée en France sur ce sujet afin de réaliser pratiquement dans le Gouvernement militaire de Lyon et le XIVe corps d'armée tout au moins, la surveillance de l'état mental de la troupe au même titre que celle de son état physique [2].

« Le parfait militaire était, autrefois, un véritable automate,

1. Voir conférence du P[r] Régis aux officiers de l'école militaire de Saint-Maixent, 1908, L'officier dans l'hygiène mentale du soldat.

2. Voir les circulaires à la fin de ces pages avec le plan qui les accompagnait pour l'examen mental de l'homme.

capable de reproduire avec une parfaite exactitude un petit nombre d'actes pour ainsi dire caractéristiques de son état social. Tout autre se présente le soldat moderne ; en majorité c'est surtout un cérébral. L'activité cérébrale, jadis apanage des classes dites supérieures, est devenue à notre époque plus répandue ; elle est manifeste chez l'ouvrier des villes et elle grandit, de plus en plus, chez le campagnard... D'autre part le jeune soldat n'offre plus un système nerveux qui se laisse passivement modeler... »

Au reste on le dit couramment chaque jour : « Le jeune soldat d'aujourd'hui n'est plus celui d'autrefois, n'est plus, en tous cas, celui d'il y a vingt ans et même d'il y a 10 ans », entend-on dire. Bien sûr ; et il y a bien des raisons pour cela, des raisons économiques, sociales et des raisons médicales. *Le jeune soldat est à la fois plus intelligent, partant plus délicat, mais aussi plus nerveux.*

Il est plus intelligent, parce que la vie moderne a affiné l'intelligence de tous, parce que les nouvelles conditions économiques lui imposent un effort, une production du cerveau plus grande qu'autrefois. C'est exact. Mais le soldat est devenu *plus nerveux*. Il faudra même en tenir compte dans les guerres futures. Son système nerveux en s'affinant est devenu plus délicat, partant plus fragile. Cette fragilité est aussi la conséquence de l'augmentation de fréquence des maladies du système nerveux et du cerveau, augmentation qu'on trouve dans tous les pays (heureusement, pour nous !) et qui est due indéniablement au surmenage nerveux, émotionnel et moral tout autant qu'aux intoxications que nous vaut notre vie moderne.

Intelligence et nervosité plus grandes de la troupe, héritage de tares cérébrales plus lourd, cela n'entraînerait-t-il pas pour l'officier des obligations nouvelles ? Oui, certes : l'obligation surtout de faire tout d'abord dans sa troupe une distinction pratique, immédiate, entre les jeunes gens sains, les normaux, et ceux qui ne le sont pas, entre ceux qu'on peut abandonner à eux-mêmes et ceux au contraire qui ont grand besoin de ne pas l'être. Cette distinction, il la fait bien actuellement ; mais l'officier la fait comme il peut, car personne ne lui aide et surtout ne le lui a appris. Il n'a que ses dons personnels et le secours des circonstances fortuites pour lui aider à voir clair dans cette recherche des hommes qui exigent de lui une attention particulière. Aussi n'est-il pas étonnant que le plus souvent ne sachant pas comment s'y prendre, il attende les événements qui mettront en lumière les individualités anormales que peut contenir, que contient même sûrement sa troupe.

Il sait bien par expérience que dans toute unité commandée il y a, à côté du troupeau docile, fait d'hommes qui « marchent tout seuls », trois ou quatre fortes têtes qui lui donneront du fil à retordre, et qui, émergeant de la troupe, attachent les regards du chef parce que c'est sur eux qu'il faut constamment « avoir l'œil » ; il n'ignore pas non plus l'influence pernicieuse que ces trois ou quatre mauvais éléments peuvent avoir sur tous les autres. Il sait très bien aussi que, au début, les hommes ont plus ou moins de mal à s'acclimater à leur vie nouvelle. Il a vu aussi que de temps en temps un de ces soldats de troisième qualité dont on ne peut rien faire, — que toute unité comporte comme nécessairement —, semblait s'enfoncer de plus en plus dans sa bêtise et disparaissait bientôt à l'hôpital et même à l'asile. De temps à autre aussi une de ces « fortes têtes » dont certains compensent, parfois trop généreusement, quelques qualités appréciables par des défauts sans nombre, mais dont la plus grande partie ont tous les défauts et lassent la patience la plus bienveillante, tournaient mal et finissaient au conseil de guerre. Cela arrivait et paraissait naturel, inévitable pour ces deux genres de soldats ! On avait eu beau faire, semblait-il, le premier avait sombré lentement, lentement dans la maladie, le second par grands à-coups dans le mal. Le premier s'était effondré dans l'apathie, l'indifférence et la stupeur ; le second avait disparu dans le désordre, l'inconduite et la révolte. A tout cela on ne pouvait rien, semblait-il ; tout cela c'étaient des « accidents » aussi inévitables que les plaies aux pieds chez le fantassin et les écorchures chez le cavalier. « On ne fait pas d'omelettes sans casser des œufs », expliquait-on encore. C'est vrai, mais encore est-il bon de savoir ce qu'on peut éviter de casser ; il y en aura sans doute toujours assez qui le sera quand il le faudra et qu'on ne pourra pas faire autrement. Or, on le comprendra mieux au cours de ce livre, beaucoup de ces « accidents » sont évitables.

Le faible d'esprit pouvait éviter l'asile et peut-être même la folie, et le « loufoque » le conseil de guerre. Le faible d'esprit a sombré dans l'aliénation mentale et c'est un homme perdu à jamais pour la société, sa folie étant très probablement incurable. Le loufoque est devenu plus forte tête, plus indiscipliné que jamais, mais pas sans avoir causé beaucoup de désagréments autour lui. L'officier qui a eu si souvent à s'occuper de lui en sait quelque chose ; mais il sait aussi tout le mal que la présence d'un pareil soldat dans les rangs fait aux autres, quel danger perpétuel il était par son déplorable exemple pour la discipline. Car il n'ignore pas ce qu'on dit partout de la contagion du mal, bien plus puissante hélas ! que la contagion du bien. Il sait que toute collectivité n'est qu'un groupement d'individualités, et que la vie de toute société, de toute réunion d'individus, s'explique par l'influence réciproque des intelligences les unes sur les autres, par l'action qu'ont les esprits, certains esprits surtout, sur les autres esprits.

Et l'officier sait peut-être aussi à quelles *réalités* médicales tangibles correspond cette contagion qu'on appelle la *contagion mentale*. Il l'a vu lui-même dans le cas de son mauvais sujet et il n'est pas étonné qu'on puisse lui dire qu'un homme semblable dans une compagnie est bien plus dangereux qu'un tuberculeux et qu'il y fait beaucoup plus de ravage tout autour de lui. Un tuberculeux a de la bronchite, il tousse, il crache : on s'en aperçoit, on le craint, on l'évite, et tout le monde a vite fait de lui conseiller d'aller à la visite. Un mauvais sujet semblable à celui de tout à l'heure fait au contraire la loi ; c'est lui le « loustic » le plus écouté, le plus respecté : c'est celui dont les camarades disent avec fierté et envie qu'il est un « type », parce qu'il se pose en révolté contre l'autorité ; il est redouté peut-être, mais il est obéi et lentement, lentement, mais sûrement, il contagionne autour de lui tous les cerveaux faibles. Il leur inculque ses idées d'indiscipline et de révolte et détruit chaque jour l'effort des chefs et des gradés, vrai danger permanent, parce que *partout où il se trouve, un pareil sujet annule tous les essais d'éducation parmi les hommes.* Même disparu, son exemple et son souvenir restent, et il trouve facilement un, deux, trois, quatre, dix élèves, ses imitateurs ou ses continuateurs. Un tuberculeux, même non découvert, aurait peut-être tout au plus, s'il en avait eu le temps, contagionné ses deux voisins de lit. Le soi-disant loufoque en a contaminé bien davantage et pour jamais peut-être, car s'il n'a pas choisi le terrain où semer, le terrain ensemençable s'est offert de lui-même, les meneurs trouvant toujours de pauvres cerveaux à qui commander !

Or, que penser des faits commis par un pareil individu, si cet individu est un malade qu'il y aurait eu tout intérêt à éliminer de l'armée le plus tôt possible? Et comme l'officier est en droit de regretter qu'un avis éclairé ne soit pas venu dès le début jeter le jour sur l'état véritable de cet homme ! Comme il a le droit de regretter surtout que ses propres notions sur un pareil état n'aient pas été suffisantes pour lui permettre de diriger ce malade dans la bonne voie qui conduit au médecin et de là, s'il était suffisamment malade, à la réforme !

Et ceci est un exemple entre beaucoup d'autres d'une situation où quelques connaissances sur l'état mental des hommes auraient facilité grandement la tâche de l'officier, et c'en est un des plus simples et des plus quotidiens! Et il y en a tant d'autres ! Il y a tous ceux surtout où l'officier risque de prendre pour des soldats normaux et de les punir comme tels, des soldats qui ne commettent des fautes contre la discipline que parce qu'ils sont devenus malades de l'esprit, sans que personne autour d'eux ne le reconnaisse ou même ne s'en doute, l'officier tout le premier. Il y a en effet tous ceux à qui on aurait pu parfois, et très facilement même, éviter le conseil de guerre, tout aussi bien que l'asile ou plus simplement le suicide, comme nous le verrons !

Actuellement donc, l'officier est dans de mauvaises conditions même pour savoir seulement la valeur cérébrale de ses hommes. On ne le lui a pas appris et il doit quand même s'en tirer. Bientôt, il est vrai, il sera précédé sans aucun doute dans cet office par l'étude qu'aura faite d'eux le médecin de son régiment. Mais le médecin ne peut pas tout faire, et il restera toujours à l'officier le soin de continuer le triage ou de le compléter. En tout cas la surveillance de ses hommes, même une fois que le médecin lui en aura souligné quelques-uns, devra être l'objet de sa sollicitude constante. Puis c'est lui ou ses subordonnés qui, vivant côte à côte avec un homme donné, assistent forcément aux premiers symptômes d'un trouble mental et cela seul lui impose la nécessité de savoir reconnaître ce trouble !

C'est lui aussi qui, le jour où il fera conduire l'homme au médecin, devra lui faire part de toutes les observations qu'il aura pu faire, observations précieuses pour un diagnostic parfois difficile à établir sans cela.

Il serait donc très désirable que l'officier possédât les éléments nécessaires pour ce triage et pour cette surveillance. Il faudrait donc qu'il ait des notions suffisantes sur les maladies cérébrales, sur les troubles mentaux, en un mot. Ce livre peut lui fournir les éléments de son instruction dans cette partie qui n'est pas la moins passionnante certes de sa tâche journalière d'éducateur et d'entraîneur d'hommes. Car ce livre voudrait avoir l'espoir de :

1° Concourir à l'amélioration du milieu militaire en apprenant à écarter de l'armée ceux qui ne doivent pas y être et à donner à chacun de ceux qui y sont ce que nécessite son cerveau ;

2° Faciliter la tâche de l'officier instructeur dans l'éducation et la conduite de sa troupe ;

3° Faciliter la tâche du juge dans la compréhension qui lui est indispensable des différences cérébrales, normales ou maladives, qui existent chez le soldat.

———

HAURY.                                             2

# III

## QU'EST-CE QUE LE CERVEAU?

Le déchet mental de la société dont nous parlions précédemment est constitué par les *tarés mentaux,* les tarés du cerveau. Ces tarés se présentent dans l'armée sous leurs deux aspects: Celui du malade (ce qui est le cas le plus rare); celui du taré simple (ce qui y est le cas de beaucoup le plus fréquent). Le malade mental, lui, est l'individu qui a perdu la raison, la volonté libre et consciente, l'intellectualité supérieure. L'autre n'a pas perdu tout ce qui fait la raison et la pensée, il n'est pas irraisonnable en un mot ; mais il apparaît à tous cependant comme troublé dans son intelligence ou dans la manière de s'en servir, troublé dans ce qu'on appelle son *psychisme,* c'est-à-dire dans son intelligence et son fonctionnement.

Ce qui caractérise les tarés en effet, c'est, par définition, qu'ils ne sont pas comme tout le monde, soit qu'ils ne « puissent » pas visiblement par insuffisance de moyens, soit qu'ils n'aboutissent pas davantage au but cherché par mauvais usage de moyens apparents ou même réels. Tous apparaissent donc dans un milieu quelconque comme des êtres en dehors de l'état normal, comme des « êtres anormaux », et c'est, justement, de ce nom d'*anormaux,* d'*anormaux psychiques,* qu'on les nomme en médecine mentale.

Qu'est-ce donc, en réalité, qu'un anormal? Comme c'est le cerveau qui fait l'homme, l'anormal est un homme qui a un cerveau qui n'est pas comme celui de tout le monde ; il est anormal parce qu'il a un cerveau anormal.

Nous ne comprendrons donc bien ce qu'est un anormal, qu'autant que nous aurons quelques justes connaissances de ce qu'est le cerveau normal de l'homme. Nous verrons ensuite ce qu'est le cerveau anormal.

Étudions donc pour commencer le premier de ces points.

Qu'est-ce que le cerveau ? — Le cerveau est cet organe auquel est dévolu le privilège de la pensée et de la conscience. C'est cet organe matériel, un amas de substance vivante, où s'effectuent les phénomènes physiques et chimiques fondamentaux de la vie.

Car on ne croit plus au « dualisme » de la philosophie classique, à cette distinction qu'elle faisait absolue et irréductible entre l'âme et le corps.

On sait aujourd'hui qu'il n'y a pas de pensée sans cerveau, que tout état de conscience correspond à un état du cerveau, à une modification intime de son protoplasma cellulaire. On sait que la pensée et la conscience sont subordonnées étroitement aux différents états de cet organe.

Mais on sait aussi que le cerveau n'est pas lui-même indépendant du reste du corps, et, bien plus, qu'il est en relations étroites avec tous les points de notre organisme, toutes les cellules de nos tissus, par l'intermédiaire du système nerveux. On sait que son activité est alimentée par des excitations, et que celles-ci sont de deux sortes : les unes lui viennent de la périphérie du corps, des organes des sens externes (vue, ouïe, toucher, odorat, goût) ; les autres lui arrivent de l'intérieur même du corps, de la profondeur de nos tissus et de nos organes. Les premières qui sont *nos sensations externes* nous fournissent la matière de notre *vie intellectuelle* ; les secondes, qui sont *nos sensations internes*, nous fournissent la matière de notre *vie affective*, de notre vie de sentiment (Ajoutons que, comme le dit Hartenberg, parmi ces sensations internes, les unes traduisent nos besoins, nos malaises organiques, — comme la faim ou la soif, etc.; — les autres nous expriment nos tendances fonctionnelles, — comme les impulsions, les désirs ; — d'autres nous fournissent le sentiment du travail et de l'effort, — comme les sensations musculaires ; — d'autres enfin représentent nos réactions d'individu, d'être sentant, dans ses contacts avec le monde extérieur, — comme les émotions).

Tout le monde a vu un cerveau quelconque d'animal ou d'homme et beaucoup même ont appris comment il était fait. C'est une masse mollasse, couverte de sinuosités. On y voit des dépressions qui séparent des monticules arrondis plus ou moins allongés et contournés. Cette masse qui a l'air d'une très compliquée chaîne de montagnes apparaît, quand on la coupe, blanche partout avec une toute petite pellicule grise à la surface. Cette pellicule s'appelle l'écorce du cerveau. Cette écorce est faite uniquement de *cellules* microscopiques, dites cellules cérébrales qu'on appelle des *neurones*. Et chaque neurone ressemble à un infiniment petit animal qui aurait un corps et de très nombreux membres tous plus petits les uns que les autres. Ces neurones, ces sortes de petits animaux, vivent côte à côte, allongeant leurs membres vers leurs voisins, comme on tend la main pour entrer en relations avec quelqu'un, mais aussi les rentrant à volonté pour s'isoler et rester tranquilles à leur place. Et c'est l'innombrable série de leurs associations, de leurs contacts, qui permet l'existence de nos impressions, de nos désirs et aussi de nos actes. Ces neurones sont groupés, en effet, pour former des *centres* nerveux. Tous les centres sont reliés entre eux d'abord, ce qui rend possible la formation des idées composées et par suite des jugements et des conclusions.

Mais ces centres ne vivent pas rien que d'eux-mêmes. Ils sont aussi des centres de réception où viennent aboutir, par l'intermédiaire des nerfs et de la moelle épinière, la matière même de nos sentiments et par conséquent de ces jugements eux-mêmes, je veux dire les sensations recueillies, avec plaisir ou avec douleur, par nos différents sens qu'ils soient externes ou internes. Nos sens sont des outils qui travaillent constamment pour le cerveau. *Il n'y a rien dans l'intelligence qui n'ait passé auparavant par les sens*, disaient les anciens (Nihil est in intellectu quod non fuerit prius in sensu !) C'est exact. Et c'est tout cela qui fait tout aussi bien le côté « sentiment », que le côté « raison », de notre activité mentale (*l'âme*, comme on dit, par opposition à la *raison*, qui serait la vie mentale c'est-à-dire la vie de l'intelligence, dépourvue de sentiment).

Le cerveau est en effet comme un vaste bureau de poste, de télégraphe et de téléphone, où les milliers d'employés que sont les neurones travaillent constamment à recevoir sans cesse et à transmettre des lettres, des dépêches et des ordres. Il y en a même plus, puisque le cerveau humain contient au moins 9 200 millions de cellules.

Qu'on juge de suite quel organisme compliqué est le cerveau ! Qu'on voie aussi de suite combien sa complication est capable de répondre à l'idée la plus mystérieuse qu'on puisse se faire de lui et de la manifestation de son activité, la pensée ! Et enfin qu'on se représente combien peuvent être variées les combinaisons que peuvent offrir les associations de ces 9 200 millions de cellules cérébrales productrices de pensée ! N'y a-t-il pas là de quoi expliquer les types les plus variés de l'esprit, les différences les plus diverses de la personnalité ! Mais ne comprend-on pas aisément comment il se fait que le cerveau puisse posséder à la fois toutes les fonctions que nous lui connaissons ? Ne comprend-on pas qu'il n'y ait rien d'étonnant à ce que le cerveau soit à la fois l'organe qui perçoit, c'est-à-dire qui prend connaissance, l'organe qui se souvient, qui juge, qui parle, qui écrit, comme aussi l'organe qui fait remuer les bras et les jambes, l'organe qui commande à la sensibilité, aux appareils de nos sens, l'organe qui préside aux actes de l'intelligence et de la moralité, et l'organe qui dirige nos actes et nos mouvements ! Ne comprend-on pas vite maintenant que ces fonctions puissent être plus ou moins troublées parfois, à savoir de quels rouages délicats et compliqués il est fait, et à réfléchir qu'il suffit d'un rien pour troubler cet organe si fragile ! Pour prendre un exemple connu de tous, la fonction du langage peut manquer chez certains êtres dès leur naissance (ce sont les muets), ou disparaître au cours de la vie chez les gens d'âge qui perdent soudain l'usage de la parole dans une attaque, parce qu'une certaine partie du cerveau (bien connue pour le langage, car elle a son siège dans la troisième sinuosité, c'est-à-dire la troisième circonvolution du cerveau) a été lésée originellement ou tardivement. Par analogie avec le langage, avec la parole, ne comprend-on pas aisément maintenant que toutes les fonctions du cerveau ne sont pas des fonctions en elles-mêmes de notre esprit, des fonctions abstraites qui vivraient d'elles-mêmes. Ne voit-on pas, au contraire, que *toutes les fonctions du cerveau dépendent de la santé du cerveau lui-même*, de son développement normal ?

Le cerveau préside en effet à toutes les fonctions que nous nous connaissons, qu'elles soient intellectuelles ou sentimentales, c'est-à-dire du domaine de la raison, du jugement ou du domaine du sentiment, de l'affection, de la sensibilité ; qu'elles soient enfin morales ou sociales, c'est-à-dire du domaine des bonnes pensées, des bonnes mœurs ou de la bonne conduite. Le cerveau commande en effet aussi bien au jugement, à la volonté, qu'à la sensibilité et à la moralité. Pour avoir la vie de tout le monde il faut d'abord avoir le cerveau de tout le monde. Pour se bien conduire, pour avoir l'attitude persévérée d'un être moral ou social, il faut avoir un bon cerveau, il faut avoir un cerveau normal : ne se conduit pas mal qui veut, et cela il ne faudrait pas l'oublier. On reproche trop souvent à certains sujets leur manque de volonté tout comme s'il ne dépendait que d'eux d'en avoir davantage, de même qu'on reproche à certains autres d'être « amoraux » tout comme s'ils avaient eu le choix d'être autrement.

C'est même le fait spécial de l'aliénation mentale de troubler ces fonctions de notre cerveau toutes ou les unes indépendamment des autres. Aussi ne peut-on être surpris de savoir qu'il y a des maladies du cerveau qui se traduisent uniquement par des troubles du jugement ou de la moralité, parfois pour un certain temps seulement comme quelquefois pour toujours.

Cet organisme si complexe qu'est le cerveau a, en effet, sa santé, ses différents états de santé même ; mais, comme tous les organismes, comme tous les organes, il a aussi naturellement sa maladie, et même ses maladies. Sa santé, c'est l'état normal de notre intelligence, avec ses légères variations. Ses maladies, ce sont tous ces degrés des états anormaux de l'intelligence, jusqu'à la folie la plus caractérisée.

Car une vérité médicale qu'il faut toujours avoir présente à l'esprit, en effet, est celle-ci : *L'intégrité intellectuelle suppose nécessairement l'intégrité matérielle des neurones de l'écorce cérébrale.* La santé de l'organe détermine nécessairement la santé de la fonction. Il ne peut pas en être autrement : la santé anatomique du cerveau et la régularité physiologique de son fonctionnement sont indispensables à la production et à l'expression normale des idées et des actes. C'est là une de ces vérités qui nous apparaissent banales à nous médecins, et tous nous savons que *la folie est une maladie comme les autres et qu'elle est due à une lésion de l'écorce du cerveau et de ses enveloppes,* comme nous savons aussi que le trouble des diverses fonctions que nous connaissons au cerveau se traduit par des symptômes qui sont justement les symptômes mentaux. Car le médecin spécialiste pour les maladies mentales ne fait pas différemment que n'importe quel autre médecin quand il examine un malade. Les gens du monde sont en effet trop facilement convaincus qu'il n'y a qu'en médecine ordinaire et en chirurgie que tous les signes d'une maladie sont d'une précision pour ainsi dire mathématique, tandis qu'au contraire, dans les maladies mentales, ils pensent qu'il ne peut y avoir rien que de vague, d'incertain, d'insaisissable... Grave erreur !... *les symptômes d'une maladie mentale sont des symptômes comme les autres,* de même que la folie — ainsi que nous l'avons dit — est une maladie comme les autres. *Le symptôme mental, c'est le trouble d'une fonction du cerveau.* Le cerveau sent, pense et agit (c'est-à-dire fait agir) nous le savons : le psychiatre étudie chez son malade les fonctions de la sensibilité, de la pensée, du mouvement : il étudie comment fonctionnent les différents sens du malade, mais il examine surtout ses autres facultés, à savoir son attention, sa mémoire, son jugement, son affectivité (manière dont il aime et s'attache), son imagination, son idéation (mode de penser). Il examine aussi sa conduite, sa tenue, son attitude, ses gestes, sa manière d'être dans ses relations avec les autres, etc..., etc... Il fait tout cela le spécialiste pour se rendre compte de la lésion dont souffre le cerveau, justement parce qu'il sait bien que les troubles mentaux, les troubles dits de l'esprit, sont tout simplement la traduction à l'extérieur, l'expression d'un trouble cérébral qu'il a pour mission de chercher à connaître pour y remédier si possible. Et disons de suite que cela l'est souvent puisque, contrairement à la croyance vulgaire, 60 pour 100 des folies appelées folies toxiques et folies infectieuses — parce qu'elles sont dues à des poisons venus du dehors, ou nés au dedans du corps — traitées pendant le 1er mois guérissent ; si elles ne sont traitées qu'entre le 2e et le 6e mois le chiffre de guérison n'est plus que de 40 pour 100 ; si entre le 6e et le 12e mois, il tombe à 20 pour 100, et au delà il n'est plus à peine que de 2 pour 100 (Roubinovitch).

# IV

## QU'EST-CE QUE LA FOLIE?

*La folie n'est point, en effet, une maladie de l'esprit, ni de l'âme,* lesquels, par définition, ne pourraient être malades, étant immatériels. *La folie est une maladie matérielle, une maladie du cerveau,* et même souvent de l'organisme tout entier.

Cette vérité que nous démontrent tous les jours les recherches sur les lésions dans les différentes maladies de l'intelligence, cette vérité si simple a — disons-le de suite — beaucoup de peine à pénétrer dans l'opinion publique. Celle-ci en est encore restée, pour beaucoup trop de personnes, au temps où nos ancêtres disaient que la folie était une maladie de l'âme et lui attribuaient comme raison, une cause plus ou moins divine. Non ! les fous ne sont ni des êtres sacrés, ni des réprouvés ! Les fous ne sont ni possédés par le démon, ni inspirés par les dieux ! On a tort simplement de ne pas assez oublier qu'au moyen âge ils étaient considérés comme des sorciers et condamnés comme tels à la torture et au bûcher, et qu'il n'y a pas longtemps encore, ils étaient enchaînés comme des prisonniers !

*Les fous sont tout simplement des malades.* — Nous savons très bien à quoi cela est dû que l'on pense et que l'on dise aussi couramment que « la folie est une maladie de l'esprit, de l'âme ». Cela tient à une habitude plus vieille que nous tous de parler ainsi ; cela tient à ce que dans la vie on donne trop de place

habituellement aux idées métaphysiques, c'est-à-dire philoso-
phiques.

La coutume, la littérature, la religion nous ont trop habitués
à considérer l'esprit comme une entité absolument indépendante
qui n'a pas nécessairement besoin d'un véhicule physique.
La philosophie nous a accoutumé à l'ancienne idée de la supré-
matie du « moi », et on l'admet chaque jour, dans la conversation, sans la moindre discussion. C'est ainsi que chaque jour on
parle couramment de la volonté (surtout pour en reprocher très
aisément la faiblesse ou l'absence à certains sujets) et on en parle
tout comme si elle ne dépendait d'aucune condition, chacun
répétant sans en avoir l'air dans ce reproche cette vieille certitude
métaphysique que la volonté est une force libre, indépendante de
nos organes, force que nous avons à notre service tant que nous
voulons et dont nous n'avons qu'à nous servir ! Il y a même
d'autre part des personnes qui croiraient qu'une action sans
responsabilité est une absurdité, ne pouvant pas imaginer qu'il
existe des actions immorales qui n'impliquent pas de blâme ! Et
pourtant il y a bien des fous que leur folie seule mène à être des
coupables ! Et l'action immorale qu'ils commettent ne saurait
évidemment leur être reprochée ! Que de fous commencent même
leur folie par un acte semblable ! Donnons un exemple. Quand on
entend dire avec surprise qu'un vieux monsieur, d'excellente
famille, de très bonne éducation, un vieil officier en retraite, un
ancien fonctionnaire, ou simplement un vieux rentier, connu
jusque-là pour sa bonne moralité, commet depuis quelque temps
des actes malpropres, court les petites filles, par exemple, ou se
laisse surprendre à s'attarder aux urinoirs mal famés, — comme
cela se voit —, on peut être sûr à l'avance qu'on a 99 chances
sur 100 pour se trouver en présence d'un malade. Il s'agit d'un
vieillard dont la fatigue de l'âge a altéré les facultés de jugement
et de moralité le plus souvent, sinon toutes les autres à la fois,
préludant ainsi à une disparition graduelle et prochaine de toute
son ancienne intelligence, disparition qui peut plus ou moins rapidement nécessiter l'internement pour cause de protection sociale.

Il est bien vrai qu'en théorie personne autour de nous ne voudrait nier, parmi les gens dits cultivés, que le cerveau ne soit pas le porteur de l'activité de l'esprit ; mais, dans la pratique, chacun d'eux oublie d'en tirer les conséquences les plus élémentaires qui en découlent. On l'a dit : *pour croire à la tyrannie de l'organisation du cerveau et à son action, il faut une longue éducation.* Il faut avoir acquis une grande expérience des choses de l'esprit pour rapprocher quasi instinctivement la manière d'être d'un homme, sa façon de parler et de se conduire, son activité intellectuelle en un mot, avec l'action de son cerveau.

Que cela excuse donc et justifie dans la mesure nécessaire les erreurs commises chaque jour par tout le monde !

Et maintenant expliquons ce qu'on doit entendre par les mots de *fou* et d'*aliéné*.

Disons tout de suite que le mot d'aliéné étant plus général, plus compréhensif, comme on dit, que celui de fou, convient mieux pour désigner l'état de tout individu qui a perdu la raison, qui a, en un mot, des troubles mentaux.

*C'est celui qu'on devrait toujours employer.* Puis le terme même de fou correspond abusivement à un type trop connu et trop spécial d'aliéné, le type populaire de l'excité, de l'agité, du « fou furieux », de l'homme qui délire, crie et gesticule et apparaît à tout le monde violent et dangereux. Bien au contraire, les malades sont loin de ressembler toujours à ce type et c'est même la grande majorité qui lui est tout à fait différente. C'est dire *qu'il faut vite oublier cette image vulgaire* et se débarrasser de cet importun souvenir, toujours trop tenace, qui risquerait, si l'on n'y prenait garde, d'empêcher de voir l'aliéné où il est en ne le découvrant pas là où l'on ne trouverait pas de « fou ». Il ne faut plus croire ce que pensent certaines personnes qui, comme le dit si justement le professeur Régis, « pensent que dire son âge, le mois de l'année où l'on se trouve, reconnaître les gens et indiquer exactement la valeur d'une pièce d'argent et de billon, c'est prouver clairement qu'on n'est pas aliéné !... » **Il y a des quantités de façons d'être aliéné**, au contraire : tout ce que nous dirons au cours de ces pages tendra à le prouver surabondamment, comme on le verra. Mais, bien plus même, il y a toute une catégorie d'aliénés qu'on appelait autrefois des « fous lucides », qui ne sont pas parmi les moins dangereux cependant, bien loin de là, et qui justement par la tranquillité de leur maintien sont tout le contraire des fous furieux, mais qui sont capables de vous tuer avec un calme, une logique et un naturel imperturbables ! L'aliéné ne se conduit donc pas toujours comme un « insensé ». En effet, comme le cerveau sert à penser et à agir, sa maladie se traduit à l'extérieur par des désordres dans les actes et dans les paroles, la **folie étant une maladie des pensées et des actes.** Or, dans le cas des fous lucides, il s'agit d'individus qui sont fous dans leurs actes plutôt que dans leurs paroles. Ils sont même assez lucides — surtout quand ils ne délirent que sur un seul point — pour ne rien laisser apparaître de leur folie. Certains même, dont toute la folie est dans le point de départ de leur raisonnement, raisonnent, ma foi, avec une logique que leur envierait un mathématicien, mais avec cet ennui que leur raisonnement les mène d'abord à se méfier de vous qui — d'après leurs déductions — leur avez volé leurs inventions, leur champ, ou plus simplement leur honneur, ensuite à s'en venger à la première occasion et à vous tuer au moment où vous vous y attendez le moins !

Je ne connais pas de meilleur exemple que celui de cet individu qui, après s'être cru empoisonné par sa femme — qu'il accusait de le tromper avec tous les gens de son village —, avoir divorcé parce qu'il la battait, a été arrêté au bout de près de trois ans de folie reconnue par tout le monde[1]. C'était un homme atteint de la folie de la persécution, qui avait ému et aussi importuné toutes les autorités par ses plaintes et surtout par ses réclamations contre tous les fournisseurs chez qui il se servait et qu'il accusait de frauder exprès ses aliments.

---

1. Un aliéné en liberté. Communication au XXIe congrès d'aliénistes, Amiens, août 1911, par Charuel et Haury.

Comme il avait une conduite normale, qu'il travaillait tous les jours, qu'il ne déraisonnait pas sur tout ce qui n'était pas sa femme et ses aliments, les gens trouvaient qu'il avait simplement « une manie », comme ils disaient, « la manie de la persécution »... On le considérait comme un « simple original ». Ils ne se doutaient pas que cet homme avait déjà menacé de tuer sa femme et aussi le premier qui entrerait chez lui et qu'il prendrait pour un des soi-disant amants qu'il lui attribuait, mais qu'aussi il voulait faire « son affaire » au Procureur de la République à qui il écrivait depuis des années et dont il voulait se venger, car il accusait ce magistrat de ne pas lui rendre justice. On l'arrêta heureusement, et interna à l'asile de Châlons, avant qu'il ait mis son projet à exécution !

Tous ceux qui tuent de cette façon inattendue leur médecin ou leur chirurgien, ou qui tirent un coup de revolver à la Chambre ou sur un magistrat dont ils veulent se venger, sont des fous lucides qui raisonnent, discutent (discutent surtout !) inlassablement, n'ont rien d'incohérent ni d'extravagant dans leur conduite, dans l'attitude ou le langage, qui convainquent même leur entourage ou les étrangers surtout, de la justesse de leurs réclamations ou de leurs récriminations, et qui ne délirent que sur un point tout à fait particulier, qu'il faut bien trouver ou reconnaître pour s'en apercevoir, et encore !... Et, cependant, ce sont des fous et des fous les plus dangereux parce qu'ils peuvent tuer dans la rue non seulement ceux à qui ils en veulent, mais la première personne à qui ils attribuent tout à coup, tel rôle, ou telle parole dans leur délire !

**Voilà comme on est fou, et fou à lier même, sans qu'il y paraisse,** à des yeux non avertis !

# V

## COMMENT ET POURQUOI DEVIENT-ON ALIÉNÉ ?

Mais revenons maintenant à la folie, je veux dire à l'aliénation mentale.

Nous avons vu ce qu'elle est, demandons nous maintenant, comment on attrape cette maladie là ? En un mot *pourquoi et comment devient-on aliéné ?* Ne croyez pas ce que croit le public qui raisonne comme dans les romans, et qui est persuadé que pour produire une maladie psychique il faut une cause psychique, et croit qu'on devient fou par amour, par jalousie, par ambition déçue, par fortune perdue, etc., comme le dit justement Roubinovitch. Il croit en un mot qu'on devient aliéné par émotion tout simplement. Il oublie hélas! l'hérédité qui demeure et le poison, le toxique, qui menace !

On devient aliéné comme on devient tuberculeux. Vous savez que si, par exception, on peut devenir tuberculeux accidentellement, parce que, à un moment donné, en pleine santé, on se trouve envahi par le microbe de la tuberculose, le plus souvent il en est autrement : on devient tuberculeux, soit parce que fils de tuberculeux, on naît soi même tuberculeux, soit, comme c'est le cas le plus habituel, prédisposé à contracter la tuberculose, tuberculisable, comme on dit ; c'est-à-dire qu'étant né de parents tuberculeux, l'enfant apporte en naissant une disposition à le devenir à son tour. Il peut cependant échapper au terrible mal si tout un ensemble de précautions est pris vis-à-vis de lui. Le plus souvent ces précautions ne sont pas prises ou n'ont pas suffi, et l'enfant devient malade lui aussi. Né prédisposé à la tuberculose, son terrain favorable s'est ensemencé à la première occasion, soit à la suite d'une autre maladie qui l'a affaibli encore plus, soit à la suite de fatigues ou de privations, soit même sans cela, tout simplement. Eh bien! Il en est de même en tout et pour tout pour la folie.

1° Il y en a qui deviennent fous accidentellement; 2° il y en a d'autres qui naissent fous pour ainsi dire; 3° il y en a enfin, beaucoup plus encore qui naissent prédisposés seulement à le devenir, et parmi eux un certain nombre qui le deviennent en effet.

1° IL Y EN A QUI DEVIENNENT FOUS ACCIDENTELLEMENT. — En réalité il y en a peut être moins qu'on ne le croit qui le deviennent sans en avoir reçu le germe en partage à leur naissance. Parmi ceux qu'on voit sombrer tout à coup, au cours de leur vie, la plupart étaient des héréditaires qui ne le disaient pas, c'est à dire des gens qui devaient à l'héritage de leurs parents la menace constante de la folie. Peut-être ne se l'avouaient ils pas à eux mêmes, comme c'est le cas souvent, étant au surplus incapables d'apprécier le danger que leur faisaient courir les tares de leurs parents. Peut être aussi les ignoraient ils complètement, comme cela arrive.

Mais il existe cependant vraiment des gens qui sont devenus fous, aliénés, sans aucune prédestination héréditaire. On le comprendra vite quand on se rappellera que le cerveau peut être atteint, non seulement par une infection, mais aussi par une intoxication au même titre que n'importe quel autre organe de notre corps. La plus connue des infections est celle par la syphilis, comme la plus commune des intoxications est celle par l'alcool et les essences.

La *syphilis*, l'avarie, mène parfois plus ou moins vite l'intelligence à l'agonie. C'est, en général, une dizaine d'années après l'infection que les premiers symptômes cérébraux apparaissent de cette implacable maladie qu'on appelle la paralysie générale (on l'appelle ainsi parce qu'après avoir paralysé toutes les facultés une à une, elle paralyse pour terminer le corps lui même tout entier). Un homme normal, sans hérédité aucune, qui contracte la syphilis, risque cette terrible complication, pour le peu qu'il ait surmené son cerveau par le plaisir ou même plus noblement par le travail, surtout quand il s'est mal soigné de sa syphilis, mais même sans cela.

L'*alcoolisme*, lui, mène à la folie, plus sûrement encore un cerveau même né complètement normal. Chacun le sait, tant les exemples sont de tous les jours ! Qu'un homme se laisse entraîner à boire pour toutes les raisons qu'il peut en avoir et l'avenir de son cerveau est bientôt menacé. L'affaiblissement de ses facultés et la démence qui en est la conséquence l'attendent prochainement. Mais en chemin il risque d'être dangereux pour les autres, car le poison alcool est producteur de crimes : l'alcool paralysant les facultés cérébrales supérieures livre l'homme absolument aux impulsions et aux violences les plus brutales. Tous les délires sont là dans l'ombre qui guettent l'alcoolique à la sortie du tripot et la démence terminale comptera bientôt un client de plus !

2° IL Y EN A SURTOUT QUI NAISSENT ALIÉNÉS COMPLÈTEMENT. — Ils sont nombreux ceux là, les asiles en regorgent. Le déchet humain de cette sorte est en effet considérable : idiots, imbéciles, déments, épileptiques, encombrent leurs salles. Vous les connaissez tous. Vous avez tous vu, par exemple, de ces idiots qui ne marchent ni ne parlent, ne savent pas manger seuls, et font sous eux, leur gâtisme étant complet. Les autres sont ou surtout ont été, à un moment donné de leur vie, plus développés évidemment, mais ils sont vite devenus de pauvres débris d'humanité dont il n'y a plus rien, hélas ! à espérer !

3° ENFIN IL Y EN A QUI NAISSENT **PRÉDISPOSÉS** A LE DEVENIR. — Ceux-là s'appellent « légion ».

Ils ont trouvé cette prédisposition dans leur berceau, ce sont ceux qu'on appelle en médecine les héréditaires, les **prédisposés** tout court. « Fou, fils de fou », c'est vrai ; mais parfois aussi « fou, petit fils seulement de fou » ; parfois encore « fou, fils de détraqué » et enfin « détraqué, fils de détraqué ». Mais il est tout aussi vrai de dire « fou ou détraqué, fils d'alcoolique ou de syphilitique », l'alcoolisme et la syphilis des parents étant la cause déterminante ou occasionnelle de ces troubles eux mêmes et l'on sait si ces deux fléaux sont malheureusement communs. (Au reste pour le premier de ces maux, l'alcoolisme, la sagesse des nations étrangères connaît bien par exemple ce que valent ces pauvres êtres conçus dans l'ivresse, puisqu'elle a su les distinguer entre tous et qu'elle les a appelés du nom bien significatif « d'enfants du dimanche », montrant par là la part de ce jour de débauches paternelles dans leur naissance). Car, d'un côté presque tous les aliénés sont de famille où les troubles nerveux et mentaux sont fréquents parmi leurs proches, tantôt plus rapprochés, tantôt plus éloignés ; et de l'autre, presque tous les aliénés n'étaient pas complètement normaux avant de voir leur raison sombrer. C'étaient des excentriques, des gens bizarres, disait on d'eux auparavant. Leur machine cérébrale marchait mal et n'attendait qu'une occasion pour s'arrêter complètement.

Les prédisposés, les héréditaires ont la folie en germe en eux ; *ils sont nés avec un cerveau fragile.* Et qu'arrive alors n'importe quelle infection, n'importe quelle intoxication, n'importe quelle maladie aiguë ou chronique en un mot (qu'elle soit de l'estomac, de l'intestin ou des reins, peu importe !) même moins que cela, n'importe quelle fatigue, quel surmenage, qu'il soit produit par des émotions, un travail excessif ou causé par les difficultés de la vie, et les voilà qui s'en prennent à cet organe faible, à ce point de moindre résistance qu'est le cerveau chez eux, et l'aliénation apparaît tout à coup ! Le prédisposé a fait de l'empoisonnement cérébral ! Il n'a pu défendre son point faible, tout à coup attaqué, et c'est par là qu'il a été atteint et dans bien des cas qu'il mourra !

Car de même que c'est toujours le volet qui tient mal qui grince, à une maison, les nuits de vent, c'est toujours le point faible du corps qui souffrira à l'occasion de n'importe quel empoisonnement du sang par une maladie : chez les prédisposés c'est le cerveau qui est le point faible, nous y insisterons tout à l'heure.

Je dois dire un mot, maintenant, d'un terme usuel qui revient souvent dans les rapports médico-légaux, dans les écrits de certains auteurs et qui a dépassé ces écrits même pour tomber pour ainsi dire dans le domaine public. Je veux parler du terme de *dégénéré* dont on qualifie habituellement d'une façon générale à la fois nos prédisposés et aussi nos anormaux, et de la *dégénérescence*, qui serait la cause à laquelle ils doivent leurs tares, leurs imperfections, cérébrales et même physiques.

D'après cette théorie de la *dégénérescence mentale* les dégénérés seraient « les produits de la déviation du type primitif humain, produits dont l'altération irait en s'aggravant progressivement d'individu à individu jusqu'à disparition par stérilité... » Mais d'abord quel a été et quel est encore le type primitif humain ? On ne nous le dit pas et pour cause évidemment ! Ensuite le terme est-il bien aussi clair qu'il voudrait le paraître ? Ce ne serait peut-être pas nous dire grand'chose que de nous dire, par exemple, qu'un idiot est un incapable, si l'on ne nous expliquait, à nous médecins, pour quelles raisons organiques il l'est. C'est un peu ce qu'on fait en nous parlant de dégénérés, que l'on classe alors en *dégénérés inférieurs,* quand il s'agit de ceux que nous avons appelés idiots, imbéciles ;

*Dégénérés moyens* ou dégénérés proprement dits, pour ceux que nous appellerons débiles mentaux ;

*Dégénérés supérieurs,* pour ceux que nous appellerons déséquilibrés.

Cette théorie est une théorie surtout anthropologique et vaguement philosophique qui ne doit pas, en aucune façon, nous empêcher d'étudier tous les malades qu'elle prétend régir, bien au contraire. Et c'est ce qu'elle risquerait vite de faire si l'on n'y prenait garde, car on serait trop facilement tenté de dire : « C'est un dégénéré ! » et de passer outre, alors que dire d'un sujet que c'est un dégénéré, est tout à fait insuffisant et oblige encore à lui donner son vrai diagnostic.

Cette théorie décrit à nos anormaux des caractéristiques de deux sortes, les unes organiques, c'est-à-dire physiques, et les autres fonctionnelles, c'est-à-dire psychiques. C'est dire qu'elle décrit, à la fois, *une constitution physique toute spéciale et un tempérament tout particulier.* Voyons-les successivement.

A. — *La constitution.* — C'est ce qu'on appelle du nom de *stigmates physiques de la dégénérescence.* On pourrait les appeler tout aussi bien stigmates de prédisposition, attendu que le mot de dégénérescence ne dit absolument rien de plus que le terme de prédisposition :

C'est une sorte d'étiquette passe-partout dont la valeur est très variable.

Ces stigmates[1], ces signes, sont en effet des difformités plus ou moins visibles, des déformations corporelles congénitales — ou acquises en très bas âge — et qu'on donne comme caractéristiques absolues de la dégénérescence. Qui a ces signes sur son corps, qui a ces stigmates est un dégénéré. Malheureusement pour la théorie il faudrait — ce qui n'a pas lieu — que ces difformités physiques apparentes correspondissent toujours à des altérations analogues du côté du cerveau, mais il n'en est pas ainsi.

On pose en égalité mathématique, difformités physiques égalent lésions du cerveau. On s'appuie sur ce qu'on voit chez quelques sujets qui ont eu par exemple une méningite étant au berceau et qui restent non seulement avec des facultés très amoindries, mais dont le corps porte un peu partout, mais surtout sur la figure, la trace du trouble apporté par la maladie de leur cerveau sur leur développement ultérieur. Ils ont des oreilles mal plantées ou mal

---

1. Voir plus loin à propos du dépistage des anormaux par les stigmates physiques, dits de dégénérescence, où nous en parlons avec plus de détails, page 173.

faites par exemple, un côté de la figure plus petit que l'autre avec, comme arrêté dans sa croissance, un côté du corps atrophié (s'il n'est pas paralysé plus ou moins complètement). Alors quand on voit de pareils troubles du développement corporel ou des troubles analogues en quelque nombre que ce soit chez un jeune homme, on pense que son cerveau a sans aucun doute été malade et qu'il est la cause de telles difformités. On remonte tout de suite au cerveau et on a aussitôt à l'esprit un doute sur la valeur intellectuelle du sujet. Mais il faut bien savoir que s'il en est ainsi dans la plupart des cas, cela n'est pas exact pour tous. **En effet, si le cerveau préside bien au fonctionnement de tout le corps, il n'en est pas ainsi pour son développement** : Le cerveau c'est le moteur de la machine ; altérez le moteur, la machine ne marchera plus, se rouillera et se détériorera par la suite peu à peu. Mais le moteur ne fait pas naître la machine. Le moteur et la machine ont été construits indépendamment l'un de l'autre... Il en est de même pour le cerveau et le corps ; ils se développent indépendamment l'un de l'autre jusqu'à un certain point ; ils peuvent être lésés par conséquent tout à fait séparément. Et c'est ce qui a lieu parfois pour qu'un individu puisse avoir la figure la plus tourmentée sans que son cerveau et par conséquent son intelligence, en aient en rien souffert.

En présence de déformations physiques on aura donc simplement le *droit* de douter de l'intégrité du cerveau de celui qui les porte, on n'en sera pas sûr. Et cela est d'autant plus vrai dans l'armée que les stigmates physiques que l'on rencontre au régiment après l'incorporation ne sont jamais très importants, très marqués, les grandes difformités ayant déjà entraîné l'exemption le plus souvent.

La prédestination à l'aliénation ne se marque donc pas toujours d'une manière aussi indélébile sur le corps qu'on veut bien le dire et si même elle était ainsi marquée, il convient de dire aussi qu'elle n'est pas toujours fatale, car il y a des gens qui savent lui échapper. Ne dites donc pas trop facilement : « c'est un dégénéré », ce qui risquerait de vous empêcher d'aller plus loin et vous ferait peut-être trop malheureusement oublier que les maladies mentales sont avant tout des maladies cérébrales qu'il faut étudier pour les comprendre et en distinguer les variétés.

Puis sachez que les médecins eux mêmes disent que « *il faut tout un bloc de stigmates physiques pour qu'on puisse penser à la dégénérescence*, mais par contre, chose très importante, ils disent aussi que *l'absence de tout stigmate physique ne permet pas de conclure qu'un individu n'est pas un prédisposé*. Alors ?... Donc, ici comme ailleurs, ne pas se fier à l'apparence, ni se laisser hypnotiser par la « façade » de quelques individus. Il ne faudrait pas oublier, en effet, que *maladie mentale égale symptômes mentaux, signes mentaux*; et que, pour ce qui est des rapports du corps et du cerveau, le contenu peut être très différent du contenant. On ne peut savoir ce qu'il y a dans une boîte qu'en l'ouvrant. A la regarder, même si elle a une étiquette qui paraît authentique, on ne saura jamais exactement ce qu'elle contient. Puis l'étiquette peut être fausse, et c'est le cas souvent pour les dégénérés. On ne peut pas déclarer quelqu'un dégénéré parce qu'il n'a pas le nez exactement au milieu de la figure ou qu'une de ses oreilles, un peu plus basse que l'autre, n'a pas un dessin impeccable.

Il faut se rappeler d'une part que l'étalon de la beauté humaine comporte nécessairement de multiples variantes et qu'aussi **le vrai signe révélateur de l'anomalie mentale, c'est l'anomalie elle même**, bien entendu ! Est-il besoin d'insister autrement sur cette vérité élémentaire ?

Et celle là, cette anomalie mentale, n'est pas écrite si lisiblement sur les traits d'un homme, qu'on puisse la découvrir à distance et sans examen. Il y a bien un endroit où cette anomalie est écrite ; c'est dans la vie même de l'homme et c'est là seulement qu'on peut la découvrir puisque c'est là qu'on trouvera la preuve par neuf de sa valeur cérébrale, comme nous le verrons.

B. — A côté de la constitution physique, il y a le *tempérament psychique*: à côté des stigmates physiques, on parle en effet aussi des *stigmates psychiques de la dégénérescence*. Mais ce sont justement ceux que nous décrirons plus loin comme les signes eux-mêmes des anomalies mentales que nous étudierons : arrêt de développement intellectuel et moral de l'individu ; déséquilibration de ses facultés, instabilité, impulsivité, amoralité, inaffectivité, insociabilité. En définitive, retenons donc seulement ceci : qu'à côté des prédisposés c'est-à-dire des sujets qui ont hérité de leurs ancêtres une simple prédisposition à l'aliénation, prédisposition visible ou non, il y en a d'autres qui ont plus que cela, puisqu'ils sont de véritables infirmes, nés du cerveau comme nous le verrons. Mais il est bien évident qu'un pareil infirme court tout autant de risques sinon plus qu'un simple prédisposé de devenir aliéné, cela va de soi !

Or, nous le verrons, un anormal vrai, c'est un individu qui est bien plus qu'un simple prédisposé, c'est un individu qui a une infirmité cérébrale, résultat d'altérations, de lésions du cerveau. Ces lésions anatomiques ont modifié la structure du cerveau. Partout où elles existent, le cerveau s'arrête de fonctionner. Les parties lésées restent en arrière des autres et ne se développent pas, elles portent les cicatrices plus ou moins invisibles de ces lésions. Or les cicatrices sont indélébiles.

Un cerveau d'anormal est donc, lui, un cerveau plein de cicatrices et un anormal est donc **cicatrisé du cerveau**, c'est un cicatriciel du cerveau. On comprend de suite pourquoi un anormal a un cerveau de qualité plus ou moins inférieure. Et l'avenir est bien là pour le prouver plus ou moins vite, malheureusement !

Ce qu'on peut dire, c'est qu'un *prédisposé*, tout comme un *anormal*, c'est un *cérébral*. Mais on ne doit pas donner à ce mot de cérébral le sens de quelqu'un chez qui le cerveau est l'organe principal, le plus important qui domine sa vie. Un prédisposé, c'est un cérébral ; comme nous autres, médecins, nous disons d'un homme qui a une lésion au cœur, que c'est un cardiaque, quelqu'un chez qui le cœur est le point faible. Ici un cérébral, c'est quelqu'un chez qui le cerveau est l'organe faible au contraire, le point fragile. Prédisposé ne veut pas toujours dire « qui n'a rien encore », mais en tout cas « qui risque d'avoir » (et même en réalité le plus souvent qui a déjà un peu), mais « qui risque d'avoir bien plus et bien plus grave encore » à la première occasion, à la moindre fièvre, comme à la moindre intoxication. C'est un malade en puissance, pour ainsi dire. Du reste on le voit bien chaque jour. Ce sont ces individus-là qui par exemple délirent si aisément : qu'ils aient la fièvre typhoïde, et ils ne font pas la fièvre typhoïde de tout le monde, ils font la fièvre typhoïde à « forme cérébrale », comme on dit. C'est-à-dire qu'ils délirent parce que leur cerveau peu solide ne peut supporter la fièvre et l'empoisonnement du sang qui la cause.

On en a la preuve encore dans le fait que les prédisposés ont, même en dehors de toute maladie aiguë visible, une façon de délirer qui leur est spéciale. Ils ont parfois plusieurs « bouffées de folie, de délire » dans le cours de leur vie.

Tout prouve bien la susceptibilité de leur cerveau et c'est justement cette *susceptibilité cérébrale* qui explique leur délire, qui explique aussi, au même titre la sensibilité qu'ils présentent vis-à-vis de l'alcool. Ils y sont parfois tellement sensibles qu'une dose qu'un homme normal qui n'en boit pas habituellement pourtant supporterait sans rien ressentir, rend un prédisposé *vraiment malade et quasi comme fou.* On a vu des prédisposés commettre des *crimes,* parce qu'ils avaient bu un seul litre de vin blanc naturel, par exemple. *Retenons bien ce fait de la sensibilité à l'alcool* du cerveau des prédisposés, de leur intolérance vis-à-vis de l'alcool, il est très important. Car pour certains il est tout à fait caractéristique. Un fait à noter est même le suivant : *plus la prédisposition de l'homme est grande, plus la susceptibilité de son cerveau à se troubler est grande aussi, moins il lui en faut pour être perdu :* Il y a des gens qui sont ivres avec un petit verre d'alcool et qui délirent pour un peu plus. Et qu'y a-t-il d'étonnant à cela que le cerveau se trouble, qu'il délire sous l'influence du poison qui l'envahit ? Rien ! Comme le cerveau est fait pour parler, il parle ! comme il est fait pour penser, il pense ! comme il est fait pour voir, pour entendre, il voit, il entend ! il s'entend entendre ! c'est-à-dire qu'il a la sensation de visions, d'auditions, il voit des êtres, des choses, il entend des bruits, des voix : l'homme a des hallucinations ! etc...

Ajoutons encore que c'est justement cette aptitude à délirer, qui donne leur ressemblance à tous les anormaux, à tous les prédisposés. Et cette remarque nous permet de reprendre la comparaison que nous avons faite, au début, du prédisposé à la folie avec le prédisposé à la tuberculose : tous les prédisposés de même ordre ont un air de famille.

Les prédisposés à la tuberculose, alors même qu'ils ne sont pas malades, ne sont pas bien portants cependant. D'une part, on décèle très facilement, chez tous, les signes de leur tare originelle, par les cicatrices visibles ou invisibles qu'ils portent (cicatrices véritables d'abcès, chaîne de glandes au cou, aspect spécial de la face, des lèvres, de la poitrine étroite, etc.). D'autre part ils se font remarquer aisément au cours de leur vie par leur faible résistance aux maladies, aux infections quelles qu'elles soient, par leur mauvais terrain vite ensemencé : ils sont plus ou moins toujours malades... N'en est-il pas tout pareillement pour les prédisposés ? Ils ont tous les mêmes signes de prédisposition comme les mêmes signes de fragilité... Nous les verrons avec quelque détail plus loin.

La conséquence de tout ce que nous avons dit sur la façon dont les troubles mentaux peuvent être acquis nous amène à cette conclusion que beaucoup d'entre eux sont évitables et peuvent être évités.

Un prédisposé qui aura été élevé avec une hygiène stricte non seulement du corps mais du cerveau, auquel on aura évité non seulement les maladies de l'enfance, la rougeole, la scarlatine, les entérites (maladies qui sont si facilement évitables), la fièvre typhoïde, par une vie très surveillée et protégée, toutes les intoxications dues à l'alcool par exemple ou à une alimentation défectueuse — intoxications si banales — mais aussi tout surmenage d'école et de pensionnat par un réglage sévère de l'instruction, a bien des chances d'échapper. On peut s'évader dans une certaine mesure de son hérédité — et cela tout naturellement —

(heureusement sans cela il y aurait longtemps que l'humanité serait disparue certainement !) On peut s'en évader bien plus sûrement, si on prend ces précautions d'hygiène que nous avons dites
et si on y ajoute celle d'une vie bien dirigée, simple, même sim-
plifiée, dans les occupations comme les désirs et dans les buts,
après qu'on a évité à l'enfant toute émotivité par exemple, tout
surmenage de sensibilité en un mot. On voit par ces quelques
mots dits en passant toute la surveillance et toute la protection
qui ont pu manquer aux prédisposés, et, à plus forte raison, aux
anormaux que nous rencontrerons au cours de ce livre. On peut
se rendre compte de tout ce qui leur a manqué pour éviter d'être
les tarés qu'ils sont et qu'ils sont devenus de plus en plus à travers la vie. Tout père de famille — et d'une famille même la
plus normale — sait bien cela pour y avoir réfléchi pour ses
propres enfants. On peut donc se représenter combien il peut
être facile à un cerveau de sombrer et combien aussi dans telles
circonstances données un pareil malheur peut être presque aussi
facilement évité.

# VI

## L'ANORMAL. — LES ANORMAUX

Celui dont les fonctions du cerveau ne sont pas pareilles à celles du cerveau de tout le monde est donc *anormal* par rapport aux autres individus. Il a un cerveau taré dans une certaine mesure, jusqu'à un certain point ; mais les tares qu'il a peuvent être de degrés bien différents, depuis les plus légères qui font qu'on ne s'aperçoit pour ainsi dire de rien dans la vie de tous les jours, jusqu'aux plus graves que chacun a vite fait de reconnaître, de quelque façon qu'elles se traduisent. Tous ceux-là sont donc *anormaux*, mais il y a bien des nuances parmi eux. Rappelons d'abord ce que nous disions tout à l'heure, qu'il y avait parmi les prédisposés des individus qui étaient des héréditaires, des candidats aux troubles mentaux **sans s'en douter et sans qu'on s'en doute**, sans que personne pût s'en apercevoir en quoi que ce soit dans leur manière d'être, parce que leur intelligence et leur caractère étaient tout à fait normaux. Mais il faut dire de suite qu'il n'en est pas ainsi la plupart du temps et que **le plus grand nombre des prédisposés se montre au contraire anormal en quelque chose** dans le fonctionnement de son esprit chaque jour de la vie, les uns étant un peu nerveux, un peu facilement inquiets pour un rien ou susceptibles, irritables, ou trop timides, ou pas assez, ou émotionnables, ou trop indifférents, manquant de volonté, ayant peur de ceci, de cela, se montrant vite préoccupés des conséquences de leurs actes, trop scrupuleux, excessifs en quelque chose, en un mot, bref, ayant quelques défectuosités mentales bien visibles sans qu'elles gênent en rien l'expansion des autres facultés. Ces petites défectuosités font donc d'eux, à cause de cela, des **anormaux**.

La raison en est évidemment l'altération originelle bien légère de leur cerveau, aussi légère que ces défectuosités de l'esprit sont légères elles-mêmes. Ce n'est, en effet, que quand cette altération devient plus sérieuse que le sujet apparaît alors comme un **vrai anormal**. Ce n'est que quand les lésions ont été marquées au point d'apparaître vraiment dans le fonctionnement journalier de ce cerveau, quand il ne s'agit plus de troubles imperceptibles des neurones, mais bien d'**une véritable infirmité cérébrale**, que le sujet qui la porte est appelé couramment un *anormal*. On pourrait dire des autres que ce sont seulement de *petits anormaux*, car ils ont des anomalies plus ou moins strictement *localisées* à un coin de la vie de l'intelligence; et c'est bien ainsi qu'apparaissent, au jour le jour de la vie du régiment comme de la vie sociale, tous ces timides, tous ces affectifs, tous ces émotifs, tous ces abouliques, par exemple, que nous étudierons plus loin en passant (V. chapitre xiv). Les autres dont nous allons parler maintenant qui ont une anomalie *totale* de l'esprit pourraient être appelés de *grands anormaux* par opposition avec les premiers. Les premiers, en effet, étaient des sujets qui ne présentaient rien que *des petits signes psychiques* correspondant à des altérations cérébrales qui sont à peine des lésions sans doute, les autres sont plus ou moins, nous le répétons, de véritables *infirmes* du cerveau.

Quand nous parlerons des anormaux vrais, ou des anormaux tout court, ce seront donc ces derniers seulement que nous aurons en vue dans ce chapitre, les autres étant beaucoup trop près des gens normaux pour nous occuper longuement dans ce livre qui vise seulement la pratique journalière du régiment. Les petits anormaux ne gênent pas la vie sociale et ne troublent pas la vie régimentaire. Les grands anormaux, au contraire, comme nous le verrons, l'empêchent par leur mauvaise adaptation dans la collectivité. Nous retrouverons les premiers quand nous mettrons l'officier en face de sa troupe et des éléments humains qui la composent. Nous allons étudier les seconds tout de suite.

On naît **anormal** le plus souvent ; on le devient beaucoup plus rarement et pour cause.

L'anormal, en effet, que nous considérons ici, est cet homme qui a des cicatrices dans le cerveau, cet infirme cérébral, cet invalide du cerveau. Il l'est habituellement par le fait de ses antécédents héréditaires, c'est-à-dire par suite des troubles laissés originellement dans son cerveau par ses ancêtres, quels qu'ils soient. Mais il peut l'être aussi par le fait de ses propres maladies, lesquelles ont, à un moment donné de sa vie (que ce soit au sein de sa mère, pendant sa toute première enfance ou plus tard encore), altéré pour jamais son cerveau. **Tous ces anormaux-là, qu'ils le soient de naissance ou presque de naissance, ont des facultés mentales incomplètement ou irrégulièrement développées.** Chez eux, en effet, les facultés peuvent être altérées d'une façon variable.

On peut se représenter d'une façon générale que dans certains cas il se trouvera des altérations quantitatives, c'est-à-dire en plus ou moins grand nombre du cerveau, lésions étendues qui dépendent de la quantité des neurones atteints, et, dans d'autres, moins graves évidemment, des altérations plus légères pour ainsi dire qualitatives, c'est-à-dire qui ont frappé plutôt tels neurones que tels autres. Les premières se caractérisent dans la vie par de l'insuffisance cérébrale, de *l'insuffisance mentale,* par de la **faiblesse d'esprit** plus ou moins marquée ; les autres par un défaut d'égalité, d'harmonie dans les facultés, par ce qu'on appelle si justement le *déséquilibre mental.*

Les premières feront des individus *plus ou moins intelligents,* les autres, des hommes *plus ou moins complètement intelligents.* Quand ces premières lésions sont très étendues et profondes, on a l'*idiot ;* quand elles le sont moins on a l'*imbécile ;* moins encore, on a la faiblesse d'esprit, ce qu'on appelle la *débilité mentale ;*

puisque ces différents états correspondent à une plus ou moins
grande quantité de maladie. Mais il faut, de suite, ajouter qu'il y
a des idiots de tous les degrés, des imbéciles de toutes les espèces
et surtout, *ce qui est important*, des débiles et des déséquilibrés
de toutes les nuances. Quand, en effet, les lésions du cerveau ont
été graves, intenses, l'individu diffère assez peu d'un cas à l'autre,
cela va de soi (un idiot ressemble toujours plus ou moins à un
autre idiot) ; comme il va de soi aussi qu'au fur et à mesure que
les altérations des cellules cérébrales sont devenues plus légères,
étant donné leur nombre immense, elles donnent lieu à des apparences de débilité ou de déséquilibration extrêmement nombreuses en variétés. En effet, dans ces cas, les individus en
question tendent de plus en plus à se rapprocher de l'individu
normal, et par conséquent à présenter une infinie variété apparente de types humains.

Faut-il dire en passant combien évidemment on aurait tort de
croire, comme on le fait parfois un peu trop grossièrement, que
l'humanité se divise en deux camps distincts : les sains d'esprit
d'un côté et les malades de l'esprit de l'autre? Hélas! la vérité
n'est pas si simple que cela, ainsi qu'on peut déjà s'en rendre
compte par ce que nous avons déjà dit; on s'en rendra mieux
compte encore par la suite. Nous avons appris en effet que les
neurones groupés entre eux pour l'action, autrement dit les
centres psychiques c'est-à-dire en un mot les rouages du fonctionnement du cerveau, sont multiples et complexes et que la
maladie, présente ou passée, peut les frapper en nombre bien
différent, et bien différemment (nous venons de le voir pour
les débiles et les déséquilibrés). C'est quand ils sont tous
frappés et frappés fortement, ou que ce sont les plus importants
qui le sont, que l'homme est ou devient aliéné. Ce n'est que
quand ils ont été beaucoup moins frappés, beaucoup moins alté-
rés (que ce soit presque tous ou seulement quelques-uns) que
l'homme n'est pas aliéné mais est simplement anormal. Ne pres-
sent-on pas que les intermédiaires de tous les degrés peuvent être
extrêmement nombreux et qu'il n'y a pas dans l'humanité,

comme on croit, que les malades de l'esprit d'un côté et les bien portants de l'autre ? Nous savons déjà qu'il y a parmi les malades eux-mêmes, parmi les aliénés véritables, bien des degrés, bien des échelons, puisque la folie va de l'homme violent qui délire à celui qui vous tue dans la rue pour avoir trop bien raisonné ou mieux trop bien déraisonné, sans qu'on s'en soit aperçu ! Or c'est justement entre le malade et le bien portant qu'il y a toute la classe des anormaux ! D'ailleurs le public extra-médical s'était bien aperçu lui-même — pour avoir eu à en souffrir probablement ! — qu'entre les normaux et les malades, il y avait quelque chose, et un romancier de talent, Michel Corday [1], a popularisé l'expression de *demi-fous,* lancée par le Pr Lacassagne, en la donnant comme titre à un de ses romans qui ont eu le plus de vogue. Le mot a été repris par le Pr Grasset dans un livre qui a fait beaucoup de bruit et qu'il a intitulé « demi-fous, demi-responsables ». Cette expression de demi-fous, qui confond en réalité sous le même vocable des fous véritables et des anormaux, est bien faite pour montrer que l'humanité ne se divise pas strictement en deux camps opposés et opposables aussi facilement, comme on le pense encore trop couramment.

En veut-on d'autres preuves ? En voici :

Nous avons vu les *différences en moins* pour les différents cerveaux. On comprend tout aussi aisément maintenant (d'après ce que nous avons dit précédemment de la construction et de la complexité même du cerveau) comment s'expliquent aussi bien les *différences en plus,* c'est-à-dire qu'on comprend facilement la richesse d'organisation de certains cerveaux. Je peux parler de ceux des hommes supérieurs, qu'ils le soient en plusieurs points ou en un seul. Car il en est ainsi ; et beaucoup d'hommes que nous disons supérieurs ne le sont qu'en un tout petit point bien localisé des choses de l'esprit, dans une fonction seulement (Le plus connu des exemples du développement inégal des centres psychiques est celui des célèbres calculateurs : Inaudi, par exem-

1. Michel Corday, *Les Demi-fous.* Paris, Charpentier, 1905.

ple, était un débile pour le reste des notions courantes, et la sottise de certains musiciens, exécutants au merveilleux mécanisme,
est trop connue pour qu'on y insiste !)

Mais cet exemple du développement inégal des centres cérébraux sert à nous faire comprendre les tares qu'on trouve couramment (et aussi que nous nous évertuons peut-être un peu
trop aisément par jalousie à leur trouver !) à nos hommes de talent et même de génie. On aime les éplucher, compter leurs défauts ou leurs vices, montrer ce qui leur manquait à côté de tout
ce qu'ils avaient à un si haut degré. On aime, pourrait-on dire,
à les rabaisser. Non !... il vaut mieux penser qu'on aime simplement à les rapprocher de nous le plus possible pour les mieux
comprendre, et que, ne les comprenant pas bien, on les dénigre :
on aime en effet souligner cruellement leurs tares ou leurs lacunes. On devrait plutôt penser avec Lauvrière que « comme il
est à peu près aussi matériellement que logiquement impossible
qu'en un seul et même cerveau se trouvent également, quoique
démesurément développés, tous les éléments cérébraux, il en résulte qu'il ne peut guère plus y avoir de génies universels que de
génies parfaitement équilibrés et qu'en notre pauvre monde si
imparfait il faut se contenter de génies partiels dont les inférieri-
tés plus ou moins cachées ne sont que trop souvent la dure ran-
çon de leur éclatante supériorité ». Cela paraît évident.

Cette digression nous amène maintenant à cette constatation
que ce qu'on appelle couramment dans le public « l'humanité
normale moyenne » est faite en réalité d'éléments bien disparates et souvent bien peu comparables ; (aussi comprend-on
combien une éducation collective basée uniquement sur cette
idée et qui ne s'abaisserait pas à étudier les individus courrait
le risque de commettre d'erreurs). Mais elle nous conduit aussi
à cette remarque nécessaire que la vie des cerveaux des hommes
n'est pas très différente dans le fond pour les uns ou pour les
autres, simple question de plus ou de moins !

Bien plus il est facile de comprendre combien il est vrai
que la vie de l'esprit d'un malade, d'un aliéné, n'est pas diffé-

rente de la nôtre propre. Il faut se défendre en effet de cette idée que le cerveau d'un malade, d'un aliéné, aurait une manière propre à lui de fonctionner qui serait indépendante de la manière dont fonctionne le cerveau normal. Au contraire, il faut se convaincre toujours plus, non seulement que l'activité de l'esprit dépend de l'organisation du cerveau, mais aussi qu'elle est composée chez tous les hommes des mêmes éléments fondamentaux. C'est cette considération seule qui pourra déterminer l'officier à ne plus influencer les hommes d'après les idées courantes des valeurs sociales, mais lui donnera le courage et la faculté de s'intéresser à leur constitution à la fois physique et intellectuelle.

Un cerveau sain et un cerveau malade sont des machines semblables et faites des mêmes rouages qui fonctionnent de la même façon, sauf que chez le dernier un ou plusieurs rouages sont simplement faussés et crient! Prenons un petit exemple. On traite couramment de paresseux un homme dont l'activité n'est plus très productrice, sans même chercher si cet homme ne serait pas par hasard un malade. L'officier qui se rappellera ce que nous avons dit sur le mécanisme de tout cerveau sera mieux préparé que tout autre à accepter cette idée que ce cerveau qui ne produit plus suffisamment, pourrait bien être un cerveau altéré ou malade. Nous le rappellerons plus loin (V. *La Paresse pathologique*).

Cela dit, voyons maintenant les **différents états anormaux**.

# VII

## LES DÉBILES MENTAUX

La *débilité mentale*, **c'est la faiblesse d'esprit**, par arrêt de développement. Quand elle est congénitale, elle est le résultat de l'hérédité, le fruit d'un mariage consanguin, par exemple, des propres maladies mentales ou de l'alcoolisme des parents ; quand elle est acquise, elle survient dans le bas âge généralement, étant le résultat d'une inflammation du cerveau, causée soit par un traumatisme du crâne soit par les maladies de la première enfance, comme c'est le cas le plus fréquent.

Dans cette catégorie des faibles d'esprit, des *minus habens*, comme on dit encore, nous trouvons des insuffisants de toutes les espèces puisqu'au bas de l'échelle les plus inférieurs se rapprocheront des imbéciles, tandis qu'en haut ils se rapprocheront de plus en plus de l'homme normal. Toutes les transitions existent dans les deux sens et c'est un fait important qu'il ne faut pas oublier. C'est dire que le champ des débiles est vaste à explorer !... En bas, *grands débiles*, en haut, petits débiles, *débiles légers*, presque normaux !

Le débile a une faiblesse générale de l'intelligence : c'est un pauvre, un mal doué. Sa caractéristique est la pauvreté du développement intellectuel ; il n'arrive pas à posséder de nombreuses connaissances et son instruction est très rarement complète. La plupart d'entre eux ont dû cesser du reste d'aller en classe, par suite de leur impossibilité d'apprendre. « Ça n'entrait pas », vous disent-ils couramment. Et ils restent toute leur vie au stade de l'enfance avec une intelligence d'enfant. Ce sont des « arriérés ». Leur cerveau n'a pas pu se développer et ils demeurent stationnaires avec l'intelligence d'un enfant de 10 ans, par exemple, ou même moins.

Et ce sont eux qui une fois arrivés au régiment paraissent si peu instruits quand, lors d'une de ces enquêtes qu'on fait de temps en temps, on s'étonne des réponses extraordinaires d'ignorance que font certains jeunes soldats. Ce sont eux qui prennent Victor Hugo pour un général et qui ne connaissent pas Napoléon. Ce sont eux qui n'ont jamais entendu parler de la guerre de 1870, et qui, au grand étonnement de ceux qui les interrogent, ne possèdent pas les notions les plus élémentaires. On crie alors à la faillite de l'instruction primaire et de l'école laïque parce qu'on relève que, parmi les jeunes soldats interrogés, il n'y a pas que des illettrés ni rien que des jeunes gens qui ne sont allés qu'un certain temps à l'école, mais des sujets qui ont fait tout leur écolage.

C'est simplement à la débilité mentale de ces pauvres diables qu'on devrait crier. Mais il est beaucoup plus commode d'accuser le maître et sa méthode que de s'inquiéter de ce que valait individuellement l'élève.

On s'étonne de ce qu'ils ignorent, on devrait bien plutôt se rappeler ce qu'ils ne savent pas pour se représenter que des jeunes gens aussi manifestement dépourvus de notions scolaires sont simplement des jeunes gens insuffisamment doués, et que ce n'est pas d'instruction qu'ils manquent surtout, mais de moyens. Quant à nous, nous n'avons qu'à retenir simplement le fait pour le jour où on aura à leur demander de faire un métier qu'ils sont incapables d'exercer et de s'expliquer, ou à exiger d'eux le respect de devoirs qu'ils seront dans l'impossibilité absolue de comprendre.

Dans la vie de tous les jours, ils n'ont pas appris ou pas pu apprendre de métier, restant manouvriers ou garçons de culture par exemple, ou, s'ils en ont appris un, ils font des ouvriers de mauvaise qualité. Ils ne peuvent, en effet, avoir que des occupations en rapport avec leur pauvreté intellectuelle, aussi restent-ils le plus souvent employés à des besognes toutes simples et pour ainsi dire mécaniques, et n'ont que des gains inférieurs à ceux de leurs camarades d'âge ou d'atelier (fait important). La moindre difficulté qui survient les arrêtant, ils ne peuvent en effet agir que comme des automates.

La plupart d'entre eux ont une mauvaise mémoire, mais un certain nombre, — et il ne faudrait pas l'oublier — en ont une excellente. Elle leur permet alors de donner le change à leur entourage. En effet, cette mémoire leur permettant d'acquérir non seulement un bagage suffisant de notions apprises par cœur (notions qu'ils savent rendre aisément à la moindre occasion), mais même jusqu'à des jugements qu'ils se sont appropriés au cours de leur vie, on peut — si l'on n'y prend pas garde — les prendre pour beaucoup plus intelligents qu'ils ne sont. Mais où ils ne trompent pas, c'est sur leur jugement personnel.

Car tous les faibles d'esprit ont en commun un défaut plus ou moins grand de jugement propre ; c'est cela qui les rend *si crédules*, si facilement influençables. Comme, d'autre part, la volonté est généralement faible chez eux, qu'ils n'ont que peu de penchant à agir par eux-mêmes, on juge d'après cela combien ils sont malléables et incapables de résister aux entraînements, aux suggestions mauvaises de camarades qui font d'eux ce qu'ils veulent et les font devenir alcooliques, voleurs ou vagabonds à leur gré, par obéissance d'êtres soumis et incapables de résister.

Dépourvus d'initiative personnelle, ils ne s'intéressent que peu ou pas du tout à ce qui n'est pas uniquement leurs besoins matériels (et certains quand il s'agit de ces intérêts-là sont alors capables de montrer tout à la fois de la ruse et de l'énergie). Les sentiments élevés leur sont inconnus, bien entendu. Leurs seules idées de moralité sont seulement celles que la mémoire leur rappelle, mot à mot, et qu'ils répètent ainsi textuellement. Autrement dit, il leur est impossible de s'élever à quelques conceptions générales.

Si l'on considère leur manière de se conduire dans la vie, on voit tout de suite, qu'on peut les diviser en deux catégories d'après le genre de leur activité. Si le plus grand nombre est *passif* ainsi que nous l'avons dit plus haut, un certain nombre est *actif* au contraire et dangereux d'une autre façon.

Il y a, en effet, *deux genres de débiles* : les *débiles dociles* et les *débiles pervers*.

Le *débile passif*, c'est le *débile docile*, c'est celui qui a mauvaise mémoire, qui est « obtus ». Avec une mauvaise mémoire et un mauvais jugement, l'être humain est vite arrêté dans la vie. Au reste son goût de l'activité étant nul et sa docilité grande, il se borne à subir ce qui se présente, d'où son obéissance aux entraînements de camarades, comme aussi aux tentations personnelles.

La docilité du débile n'est pas seulement le fait de sa passivité, n'est pas seulement due à ce qu'il a une volonté malléable, pour ainsi dire, et dont on fait ce qu'on veut. Elle est faite aussi et surtout de sa *crédulité* (crédulité qui se retrouve aussi chez l'autre type de débile). C'est cette crédulité qui les met en butte aux plaisanteries, aux tracasseries sans nombre de leurs camarades, lesquels ont vite fait de s'apercevoir de son existence et aussi de s'en servir à leur détriment (Un grand naïf semblable, *le soir même* de son arrivée à la prison militaire de Châlonssur-Marne, où il était en prévention pour violences envers un camarade, fut envoyé par ses co détenus au sergent major, pour avoir un billet de théâtre ! Ils lui avaient fait raconter son histoire, l'avaient tout de suite jugé bien entendu, et lui avaient dit qu'on ne s'ennuyait pas ici, qu'il y avait un théâtre et qu'il n'avait qu'à aller trouver le chef, pour avoir le billet qui lui permettrait d'y aller ; ce que l'autre fit immédiatement !...)

Le débile n'est pas armé pour résister en effet, aussi ne résiste-t-il pas : d'autre part, il est incapable de comprendre une notion morale qui est, tout au plus, pour lui une simple défense de police, une formule ; il n'a rien à opposer à ses appétits. égoïstes et à ses passions pour le retenir sur la pente du mal.

Le *débile actif*, c'est le *débile pervers*, c'est celui qui a une bonne mémoire. Il a une bonne mémoire, mais il a un aussi mauvais jugement que le débile du type précédent; il va plus loin dans la vie, il s'agite davantage, mais rencontre bientôt des obstacles. Comme il ne comprend pas la valeur ou la nécessité des lois, son activité maladroite le met en désaccord constant avec son milieu, en conflit facile avec ces mêmes lois.

Chacun d'eux a sa caractéristique sociale, comme sa caractéristique militaire. Voyons-les successivement :

Le *débile docile* a été dans la vie civile le manœuvre ou l'ouvrier au gain inférieur. Il a été aussi parfois le « pâtira », le souffre-douleurs de ses camarades, le plus souvent le nigaud dont chacun se moque, à qui on fait faire toutes les besognes ennuyeuses.

En tout cas, le plus souvent aussi il n'a jamais eu maille à partir avec la justice. Il est incapable de révolte. « C'est un bon mouton ». Ce n'est que quand le hasard l'a fait naître dans un milieu de malandrins qu'il a fait le mal par imitation et pour faire comme eux tout simplement (comme ce débile qui aboutit au conseil de guerre parce qu'il avait brusqué son caporal et qui dans son pays avait fait la contrebande uniquement entraîné par d'autres qui avaient soin de le faire boire avant), autrement il aurait pu vivre, comme la plupart d'entre eux, d'une vie discrète et ignorée au milieu des siens ou dans l'ombre d'un patron attentif. Il a pu accomplir un métier de bête de somme, mais sans plus d'intelligence.

Le *débile pervers*, lui, est tout autre. Actif, son activité maladroite lui fait rencontrer partout des obstacles, avons-nous dit. Il ne s'y arrête pas, il les franchit d'un bond. Aussi a-t-il bientôt fait d'avoir des comptes à rendre à la justice. Son intelligence amoindrie, mais toujours remuante, l'empêche de réussir partout où il se présente : il n'a que des déboires, il échoue dans tous ses essais de métiers et poussé par ces déboires eux-mêmes à ne plus travailler, le chômage forcé le rejette souvent tout naturellement au vagabondage.

Dans la *vie militaire*, tous les deux seront de *mauvais soldats, sales, négligents, paresseux, oublieux* ; tous les deux seront *les souvent punis des régiments*. Ils y souffriront l'un et l'autre de leurs camarades, de leurs chefs, comme aussi, bien entendu, et cela se comprend aisément, des règlements mêmes qui régissent le milieu militaire.

Mais le débile docile paraîtra plus sympathique que le second à cause de sa tranquillité ; il a plus de chance que l'autre d'être l'objet de l'indulgence de son entourage ; il est mieux compris et aussi mieux protégé parfois par cet entourage lui-même ; tandis que l'autre apparaît, à cause de son activité brouillonne même, plus aisément comme un révolté que comme un pauvre diable.

Il faut bien savoir ce fait que les *délits* que commet ou peut commettre un débile ne sont pas du tout les mêmes que ceux que commettent les bien portants. Tous les actes du débile sont comme signés de l'indigence mentale de leur auteur, dit-on couramment. C'est exact ; ce qui frappe en eux, c'est la pauvreté ou même l'absence des motifs. Ils sont marqués au coin du non-sens ou d'un très faible sens en tout cas. Tout est indigence chez ces pauvres ; tout est insuffisance chez ces insuffisants.

Ils commettent des actes nigauds, d'une manière nigaude, sans préparation, sans idée préconçue, sans précaution surtout, ni avant, ni après l'acte (Il n' y a qu'un débile pour rôder autour de la caserne après s'en être échappé, par exemple).

Ils commettent des actes vraiment excessifs, hors de toute proportion avec la cause qui leur a donné naissance. Il n'y a qu'eux aussi, par exemple, pour entrer en des fureurs insensées à l'occasion de la plus simple taquinerie d'un camarade. Ce débile dont j'ai parlé plus haut et que j'ai eu à expertiser récemment, avait frappé d'un coup de mousqueton sur la tête, un camarade qui l'avait pris par la manche pour le placer au pied de son lit pour l'appel, comme il le faisait chaque soir (parce qu'on était obligé d'agir envers lui comme envers un enfant dont il fallait surveiller tous les actes).

Il n'y a qu'eux pour paraître effrontés ouvertement, résister violemment à un ordre donné, et se montrer furieux et agressifs quand on les mène aux locaux disciplinaires.

L'homme sain d'esprit qui a commis une faute par hasard, la reconnaît et tâche de s'amender. S'il retombe dans la même faute, il essaie parfois de cacher son délit. Le faible d'esprit n'agit pas ainsi : il est ce qu'il est, et le demeure quoi qu'on fasse; s'il est sale et paresseux, débraillé au service, il le restera quoi qu'on essaie. La bonté, la persuasion, la répression n'y feront rien. *Il est incorrigible*, il recommencera indéfiniment les mêmes fautes et sans essayer de les expliquer le plus souvent. Ou, s'il le fait, c'est par des excuses purement verbeuses *qui n'en finissent plus* et soulignent ainsi au plus haut point son absence d'attention, de sens critique de ses actes, son absence de jugement, en un mot. *Cet entêtement des arriérés* est une chose bien connue d'ailleurs.

On peut même dire que la façon dont il pense cacher ses fautes est tout à fait caractéristique de son insuffisance d'esprit; il ne se défend qu'avec des explications enfantines. Parfois même il se défend d'autant plus vivement qu'il est incapable d'accepter aucun blâme pour son acte. Et incapable de comprendre les actions, leur nécessité et leur but, il se croit bien vite poursuivi innocemment ; il a vite fait de dire qu' « on lui en veut », qu' « on est toujours après lui », qu'on le persécute, en un mot qu' « on le cherche »... selon l'expression consacrée au régiment. Il le dit parce qu'il le croit vraiment, et qu'il ne peut pas faire autrement que de le croire, puisqu'il est incapable de comprendre autrement ce qui se passe. Quand un débile dira cela, il faudra donc se méfier et ne pas rire de sa niaiserie, mais prendre ces paroles pour la traduction d'une inquiétude qui commence et qui peut être très funeste pour son esprit, puisqu'elle peut indiquer tout simplement un début de folie, comme nous le verrons.

Si l'idée vient au commandant de la troupe à laquelle appartient l'homme, de chercher à savoir quelle était la conduite de celui qu'il soupçonne de débilité avant de venir au régiment, il peut lui arriver d'apprendre des choses intéressantes. Il peut obtenir les renseignements suivants: Cet homme, terreur des gradés par son désordre, sa saleté, son apparente paresse, était chez lui considéré comme capable et travailleur. Le capitaine s'étonne, et le soupçon de paresse volontaire, de mauvaise volonté en tout cas, sinon même de simulation, peut lui venir à l'esprit. Qu'il s'en garde bien ! Et qu'il n'oublie pas de compléter son enquête et il apprendra que le travail que cet homme fournissait chez lui était uniforme, monotone, invariablement le même (un débile, que j'ai expertisé et qui finit dans l'aliénation, avait pour tout métier de fendre des bûchettes que les parents vendaient au marché pour allumer le feu). Un tel faible d'esprit peut donner de la satisfaction à un entourage peu perspicace habituellement, par un travail même moins régulier, moins enfantin que celui de l'exemple que je cite. Mais ils n'ont réussi à passer pour suffisants qu'autant que leur vie de routine a été constamment la même, aussi réduite que possible et sans aucune difficulté, ni imprévu. Il faut que l'officier n'oublie pas cela s'il veut ne pas accuser de mauvaise volonté, comme cela se voit tous les jours, un soldat paresseux et désordonné, surtout quand on sait de lui qu'avant de venir au service il était appliqué et capable. Car le nouveau, voilà ce qui les tue ! ces jeunes gens qui jusque là avaient mené une vie de cloporte, bien au chaud dans leur famille, ou à l'abri d'un bon patron. Leur cerveau inférieur ne leur permet pas de faire face aux dépenses d'activité nouvelle qu'exige la vie militaire. Leur intelligence fait faillite devant les petites difficultés journalières (ils sont souvent de mauvais tireurs par exemple, parce qu'ils ne comprennent pas les règles du tir). Bref, ils ne peuvent se mettre à la hauteur d'une tâche qui les dépasse de beaucoup. Ils ne peuvent pas *faire vite* notamment (l'un d'eux qui n'a jamais pu comprendre le mouvement de « à droite par quatre » et ne pouvait pas arriver à « savoir comment ça s'arrange », allant à droite quand il fallait aller à gauche, avait des gestes d'une lenteur qui étonnait ; sa figure ne remuait pour ainsi dire pas quand il s'exprimait, et il n'arrivait pas à s'habiller aussi vite que les autres n'étant pas accoutumé « à se dépêcher si vite que çà chez lui » comme il le disait). Ils sont toujours en retard pour toutes leurs affaires, en retard à tous les exercices. Il faut parfois les habiller comme des enfants. Ils ne peuvent pas obéir à plusieurs ordres à la fois, ils oublient la moitié de ce qu'on leur a dit de faire et si par malheur deux gradés, un jour, se mettent après eux pour les presser un peu, les voilà absolument perdus ! C'est ce que m'exprimait l'un d'eux dans une expertise, par ces mots : « On ne sait pas à qui il faut obéir !... L'un vous dit de faire ceci, l'autre de faire cela !... Au régiment on a cent patrons au lieu d'un !... »

Les débiles ne sont pas « dégourdis », ne savent pas « faire vite », disions nous, qualité nécessaire cependant pour savoir s'en tirer dans le métier militaire où il faut être « suffisamment débrouillard » pour éviter les ennuis. Un exemple le montrera bien : un débile, vraiment insuffisant, qui était en prévention de conseil de guerre, n'arrivait pas à faire *le quart* du travail des autres prisonniers ; et le travail était des plus simples puisqu'il s'agissait de faire des liens en rotin, travail facile s'il en est. Pourtant il était d'une docilité, d'une bonne volonté évidentes au dire de ses propres gardiens et il savait qu'un travail plus productif aurait amélioré un ordinaire qu'il était le premier à trouver insuffisant.

C'est pour cela qu'on les voit — jusqu'à ce qu'ils aient fini par se faire connaître et comprendre à leur unité — venir se réfugier à la visite sous les prétextes les plus futiles, éternisant la présentation d'une même insignifiante blessure, prétextes que le médecin devra bien se garder de révoquer trop vite en doute ! Ils y viennent chercher instinctivement l'abri ou la consolation contre les tourments. Car ils sont désorientés, ne peuvent pas s'adapter à la vie de régiment. C'est que pour faire un soldat il faut non seulement un corps, mais aussi un cerveau suffisants. *Et pas moins que corporellement, mentalement tout le monde ne peut pas être soldat* ; nous aurons l'occasion de le répéter plus loin.

C'est aussi vrai pour eux que pour une autre catégorie d'insuffisants, que nous étudierons sous le nom de déséquilibrés. C'est pour cela qu'on a pu dire que le service militaire était « la pierre de touche de l'équilibre mental » d'un homme; et c'est une vérité d'axiome.

Le débile est un déshérité de l'intelligence, c'est un pauvre que rien ne peut enrichir et la complexité de la vie nouvelle du régiment ne peut accroître le faible bien intellectuel qu'il possède. Aux faibles gens, tout est faiblesse, *aux malheureux tout est misère*. C'est surtout vrai dans leur cas : aux simples tout est complications. Ils ne voient qu'embûches, qu'obstacles, qu'hostilité. Ils se tourmenteront de ne pouvoir aboutir à surmonter les difficultés qu'ont pour eux les exercices, les mouvements. Ils ont tant de choses nouvelles à apprendre, tant de défenses, inconnues hier encore, à observer et si peu de moyens !

Ce n'est pas la fatigue physique du début de cette vie neuve qui les accable eux, paysans et manouvriers, habitués à la dure ou en tout cas à l'effort musculaire ! Non, eux qui sont si peu habitués à faire fonctionner leur cerveau, ils sont accablés par une fatigue inaccoutumée, qui leur vient de cet organe. C'est l'organe le plus faible d'une machine qui fatigue le plus ; il en est de même chez eux également. Au reste comment en serait il autrement quand on pense à la tension continuelle à laquelle est obligé ce pauvre cerveau pour satisfaire aux exigences de l'apprentissage de son nouveau métier ? Il est en réel état de *surmenage* ; oui, de surmenage, c'est à-dire de surfatigue chronique. Et ce surmenage a deux causes, auxquelles on ne pense pas assez habituellement. Il est *intellectuel* et on le comprend vite d'après tout ce que nous avons dit précédemment de ce côté-là, mais il est en outre *émotionnel* et cela a besoin d'être souligné pour apparaître aussi clairement. A l'émotion de l'arrivée, au brouhaha déconcertant de la ville et de la caserne, s'ajoute l'émotion du déracinement, de la transplantation, du dépaysement (facteur déprimant par excellence) et aussi la suite ininterrompue des émotions de tous ordres que rencontre la recrue : rigueur des multiples et incessantes obligations, crainte d'une discipline dont il s'exagère le plus souvent la portée, tout cela entraîne une série de chocs moraux qui amène vite cette sorte de fatigue nerveuse

que tout le monde connaît bien pour l'avoir éprouvée après une
de ces émotions subites, qui vont jusqu'à vous couper bras
et jambes, comme on dit couramment. Lui, c'est toute la jour
née, au début et même pendant assez longtemps encore, que des
émotions constamment renouvelées et nécessairement répétées,
lui coupent bras et jambes également, le paralysent dans ses
pauvres moyens ! Qu'on juge du résultat de toute cette fatigue
nerveuse qui s'accumule sans cesse ! On comprend facilement
comment il se fait que leur cerveau de faible risque de faiblir sou
dain davantage, comme cela leur arrive d'ailleurs assez souvent,
et même de faillir définitivement et pour le reste de leur vie,
comme nous le verrons plus loin.

Donnons des exemples de débiles.

Un *bon débile*, mais un débile marqué, était L., un garçon gentil,
qui parlait comme un enfant, dont il a la grosse tête, la taille, les
petites mains et aussi la docilité. Il était depuis deux jours à la caserne
que « l'ennuyance » l'avait pris et qu'il reconnaissait son impossibilité
à s'adapter par des mots comme ceux-ci : « Je ne suis pas quitte de
me faire de la bile pendant mes deux ans. » Il était complètement
perdu à la caserne, ne put jamais savoir le numéro de sa compagnie
et à plus forte raison le nom de ses chefs. Étant à l'infirmerie, il disait qu' « il ne savait pas où aller manger, car il n'avait pas d'argent
pour aller à la cantine »... Avant-dernier d'une famille de 12 enfants
dont 2 seuls sont morts en bas âge, il est le seul illettré, bien qu'il
soit allé à l'école pendant 7 ans : il ne sait même pas toutes ses lettres
en effet. Marin à 14 ans, il y fut malheureux et battu (il en porte les
traces sur la figure), ensuite domestique de ferme ; il fut ballotté de
côté et d'autre, ayant fait une vingtaine de fermiers.

Il est de l'intelligence d'un enfant de 10 ans à peine. Il ne sait pas,
par exemple, le mois de sa naissance ; il sait qu' « il va prendre ses
22 ans » le 18 mars prochain, car c'est à cette question, seulement
ainsi posée, qu'il sait répondre, et ne répond pas quand on lui demande quand il est né ou quelle est sa date de naissance. Il sait les
jours de la semaine et un peu les mois, mais pas plus. C'est lui qui
donnerait beau jeu aux faiseurs d'enquête ; il n'a jamais entendu parler des Prussiens, ni de Napoléon, et il ne connaît pas la guerre de
1870, ni d'autres pays que la Seine-Inférieure, son département, dans
lequel il a un peu voyagé. Il n'y a pas besoin d'ajouter que ses autres

notions générales sont tout aussi rudimentaires et même qu'il n'en a pas, surtout s'il s'agit de notions abstraites. Sa morale est celle de la crainte du gendarme. Du reste, son insuffisance intellectuelle se révèle comme de ses parents, dans ce fait qu'*il n'a jamais rien acheté tout seul* (sa mère lui achetait tout et pour cause). Il a une attention extrêmement défectueuse et au bout de quelques instants on ne peut rien en tirer. Sa mémoire est très mauvaise, ses connaissances pratiques sont minces : il ne sait pas « combien 1 franc fait de sous », il connaît cependant les pièces de monnaie, mais ne sait pas se faire rendre sur 20 sous, s'il a dépensé 2 sous. Il ne connaît pas les classes de chemin de fer, bien qu'il ait maintes fois pris le train (il sait seulement qu'il doit monter dans les wagons « non rembourrés »). Il ne sait même pas des choses élémentaires de la vie de la campagne : quand on sème le blé, quand les feuilles se fanent, etc., etc. Ajoutons qu'il gagnait 24 sous par jour sans être nourri.

On fait de lui tout ce qu'on veut : il est le bon garçon obéissant par excellence ; sa docilité est complète (il rapportait tout son argent à sa mère), n'importe qui lui commande et il obéit. Sa passivité est aussi grande et son absence d'initiative est absolue. Sa suggestibilité est très grande, on peut lui faire croire à peu près tout ce que l'on veut. On peut se faire une idée de quel soldat il aurait été et des misères qui l'attendaient.

« Un autre débile avait un bégaiement très prononcé, avec une naturelle grande lenteur d'expression qui ajoutait encore quelque chose de plus pénible à son aspect, quand on l'écoutait. Illettré, il avait les mêmes ignorances sur les notions scolaires ou sociales que le précédent, et croyait que la République était une reine qui était en même temps la femme du Président de la République. Il faisait, sur l'histoire, les réponses les plus extravagantes, bien entendu, ne savait pas plus les saisons que les mois, n'ayant que des notions purement concrètes sur ce qu'il avait vu, touché, manié. »

Un autre qui, les premiers jours, venait se réfugier à la visite, racontant ses misères et surtout ses angoisses, nous disant la peine qu'il avait à faire « son truc » et l'épouvante qu'il ressentait à vivre à la chambrée où tel ou tel de ses camarades le tourmentait, fit quand même un an de service cahin-caha. Mais il avait donné tant de mal à tout le monde, on eut tant de peine à le mener jusque-là, qu'après l'avoir promené de la cuisine à l'atelier de la compagnie, du cercle militaire où il lavait les verres au réfectoire où il lavait les assiettes, on dut le réformer. Ce pauvre débile était un héréditaire, un prédisposé. Il était d'une famille tarée et pendant qu'il était au régiment une de ses deux sœurs fut internée. Lui avait déjà eu des périodes de dépression mélancolique chez lui. Il en eut une légère à son arrivée qui le fit venir à l'infirmerie quelque temps sous des prétextes divers. Il retourna se mêler à la vie de sa compagnie, mais son insuffisance était de tous les instants : il ne savait absolument rien faire de convenable, pas même plier proprement un pantalon ; on avait beau le lui montrer il n'y réussissait pas. Finalement on s'aperçut que sa bêtise augmentait : au cercle militaire, un jour que ses camarades se jouaient un peu plus de lui que d'habitude, il partit, leur disant que « puisqu'il en était ainsi, il allait faire un tour en ville » et il se sauva. Au lieu de passer par la porte toujours grande ouverte, il passa par dessus le mur du jardin du cercle, tomba dans un jardin voisin « où il fut heureux de voir de belles fleurs blanches » puis, en treillis, il alla faire un tour en ville dans « des rues qu'ils ne connaissait pas » et il revint de lui-même quelques heures après. — Son intelligence baissait sans doute ; quoi qu'il en soit, cet ancien soldat remis à sa compagnie, écrivit finalement un jour à son capitaine deux lettres nigaudes. Dans l'une il demandait une punition contre son caporal, et dans l'autre une contre son sergent ! — Son histoire était bien faite pour montrer qu'on n'a aucun intérêt à garder de pareils incapables qui risquent seulement de voir leurs facultés baisser de plus en plus dans l'effort qu'on leur demande, et qu'on est obligé de réformer finalement après qu'on a eu bien des ennuis avec eux pour essayer, mais en vain, d'en faire des soldats sortables.

Parfois ces pauvres insuffisants qui ont vécu cette misérable vie inutile à la caserne, doivent être réformés à l'occasion d'une faute grave qui les amène au conseil de guerre. On s'aperçoit alors tout à coup qu'en vérité il est impossible de leur demander compte de la faute qu'ils ont commise. Nous avons vu l'exemple de ce grand diable, pauvre sot qui allait passer au conseil pour avoir brutalisé son camarade qui voulait le faire placer au pied de son lit, son histoire est la suivante :

R. était un jeune soldat du 5e régiment d'artillerie à pied, en garnison à Montmédy, qui était en prévention de conseil de guerre pour avoir frappé d'un coup de mousqueton un camarade de sa chambrée.

C'est un immense et robuste garçon, une sorte de demi-géant, qui parle avec un défaut de langue et qui, dès qu'il parle un peu vite, devient aisément incompréhensible. Toujours content de lui, il est facilement loquace et raconte toutes ses affaires avec une naïveté bruyante. Fils d'un père paresseux et buveur, et d'une mère buveuse aussi et coureuse surtout malgré ses 50 ans, son enfance a été misérable en tous points. Sa mère le battait et l'envoyait mendier, puis l'abandonna, lui et ses 5 sœurs. On le mit à l'école pendant 4 ans, mais son maître le représente *comme presque dépourvu d'intelligence, soumis et obéissant, mais parfois un peu brutal quand ses camarades le taquinaient.* Il n'a pas appris de métier, mais a travaillé constamment cependant dans plusieurs usines autour de Longwy. Il gagnait bien sa vie. Vers 15 ans, il se cassa la jambe. — Mais son intelligence faible et sa docilité l'avaient déjà mis en butte aux tracasseries de ses camarades, sans qu'il s'en plaigne aujourd'hui beaucoup néanmoins. On l'envoyait parfois « jusqu'aux chefs pour faire des bêtises quelconques », dit-il. Il est représenté en effet par l'enquête de la gendarmerie *comme un garçon notoirement niais, travailleur, mais sans aucune initiative qu'on ne pouvait employer qu'à des travaux grossiers,* et peu stable au travail, qu'il quittait sans motif plausible. Entre temps, il est condamné (26 décembre 1906) à 50 francs d'amende pour coups et blessures : il s'était disputé avec une voisine et l'avait battue ; il prend également quelques habitudes de boisson.

Mais au régiment la vie fut bien différente pour lui.

Il raconte que le premier mois tout alla bien, mais sa jambe lui aurait fait bientôt mal. A la première marche, il traîne la jambe, se plaint, gêne ses camarades de rang par son allure. Son lieutenant dit qu'il met de la mauvaise volonté et le punit de huit jours de salle de police. A la deuxième marche, même série d'événements, ses camarades se plaignent, le brigadier lui crie après... Il va souvent à la visite, se plaignant fréquemment de son ancienne fracture, de l'estomac, d'une pointe de hernie qui « le faisait souffrir horriblement », disait-il ; le médecin lui trouve peu de chose, mais lui se plaignait haut et longtemps.

Il raconte par exemple « qu'il était toujours en prison, qu'on ne le lâchait que pour la manœuvre à pied, qu'il ne pouvait faire le pas gymnastique à cause de sa jambe et du mal à l'estomac, qu'on le laissait tout seul derrière les autres parce qu'il ne pouvait pas courir?? etc., etc. »

Il raconte aussi « qu'un jour sa hernie lui faisait tellement mal qu'elle aurait été cause d'une chute dans l'escalier ! » (*sic*), etc., etc.

Il continue interminablement des plaintes dont toutes sont certainement vagues et sottes, bien que certaines reposent peut-être sur des faits qu'il interprète mal. C'est ainsi qu'il se plaint qu'à la chambrée on était souvent après lui, qu'on lui faisait toutes sortes de brimades, qu'on lui jetait de l'eau sur la face quand il dormait, qu'on lui cirait la figure..., etc... Le lieutenant de sa compagnie nous le montre bien tel qu'il est, *pauvre être insuffisant dont il fallait s'occuper comme d'un enfant*. On était en effet obligé de faire tout pour lui ; on l'habillait, on le mettait régulièrement pour l'appel au pied de son lit en le prenant par le bras. « Il était souvent » dit le lieutenant « en tenue débraillée. La veille encore du jour de l'incident, son camarade de lit avait été obligé de l'habiller, lui avait mis son bourgeron, l'avait boutonné et fait placer pour l'appel ». Lui bougonnait et maugréait selon son habitude. « D'une tenue déplorable et d'une saleté repoussante ; *tous les jours, les gradés étaient obligés de le faire habiller et chausser par des camarades pour l'obliger à être exact au rassemblement. Sa conduite nécessitait un gradé affecté à sa personne. Il serait impossible de rappeler tous les incidents auxquels il donna lieu, l'énumération en serait interminable...* » Il était souvent puni, mais plus souvent réprimandé. La sévérité ne réussit que quelques jours sur lui. Le lieutenant reconnaît qu'il est d'une intelligence bornée et aussi qu'il est incapable de s'amender et de se corriger, la sévérité le laissant aussi indifférent que la bienveillance. Bref, il se montra un très mauvais soldat et fut jugé en outre très mauvais sujet : il avait, à une manœuvre à pied, menacé de sa baïonnette les anciens chargés de son instruction. Il ne fut pas puni, ayant promis tout en larmes de se bien conduire.

Le soir même de l'incident, pour l'appel, son camarade le prend par le bras peut-être un peu vivement, et c'est alors que R. l'aurait insulté puis lui aurait donné un coup de mousqueton qu'il prit sur son lit. C'est le fait qui l'amène devant le conseil de guerre. R. raconte qu'en réalité, « tout le monde l'a battu, bousculé, qu'on lui serait même monté sur le ventre »... (*sic*), etc.

Ce demi-géant est un débile marqué, son développement intellectuel est des plus rudimentaire, malgré son assurance et son air satisfait de lui. Il est d'une ignorance absolue, d'une attention très faible, et est très étourdi. *Il écoute à peine ce qu'on lui dit* et répond le plus souvent à côté, il est loquace, parle à n'en plus finir. Sa mémoire est mauvaise, il mélange les faits et les dates. Son jugement est très peu développé. Ses sentiments sont atrophiés. Sa volonté est faible, sa crédulité très grande ainsi que sa naïveté, ce dont se sont vite aperçus ses camarades de prison qui l'ont envoyé cherché un « billet de théâtre » au chef, le soir même du jour qu'il y arriva.

Il est brusque par sottise parce qu'il ne commande pas à ses muscles comme il veut, il est malhabile. S'il s'était à plusieurs reprises

rendu coupable d'actes brusques ou même violents sous l'influence
d'une incitation quelconque, cela tient à sa nature grossière d'être
inférieur qui ne peut pas résister à ses réflexes. D'autre part, les débiles comme lui sont en effet excitables très aisément, et, sous la
moindre pression extérieure, s'emportent et deviennent violents et
agressifs sans raison. C'est ce qui s'est passé le jour de l'incident : sous
l'influence d'un geste brusque, il s'est emporté et a frappé. A l'hôpital,
il a frappé un camarade de chambre dans les mêmes conditions. Il
fut réformé après non-lieu.

Un autre, plus atteint mais moins brutal, était poursuivi pour le
vol d'une montre à un de ses camarades. C'était un petit fantassin
loucheur, à la figure toute de travers qui donnait l'impression attristante d'un véritable être avorté et déchu, et, bien plus, d'un grand enfant mal venu, avec son asymétrie vraiment considérable ici pour être
digne d'attirer l'attention. Homme du service auxiliaire, il était employé aux fonctions simples de manipulateur au magasin du corps et
y passait son temps à plier et à brosser des capotes. Un jour, pendant
que les autres étaient à l'exercice, en cherchant du pain à la chambrée, il aperçoit une montre qu'un camarade avait oubliée. Il la
prend et la cache au milieu d'une pile de pantalons au magasin. Mais
malheureusement, ayant une mauvaise mémoire, il ne sait plus la
retrouver et il l'y oublie, ce qui n'indiquait pas un grand désir de
s'en servir ni de la vendre..... 6 mois après, on l'y trouve, par hasard.
Il dit qu'elle est à lui et qu'il l'a achetée à un camarade qu'il nomme.
Il le dit même si maladroitement qu'on ne la lui donne pas. Il reconnaît aussitôt qu'il l'a volée et il ne sait même pas bien la décrire.
— Ce malheureux (de qui sa mère pensait qu' « on lui avait probablement fait une farce en cachant cette montre-là » parce qu'elle connaissait son arriération habituelle) avait pris cette montre, qui ne valait pas 4 francs, comme un enfant qu'il était, qui n'avait pu résister
au désir de s'approprier cette chose brillante et qui était là abandonnée. Il avait en effet à peine l'intelligence d'un enfant de 8 à 10
ans. Illettré lui aussi, il ignorait les choses les plus élémentaires.
C'est ainsi que lui qui avait près d'un an de service, il ignorait tout
du régiment, mélangeait les grades et les galons : il attribuait au
sergent deux galons dorés ; au fourrier trois, au capitaine aussi, au
commandant deux en argent et deux en or, au colonel cinq dont
« deux en feuilles de chêne et trois en or » et au général « trois en
feuille de chêne et deux en or », etc., etc... Il n'est pas besoin de
dire que sa mémoire était des plus mauvaises et qu'il disait les choses
les plus cocasses qui auraient amusé les « enquêteurs ». — Louis XIV[a]

Réponse : c'est un homme comme moi..., qui a été tué... — Où ? par qui ? — Je ne sais plus. — Napoléon ? même réponse. C'est un homme comme moi...

La République ? C'est une femme habillée en République, c'est une femme nommée républicaine. Par qui ? il ne se rappelle plus, dit-il, etc., etc...

Son attention des plus défectueuses lui fait répéter souvent les questions. Alors il répond avec une prononciation des plus mauvaises qui lui fait avaler des syllabes de beaucoup de mots, chose qui le rend beaucoup plus ridicule et « godiche ». Il bredouille : il commence une phrase sans la finir.

Cet arriéré a été un enfant « en retard » pour tout. L'enquête a établi qu'il n'aurait commencé à parler qu'à l'âge de quatre ans et à marcher à sept, et, jusqu'à dix, il serait resté « comme un enfant du premier âge » dit sa mère, c'est dire qu'il a pissé au lit jusqu'à cet âge (enquête).

Il a toujours vécu auprès des siens, *ayant un gain inférieur à celui de ses camarades d'âge et d'usine*, et, après avoir essayé d'être apprêteur d'étoffes, il a dû devenir manœuvre dans son propre métier. Il ne sortait jamais seul car « il avait peur que les autres y fassent du mal ou lui fassent faire de mauvais coups..., mais de peur aussi de se perdre dans la rue » explique-t-il !

Au régiment il n'a jamais été puni, s'y trouvait bien « faisant toutes les commissions des sergents ». Car, docile, obéissant, il faisait tout ce qu'on voulait. Mais, par contre, sa lenteur dans ses actes était extrême ; c'est lui qui en prison n'arrivait pas à faire le quart du travail des autres prisonniers. Il fut réformé.

Un cinquième débile qui fut réformé dans ces conditions allait passer en conseil de guerre pour vol : en balayant la salle à l'infirmerie (où il était en observation pour des crises épileptiques qu'il avait invoquées à son arrivée) il trouve et ramasse une pièce de 20 francs sous le lit d'un camarade. Celui-ci se plaint de ce qu'elle lui manque. Notre homme dit d'abord qu'il n'a ramassé qu'une épingle et refuse de retourner ses poches. On les lui retourne, la pièce tombe. Il avoue et dit qu'il l'aurait rendue plus tard et qu'il n'a pas osé le faire quand on s'est aperçu qu'elle manquait. Il demande qu'on lui pardonne.

— C'était une sorte de demi-géant (se rappeler que celui de l'avant-dernière observation était tel aussi) taillé à coups de hache, avec un grand crâne et une face immense, mais avec une physionomie inoubliable, et même tellement étrange qu'elle rappelait davantage les masques comiques antiques que le visage humain, tant tout y était

de dimensions exagérées et peu en place. Il avait au repos une expression de visage étrange, discordante ; un côté de la figure ne correspondait pas à l'autre, d'abord comme emplacement, hauteur des
traits, ensuite dans les mouvements du jeu de la physionomie. On
avait de la peine à savoir quel côté de la figure il fallait regarder pour
saisir ses émotions. Sa bouche s'ouvrait, large et tirée à gauche quand
il parlait, pendant que ses traits n'exprimaient ses sentiments que du
côté droit de sa figure. Avec cette asymétrie faciale, il avait un front
saillant et bossué comme celui de certains enfants mal-venus, et restait
le front froncé continuellement avec un air de sot continuellement
étonné. Ce géant avait un parler ridiculement enfantin ; c'était plus
qu'un débile comme les autres, il était niais. Il ne comprend rien à
son aventure, persiste à dire qu'il n'a pas pris les 20 francs et même
« qu'il ne les a pas » (sic). Il passe son temps à pleurer, moins à cause
de sa situation qu'à cause du fait qu'il est « seul en cellule et qu'il
s'y ennuie ». Ce vraiment simple d'esprit n'a jamais pu arriver à travailler à la prison et pourtant il s'y trouvait très bien, car il n'y
voyait que le fait d'être tranquille, de ne pas faire d'exercice, et s'y
trouvait même « bien couché et bien nourri » ; son grand plaisir était
d'être couché de bonne heure ; et, poli, docile, pleurard, c'était tout
ce qu'il demandait. Tout le monde s'était vite aperçu qu'il n'était
qu'un grand bêta qui n'avait que des besoins physiques (il avait un
formidable appétit) et dont l'intelligence était plus que fruste. Il
était lui aussi illettré (il était allé en classe jusqu'à 10 ans et aurait
su (?) lire et écrire, mais il avait oublié depuis !) Mais il est exact,
ainsi que l'enquête de la gendarmerie l'a démontré, qu'il était sujet,
depuis son enfance, à des crises épileptiques légères, infirmité que ses
parents, qui la dissimulaient, s'étaient bien gardés de faire connaître
à la revision et dont le fils avait seulement parlé quand une fois au
régiment, dès les premiers jours, il avait vu qu'il ne pouvait s'y
adapter.

Ce débile était donc en même temps un épileptique à crises rares.

# VIII

## LES DÉSÉQUILIBRÉS

Nous avons dit que l'infirmité qui a frappé le cerveau peut avoir altéré son développement général en atteignant un très grand nombre de neurones sur toute son étendue ou un certain nombre d'entre eux seulement et d'une manière quasi-élective, c'est-à dire de préférence en certains endroits. Les altérations quantitatives qui correspondent dans le premier cas à cet arrêt global du développement des facultés font les *débiles*, les *arriérés* comme le dit le mot. Dans le second cas, l'arrêt de développement, localisé à certaines facultés seulement, fait les déséquilibrés.

Nous sommes en face ici d'infirmes d'un niveau intellectuel plus élevé, si élevé même que la plupart d'entre eux paraissent intelligents et même parfois vraiment intelligents aux yeux du public; et c'est ici un fait dont il faut bien se pénétrer et sur lequel nous reviendrons. Nous nous trouvons en présence d'*anormaux par inégalité de développement des facultés cérébrales*. Toute leur infirmité ne réside que dans un trouble dans l'équilibre des facultés. Leur tare mentale, c'est d'être des inégaux, des incomplets, c'est-à-dire des individus auxquels il manque quelque chose; ce quelque chose, ce sont certaines facultés. Et c'est cette absence complète d'une ou de plusieurs facultés qui fait que leur esprit est constamment désaccordé, car ce sont des boiteux de l'esprit, ce sont des *lacunaires*; comme on le dit dans une comparaison très expressive, leur intelligence est comme un instrument auquel il manque certaines cordes.

Chez eux en effet les neurones qui composent les divers territoires de l'écorce cérébrale et sont destinés à telle ou telle fonction se développent d'une façon inégale, tantôt trop d'un côté, tantôt pas assez de l'autre. Il y a alors désordre dans les fonctions mentales, heurts, et l'on comprend aisément comment les individus qui ont un pareil cerveau sont des anormaux, étant par définition même et comme anatomiquement des excentriques, des extravagants, des *déséquilibrés* en un mot.

Défaut d'harmonie, absence de pondération entre les diverses facultés et les divers penchants, telles sont leurs caractéristiques. Mais il faut dire vite qu'il y a, là comme partout dans la nature, non pas un seul type, mais au contraire une quantité très grande de variétés, avec quelques types prédominants cependant.

Même, comme ici nous nous élevons vers l'état normal, nous devons dire que c'est toute la transition entre l'état pathologique et l'état normal que nous trouvons.

En effet, par définition, les déséquilibrés n'ayant que des lésions minimes, présenteront des symptômes minimes. Il ne faut pas s'attendre à rencontrer chez eux des troubles considérables aux yeux de tout le monde.

Nous avons déjà dit que dans le cas des anormaux nous nous trouvions en face de *petits infirmes* et que les déséquilibrés étaient les moins touchés, en quantité, parmi eux. On comprendra comment il se fait que ces déséquilibrés peuvent faire illusion au public qui les regarde, puisque tous ils ont grosso modo les qualités intellectuelles apparentes d'un homme quelconque. Il faut bien les regarder pour s'apercevoir de quelque chose parfois, et même il faut plus que les regarder, il faut les suivre pour voir quelque chose d'anormal chez eux, car il faut les avoir observé pendant un certain temps pour s'apercevoir alors de ce dont ils sont capables. C'est de tous les anormaux ceux qui peuvent le plus passer pour des gens normaux. *Il faut les considérer dans le temps et dans l'espace*, peut on dire, pour être fixé sur la valeur réelle de leurs qualités apparentes. *Il faut les avoir vu vivre pour être fixé sur ce qu'ils valent en réalité et être capable aussi d'accorder l'importance qu'elles méritent à leurs diverses manières d'être.* Seul en effet le spécialiste, l'aliéniste, qui a l'habitude de ces individus-là, peut le faire aisément. L'armée ne les garde que quelques années, la société doit les subir durant toute leur vie; mais elle ne les subit pas sans qu'ils fassent plus ou moins souvent connaissance avec l'asile d'aliénés, comme cela arrive à beaucoup. L'aliéniste est donc bien placé, lui qui a suivi toute leur existence, pour savoir que leur manière d'être habituelle qui étonnait par son caractère anormal, étrange, irraisonnable, n'était pas une façon qu'ils avaient choisie délibérément de se conduire ainsi, mais qu'au contraire ils ne se conduisaient de cette manière anormale que parce que c'était des anormaux, « **ne se conduit pas mal qui veut** » rappelons-nous-le en effet. Et c'est bien exact.

Nous avons dit que nous nous trouvions en présence d'un cerveau inégalement développé; il a par conséquent des moins; mais il a aussi des plus, comme nous allons le voir. Les déficits sont faciles à comprendre : lésions de certains neurones, de certains groupes de neurones servant de support à des fonctions, d'où des lacunes dans la manière d'être. Mais à côté, par une sorte de contraste (mais par un phénomène bien compréhensible puisqu'on le voit répété partout autour de soi, dans la nature et dans tout ce qui vit), à côté de ce qui ne s'est pas développé normalement comme il le fallait, d'autres points du cerveau se sont développés d'une manière parfois considérable, étrange — et qui va des fois jusqu'à paraître monstrueuse par le même effet saisissant de contraste. Quand les horticulteurs veulent avoir de plus belles fleurs, ils enlèvent presque tous les bourgeons qui apparaissent, n'en laissent que deux ou trois qui prenant alors toute la sève, se développent d'une manière inaccoutumée, insolite : ce sont ces fleurs surprenantes, que, aux expositions, nous admirons avec un étonnement mêlé parfois d'un peu d'amertume, parce que nous sentons instinctivement combien cette splendeur est maladive au fond et que nous nous rendons compte que ces trop belles fleurs au charme insolent ne peuvent pas durer. Il en est un peu comme cela pour les déséquilibrés qui vous donnent souvent la même impression.

Le cerveau d'un déséquilibré s'est développé de la même façon. En certains endroits il y a eu malformation ; en certains autres il y a au contraire excès de vie ; dans les premiers, il y aura absence de certaines facultés, ailleurs il y aura exaspération, hypertrophie de certaines autres. Résultat : irrégularité, inégalité, désaccord, mélange de lacunes, de déficits et de suractivité, mélange de bien et de mauvais, mais où le mauvais l'emportera sur le bon. D'où cette apparence mixte de richesse et de pauvreté, avec même parfois l'apparence de la richesse, car avec de la fortune — quelque valeur qu'elle ait — on peut au moins sauver la façade... et il y en a qui la sauvent tellement qu'ils passent pour de vrais riches aux yeux de beaucoup.

Mais nous devons ajouter de suite que cette irrégularité de développement qui amènera *le désordre dans le cerveau* suit quand même une certaine loi. En effet tous les déséquilibrés ont des ressemblances fondamentales que nous étudierons. Ce sont leurs facultés supérieures qui sont surtout atteintes. Cela peut se comprendre en acceptant cette idée que d'après une loi de biologie générale (c'est-à-dire une loi de la science générale des êtres vivants), ce sont les cellules les plus délicates qui, lorsqu'un organe a à souffrir, meurent les premières. Ce sont par conséquent les qualités de l'esprit les plus rares et les plus difficiles à acquérir qui, étant les plus délicates, disparaissent. Quoi qu'il en soit, on comprend que ce qui va dominer dans la mentalité du déséquilibré c'est l'irrégularité, le caprice, la fantaisie (caprice analogue à celui qui a présidé à l'altération de ces neurones, peut-on dire). C'est dans les pays où les montagnes sont les plus hautes, que les précipices sont les plus profonds, peut-on dire encore par une analogie frappante.

Nous trouvons donc chez eux des lacunes à côté de l'hypertrophie de certaines facultés.

Nous allons faire un tableau général de ces lacunes et de cette hypertrophie, mais il est évident qu'elles ne sont pas toutes réunies dans les mêmes proportions sur le même sujet : il y a bien des variations d'un déséquilibré à l'autre, cela va de soi.

Voyons ce qu'elles sont *intellectuellement, moralement* et *socialement*.

A. — INTELLECTUELLEMENT. — *Lacunes intellectuelles*. — Si certains ont montré quelquefois dans l'enfance une remarquable précocité à tout comprendre, tous ont été des enfants capricieux et entêtés, des enfants ayant des accès de colère, de rage violente, allant jusqu'à la convulsion (ils se roulaient par terre à la moindre observation). Tous ont été des enfants vaniteux, autant que méchants pour leurs camarades ou les animaux, des enfants dont on ne pouvait rien obtenir qu'en les flattant d'une manière outrancière et exagérée. Ils ne purent rester dans aucune école ou aucune pension, renvoyés de partout pour leur mauvaise conduite, leur paresse, leur inattention, leur penchant à la désobéissance et au mensonge, à cause aussi de leur instabilité mentale.

L'*instabilité mentale* est le phénomène qui empêche un sujet de persévérer dans sa conduite, dans ses entreprises, dans ses actes. L'instabilité est, avec l'*impulsivité*, l'*amoralité* et l'*inadaptibilité*, dont nous allons parler tout à l'heure, une des dominantes les plus caractéristiques et les plus essentielles des déséquilibrés. Elle a le plus grand besoin d'être connue dans l'armée, car elle marque au front d'un stigmate ineffaçable bien des malheureux parmi les déséquilibrés. C'est un phénomène qui est si fréquemment le défaut principal de certains d'entre eux qu'on appelle couramment des « instables » ceux dont toute la vie a été dominée par ce phénomène.

Des exemples le feront mieux comprendre. Nous les donnerons plus loin.

C'est ce phénomène qui ne permet pas à un sujet de vouloir d'une manière constante, de faire un effort continu et cohérent, d'employer toute son énergie vers une fin réfléchie en se servant des moyens voulus appliqués avec continuité. C'est lui qui leur donne cette volonté capricieuse, inégale, qui les fait passer d'un sujet à l'autre, d'un métier à l'autre, d'une tentative à l'autre, avec une absence de suite dans les idées que tout le monde remarque autour d'eux. Ils ont une sorte de faiblesse spéciale de leur système nerveux qui leur permet de ne vouloir que par à-coups, par bonds, et les livre à toutes les fantaisies de l'heure.

Ils avaient le goût, mieux le désir, immodéré et satisfait ou pas des voyages. C'est même pour les satisfaire qu'ils ont fait souvent des fugues, qu'étant tout enfants, qu'étant écoliers ou élèves, ils sont partis tout à coup de chez eux, de l'école, de la pension, du collège pour plusieurs jours, ou pour plus longtemps (fugues scolaires, fugues enfantines du déséquilibré). Certains n'abordaient jamais la maison, errant à l'aventure après la classe, courant après les cirques, et parfois les suivant. D'autres ont vite appris à connaître les grandes routes et sont partis un beau matin pour être retrouvés par leurs parents parfois à des kilomètres de là.

Mais ils n'avaient pas que ce goût-là, ils ont aussi et surtout, le goût de ce qui pouvait les mettre en relief, les mettre en avant. Ils ont rêvé toujours et rêvent encore d'actions d'éclats qui les distingueront de tout le monde. Ils veulent se rendre intéressants à tout prix, être les héros de quelque aventure. La vanité d'un déséquilibré est un axiome qui court les rues et les asiles !

La famille laissée, devenus des hommes et livrés alors à eux-mêmes et à leurs ressources cérébrales, ils se montrent alors tels qu'ils sont en réalité. Ils manquent de raisonnement, de jugement, de rectitude d'esprit et surtout de cet *esprit de suite*, c'est-à-dire de cette continuité, de cette logique dans les actions qui mène au but, de cette unité de direction qui assure la victoire.

Certains, parmi les moins tarés, restent simplement de grands enfants par certains côtés du caractère, de grands enfants chez lesquels prédominent les instincts de cet âge : ils restent toute leur vie avec un caractère faible et léger et font comme s'ils étaient incomplètement développés moralement, incomplètement formés au point de vue de l'énergie morale ; ils restent prompts aux entraînements et aux suggestions. On dit du reste de ceux-là que ce sont des puériles, des *puériles mentaux*, dénomination qui est bien faite pour souligner cette sorte d'arrêt dans leur développement cérébral.

Si les meilleurs d'entre eux sont souvent des esprits distraits ou légers, c'est qu'ils ont une *mauvaise attention*, en dépit de qualités parfois supérieures : ils restent incapables de se conduire d'une façon raisonnable, conforme au bon sens. Ils entreprennent tout et n'aboutissent jamais à rien, car en outre leur *volonté* est souvent faible et fléchissante. Ils essaient tous les métiers sans se satisfaire d'aucun. Ils demeurent incapables de faire marcher leurs affaires et de diriger l'éducation de leurs enfants. Leur vie est comme leur cerveau, un tissu de contradictions.

*Hypertrophie intellectuelle. Ce sont les facultés supérieures qui leur font défaut : raisonnement, jugement, bon sens, esprit de suite, attention, volonté,* disions-nous, mais ce ne sont pas les « qualités » comme on dit, qui leur manquent : les meilleurs d'entre eux, tout au haut de l'échelle, il est vrai, ont de réelles aptitudes et quelques-uns ont même de la valeur. Ils ont souvent d'abord une *mémoire brillante*, mais les meilleurs, ceux qui se rapprochent le plus des normaux, ont parfois aussi jusqu'à un degré assez élevé, les *facultés d'imagination ou d'invention ou d'expression*, c'est-à-dire des dons véritables, puisqu'ils sont souvent parfois doués pour l'ingéniosité et la mécanique, comme aussi pour la parole et les arts, mais surtout pour la musique ; le déséquilibré qui « réussit les vers » n'est pas rare, et celui qui est encore bien moins rare, c'est le déséquilibré qui « adore la musique et qui en fait, et qui en fait même de très bonne ».

Mais ils ont avant tout une imagination débordante et riche qui, aidée des ressources d'une mémoire que nous disions être parfois très bonne et même brillante, leur permet de jouer des rôles dans le milieu où ils se trouvent et d'attirer l'attention sur leur semblant de capacités. Ceux qui versent dans l'escroquerie montrent une fertilité d'invention sans pareilles par exemple.

B. — Moralement. — C'est ici le chapitre le plus grave pour eux. Les troubles de la moralité qu'on constate chez les déséquilibrés sont si importants, qu'ils sont leurs caractéristiques les plus sérieuses au point de vue de la vie en commun. En effet les autres différences entre les divers déséquilibrés sont peu de chose, *leur degré de moralité est tout.* C'est lui qui prime pour déterminer leur valeur sociale ou le danger qu'ils représentent vis-à-vis de tous; si bien que c'est tout de suite ce qu'on doit viser quand on veut connaître le degré d'utilisation d'un déséquilibré dans une collectivité aussi étroite que l'armée. Un aliéniste moderne, Pactet, dit même que l'entrée de l'armée devrait être interdite à tous les amoraux, c'est-à-dire à ceux dont *l'amoralité* est complète. Ce sont ces anormaux-là qui sont si dangereux.

C'est cette dominante morale-là, et non pas bien entendu leurs qualités intellectuelles qui sont le plus souvent très réelles, trop réelles même (comme chacun sait), qu'il faut s'attacher à établir pour être fixé sur eux.

*Lacunes morales.* Ils les ont toutes : *penchants à la désobéissance, au mensonge, au vice, à la paresse.* Leurs lacunes morales sont visibles. Parfois ils n'aiment pas les leurs, ni personne, et leur égoïsme frappe tout le monde (inaffectivité, c'est-à-dire absence du sens de l'affection). Cet *égoïsme maladif,* qui prend toutes les formes et à tous les degrés, est une de leurs caractéristiques les plus appréciables de tous. Ils les rend incapables de sortir d'eux-mêmes et de se prêter aux autres. Ils rapportent tout inconsciemment à eux et ne peuvent concevoir le droit des autres à côté du leur. Le plus souvent aussi, ils ont un sens moral perverti ou complètement absent, ce qui fait qu'ils commettent les plus mauvaises actions avec une inconscience absolue.

C'est un fou moral semblable, au caractère indomptable, renvoyé de partout, échappé d'une maison de correction pour s'engager, qui avait combiné avec une bande de malfaiteurs, le vol de la caisse de sa propre mère ! Enfant intenable, onaniste féroce, puis coureur effréné, violent, il s'était livré à des voies de fait sur elle, étant plus jeune. Il fut interné à Bron, près de Lyon. C'est aussi cet autre violent, vaniteux, révolté, voleur, mendiant, incendiaire, qui à 16 ans avait commis une tentative de viol sur une petite fille de 7 ans, et que le président du tribunal (qui croyait s'intéresser à lui d'une façon utile!) avait fait engager pour lui éviter une condamnation, mais qui était passé bientôt au conseil de guerre et avait été condamné pour indiscipline habituelle! C'est de la prison qu'il vint au même asile, où il se montrait d'une bonne intelligence, d'une excellente mémoire, racontait avec jactance toutes ses condamnations et ses mauvaises actions, s'en faisant honneur et où, vis-à-vis des autres malades, il était constamment agressif et turbulent. Sa folie morale qui chez lui était préparée par le fait qu'il avait des aliénés dans sa famille, et qui avait pour cause probable une méningite qu'il avait eue dans la toute première enfance, sa folie morale avait commencé sitôt à être visible pour tous qu'à l'école déjà ses camarades même l'avaient surnommé « le Fou ». A 12 ans, il s'en faisait renvoyer parce qu'il avait grossièrement insulté l'instituteur. Il avait commencé alors une vie des plus irrégulières, avait travaillé chez de trop nombreux patrons et commis des escroqueries qui le firent condamner à entrer en maison de correction. Bref la perversion et de ses instincts et de ses actes disait assez sa folie et l'asile lui convenait bien.

Voilà un exemple typique du cas où les lacunes morales sont au maximum chez un individu et se traduisent par une absence complète de sens moral. C'est pour cela que ces individus sont appelés du nom bien expressif de *fous moraux*. Ce sont eux qui accumulent sur leur tête tous les vices des déséquilibrés, commettant tous les excès, toutes les immoralités, s'abandonnant à toutes les perversions, ne se plaisant qu'au mal, dont ils vivent, et qu'ils respirent. Ingouvernables, menteurs, vagabonds, voleurs, débauchés, alcooliques, incapables de gagner leur vie, paresseux, souteneurs et violents, fléaux de leur famille et de la société, ces individus si dénués de toute idée de moralité, d'affection et de sociabilité, sont ceux qui sont *un vrai danger social, parce que partout où ils sont, ils annulent tous les essais d'éducation parmi les hommes*, selon des paroles profondément justes et que tout éducateur doit méditer. Ces gens, les médecins d'asile les connaissent bien, et les médecins militaires aussi, comme aussi les juges des conseils de guerre. Ce sont en effet les individus les plus dangereux qui soient pour toute collectivité, à cause de leur intelligence apparente et même réelle qui empêche malheureusement qu'on ne les traite en malades qu'ils sont, jusqu'au jour où on aura les moyens de leur offrir le sûr asile d'une maison spéciale où ils vivront toute leur vie, en travaillant si possible, et où surtout la société se sentira protégée contre eux et contre leurs produits, ce qui ne sera pas une mince économie et un minime profit.

*Hypertrophies morales.* — Ce sont des émotifs, c'est-à-dire que leur émotivité est exagérée d'une manière morbide ; ils sont extrêmement impressionnables. Étant jeunes et même encore adolescents, ils ont eu des pleurs sans motif. Leurs instincts sont violents et ils sont dominés par eux d'une manière qui frappe tout leur entourage. Le jeu les attire irrésistiblement, la boisson, les boissons, toutes les boissons, les attirent bien davantage, et cela d'autant plus parfois qu'ils ont hérité de l'alcoolisme de leur père une tendance à boire qui s'ajoute à leur penchant à aller vers tous les excitants.

Ils sont très irritables : un mot, un rien les fait sortir d'eux-mêmes. Ils s'excitent même tout seuls, nous le verrons plus loin. Ils sont portés vers les choses du sexe d'une façon extravagante. Et cette extravagance va jusqu'à la perversion. Ils pratiquèrent très tôt et continuèrent très tard un onanisme qui alla parfois jusqu'à la frénésie.

Mais l'hypertrophie la plus caractéristique chez eux parce qu'elle est la plus banale et qu'on la rencontre chez tous quels qu'ils soient ; c'est *l'impulsivité*, c'est-à-dire cette faculté organique de tout être de répondre à une excitation quelconque aussitôt que cette excitation a eu lieu.

Nous devons quelques explications là-dessus et procéder par comparaison pour nous faire comprendre : Quand nous chatouillons la plante du pied de quelqu'un, il retire son pied, même s'il a les yeux fermés, même endormi: c'est-à-dire que sans que l'individu ait pu avoir conscience de ce qui se passe et de ce qu'il doit faire, le même fait a lieu; c'est ce qu'on appelle *un réflexe : C'est un mouvement de réponse immédiat qui se fait sans l'intervention de la conscience.* Les nerfs du pied ont porté la sensation au système nerveux qui a répondu aussitôt automatiquement et sans faute; la volonté du sujet n'y est intervenue en rien ni pour rien. Beaucoup de nos actes sont des actes semblables : les actes de nos fonctions organiques, de notre digestion, de notre circulation par exemple, sont de purs actes réflexes qui se font sans que nous le sachions ou que nous le voulions. Même parmi ceux de nos actes sur lesquels nous avons de l'influence, il en est ainsi pour certains.

Pour marcher, par exemple, on marche sans s'en apercevoir et cela parce que l'habitude en a été prise de si bonne heure par les muscles, par les nerfs de nos jambes, qu'ils agissent tout seuls sans que notre volonté intervienne. Pourquoi cela? parce que c'est une loi de la vie qu'un acte qui a été une première fois exécuté a de la tendance à se répéter, puis qu'une fois répété une série de fois par le système nerveux, celui-ci le répète ensuite de lui-même de plus en plus automatiquement. C'est cette tendance à répéter automatiquement un acte, *c'est cette tendance à l'automatisme qu'on appelle la tendance au réflexe.*

Donc la loi de la vie nerveuse, c'est le réflexe; c'est l'acte immédiatement exécuté dès qu'il est mis en branle par quelque chose. C'est ainsi que nous vivrions si la volonté n'intervenait pas pour mettre son hola, pour imposer son *veto* à la *tendance impérieuse de notre système nerveux à s'obéir à lui-même.* Les animaux obéissent à cette force aveugle et brutale qui commande à leurs nerfs ; ils ont des besoins, des instincts, ils les assouvissent immédiatement, sans tarder, sur l'heure, même au péril de leur vie.

Au fur et à mesure qu'on s'élève dans l'échelle animale, on voit la force aveugle du réflexe être soumise à la volonté de plus en plus maîtresse de lui. Au fur et à mesure que l'enfant devient un homme, il acquiert de plus en plus cette faculté de commander à son système nerveux.

Car ce système nerveux aura été éduqué, entraîné peu à peu, lentement par l'éducation et par l'expérience personnelle. Et on voit tout ce qui manquera à nos déséquilibrés, si cette éducation a laissé leur système nerveux développer au contraire ses tendances et n'en faire qu'à sa tête. Or c'est le cas le plus habituel; et l'éducation première ayant manqué à la plupart d'entre eux, elle n'a pas pu créer chez eux ce qui est nécessaire pour qu'un acte soit raisonnable, c'est-à-dire déterminé par la volonté réfléchie, la raison : Quand « on veut » quelque chose, immédiatement se dressent devant vous une série de pensées, de sentiments (idée du devoir, crainte de Dieu, de l'opinion publique, des lois, des conséquences funestes de l'acte, etc., etc...) variables pour chacun de nous, mais qui viennent aussitôt faire obstacle à notre tendance à l'acte, se poser en « antagonistes » et nous permettre la réflexion et la décision raisonnée. C'est tout cela que l'éducation a pour objet de nous entraîner à sentir immédiatement en face de nous, devant tout acte de volonté avant de l'accomplir. Car c'est justement cette volonté de se déterminer, de choisir parmi tous les motifs de l'action, qui fait l'homme.

C'est elle qui fait la supériorité d'un animal sur un autre et aussi, bien entendu, de l'homme sur l'homme. Pouvoir diriger ses actes à son gré, dépend donc de cette faculté de commander à la tendance naturelle au réflexe qu'a notre système nerveux, et c'est la volonté qui intervient pour transformer cette force brutale en une force consciente, coordonnée, réfléchie, jugée, déterminée et dirigée dans un but.

On dit de quelqu'un qu'il est « poussé à agir », à faire quelque chose; c'est tout à fait juste, on le comprendra maintenant. Et c'est là le lot des déséquilibrés : ils ont une prédominance marquée à l'*impulsion* sur la réflexion et la volonté. Ils sont *impulsifs* ; ils ont une impulsivité extrême, ils ont, au maximum souvent, cette tendance même au réflexe, à la réponse immédiate et brutale et par conséquent inconsidérée du système nerveux et ils en subissent les conséquences.

Le déséquilibré tend en somme vers le retour au réflexe originel, c'est-à-dire vers ce qui se passait à l'origine de sa vie, quand il n'était qu'un tout petit animal sans frein. Et c'est un peu ce qu'il reste toute sa vie. Il ne saura pas résister aux désirs même les plus saugrenus de ses nerfs, qu'il en ait conscience ou non. C'est ce que nous devons bien nous rappeler devant l'impulsivité des déséquilibrés, pour la considérer comme un phénomène dont il n'est pas responsable. C'est cette impulsivité qui fait d'eux à la moindre occasion au régiment des individus grossiers, insulteurs, répondeurs, quand elle ne les porte pas à la brutalité ou à la violence, chose plus grave.

C. SOCIALEMENT. — *Lacunes dans les facultés sociales.* — La sociabilité est une qualité naturelle à l'individu bien équilibré. Le goût de vivre avec ses semblables et la faculté de s'y plaire est une qualité normale, spontanée, de l'être bien développé. Elle procède de la faculté de l'adaptabilité aux milieux, c'est à-dire de la facilité qu'a toute intelligence suffisamment souple de se plier aux exigences du milieu où elle est appelée à vivre et de les comprendre en les adoptant. On se représente les nombreuses qualités qu'exige cette faculté : bon jugement, bonne volonté, compréhension suffisamment rapide des nécessités auxquelles se plier, esprit de soumission, etc. C'est tout cela qui manque aux déséquilibrés qui sont insociables. *Ce sont des inadaptables.* Au reste, il n'y a pas que parmi les hommes qu'il y a des inadaptables. Dans la vie de tous les êtres il s'en trouve aussi. Pour tous les êtres, la vie est une adaptation, *la vie n'est même qu'une perpétuelle adaptation* aux circonstances de temps, de lieu, de moment, qui permet seule à un être donné de vivre de la façon qu'autorise le milieu où il est tombé ou bien où il est appelé à vivre. Dans la vie de tous les êtres il y en a qui ne peuvent pas faire ; ce sont les mal-venus, les faibles, les imparfaits, en somme tous ceux qui sont, pour ainsi dire, le déchet de la vie elle-même. Lutte pour la vie, disait-on ; mais non, plus simplement, possibilité ou non de s'adapter au milieu.

Il n'est donc pas étonnant qu'il en soit ainsi dans la société des hommes, puisque le phénomène se retrouve pareil dans la société de tous les êtres vivants. Partout il y a des inadaptés et surtout des inadaptables. Mais ailleurs, dans la dureté de l'effort pour vivre, les êtres mal doués meurent d'eux-mêmes ; chez les hommes on fait tout le nécessaire pour les conserver.

Nos déséquilibrés sont donc, pour la plupart, des inadaptables. Ils n'ont jamais eu cette faculté merveilleuse d'adaptation que l'homme possède grâce à sa raison et à sa volonté et qui lui permet à lui seul de tous les animaux de se transplanter où il veut, avec cette facilité qui nous étonne parfois pour certains d'entre nous.

Nos déséquilibrés sont des inadaptables. Ils l'ont été à l'école, mis à la porte de partout à cause de leur mauvaise tête, allant de l'école à la pension et du collège au lycée sans plus de réussite. Quelques-uns ont même dû tâter de la maison de correction, soit après quelque délit, soit même sans cela, simplement sur la volonté des parents qui avaient mis en elle leur dernier espoir de réforme et de redressement parce qu'ils avaient été aussi des inadaptables dans leur famille.

Plus tard, quand' ils essaieront d'apprendre un métier ils ne pourront s'y tenir et feront dix patrons pour un et aussi tenteront dix métiers contre un seul. La route, la rue sont là qui les guettent, refuge des sans-travail, mais aussi des sans-métier. Ouvriers sur le trimard, bientôt mendiants, en tout cas vagabonds, ils errent d'un département à l'autre, certains à la recherche d'une vague position sociale, la plupart ne la cherchant plus et se contentant de paresser le plus souvent, vivant en parasites sur la société.

Leur inadaptabilité fait d'eux, en effet, des *extra sociaux*, c'est-à-dire des gens qui vivent en marge de la société et qui ne peuvent se plier à ses conditions et à ses nécessités, s'en écartent, vivant en solitaires ou en vagabonds. Le plus connu de ces extra-sociaux est, en effet, le chemineau des grandes routes. L'école, la famille, le métier, le milieu social ou militaire, rien ne leur a réussi et ne pouvait leur réussir : ils ne peuvent être que des parias de l'existence de tout le monde, puisqu'ils sont le déchet de l'humanité sociale.

Elle fait d'eux aussi, malheureusement, des *antisociaux* qui se dressent contre elle. Les plus intelligents appliquent toute leur intelligence désordonnée à théoriser leur inconduite et à donner à leur incapacité sociale la formule de revendications *générales* où se satisfait leur *orgueil originel et maladif* de pauvres êtres hors de la vie et de la règle commune. Ils prennent l'effet pour la cause, trouvant la société mal faite parce qu'ils n'ont pas pu la comprendre et l'accepter, y trouver leur place ; ils propagent des théories anarchistes ou antimilitaristes mais toujours révolutionnaires, où ils trouvent la justification de leur condition anormale.

Au régiment, leur inadaptabilité ne fait que continuer et même s'aggraver, on peut le dire et c'est ce *phénomène d'inadaptabilité que le commandement a besoin d'apprendre à connaître* pour apprendre à comprendre toute une catégorie de ses sujets qui ne sont pas les moins intéressants pour lui, car ils constituent un des dangers les plus insidieux qu'il puisse craindre. Cette inadaptabilité les a dressés en révoltés déjà bien des fois dans la société avant leur venue au régiment et les a signalés dans le milieu ordinaire à maintes reprises. Elle a eu vite fait de faire d'eux des condamnés de droit commun. C'est ce qui leur a créé cette vie aventureuse qu'on leur trouve à tous quand on les interroge, qu'ils ont menée les uns à travers la France seulement, les autres à travers de nombreux pays, sans qu'ils aient pu trouver nulle part les conditions d'un bonheur impossible pour eux, puisque leur vie est viciée à sa base par une activité cérébrale maladive.

Tel est le déséquilibré. Prenons maintenant toutes ces lacunes et toutes ces imperfections, toutes ces hypertrophies ; mélangeons-les et dosons-les à notre gré ; nous trouverons toujours un sujet à qui notre dosage s'appliquera exactement, tant les cas sont différents et nuancés. Au haut de l'échelle les déséquilibrés qu'on peut appeler supérieurs, ceux chez qui les tares sont minimes, peu appréciables et localisées au point de ne pas gêner l'expansion de leurs meilleures qualités. Au bas ceux qui ont au maximum toutes les lacunes les plus graves, avec seulement les hypertrophies les plus dangereuses pour eux... comme pour les autres **(instabililité, impulsivité, inaffectivité, amoralité, inadaptabilité)**. Les premiers ne peuvent être pour nous qu'un objet de curiosité à l'occasion, nous ne les rechercherons pas dans les rangs où ils sont et où ils passent, cela va de soi, facilement inaperçus ; les autres seuls seront nos clients, clients parfois bien difficiles et parfois bien gênants que nous n'aurons pas besoin de chercher, car ils auront vite fait de se signaler à notre attention par leurs méfaits !

Nous croyons utile d'insister sur ce point que tous ces mots que nous prononçons là à propos des déséquilibrés et de leurs défauts, ne sont pas de vains mots. Chacun des termes que nous avons employés pour caractériser leur état correspond, hélas ! bien vraiment aux symptômes non seulement réels, mais facilement contrôlables de leur mentalité. Orgueil, instabilité, impulsivité, inadaptabilité, ne sont pas des manières d'être négligeables de ces individus puisqu'elles dominent leur vie et règlent toutes leurs actions. Car leur vie est déterminée aussi inéluctablement par elles que la vie des héros grecs par les lois inflexibles du destin antique ; leur destinée est irrévocablement commandée à l'avance par leurs anomalies mentales. C'est ce dont il est nécessaire que l'officier se persuade pour qu'il se garde bien de considérer un peu à la légère un sujet semblable en pensant que les troubles de son caractère s'amenderont aisément sous la pression enveloppante et passagère du milieu ; la plupart de tels sujets sont réfractaires par définition, comme hélas ! on en a bien l'exemple de tous les jours, en voyant que l'éducation la meilleure reste impuissante contre les lésions de leurs cerveaux. J'en ai eu l'exemple encore récemment et je crois utile de le donner ici : j'ai vu un déséquilibré de bonne famille, d'instruction étendue, extrêmement intelligent, candidat à la licence d'histoire, engagé tout à coup pour cinq ans, pour rompre avec lui-même, après une condamnation politique, terminer par le suicide, d'un coup de feu qui lui sectionna la moelle, une existence de mauvais soldat, incapable qu'il avait été de supporter sans constantes révoltes d'orgueil la vie quotidienne, modeste et laborieuse du troupier. Il ne pouvait pas, lui, le garçon intelligent et patriote qui voulait devenir officier, qui s'était engagé par coup de tête pour cinq ans, « afin d'éviter de porter un jour sur la manche le galon de rengagé qui l'aurait fait confondre avec un sergent de carrière », expliquait-il, il ne pouvait pas s'astreindre à la vie du rang. Il n'y trouvait que des froissements pour sa vanité, lui qui s'était cru appelé aux plus hautes destinées, mais qui, de par sa malheureuse nature, était incapable de faire l'effort quotidien nécessaire pour accomplir la tâche modeste du soldat. Il avait déjà ébauché une fugue qu'il n'avait pas eu le courage de transformer en désertion. Il avait enfin préféré se tuer que de continuer une existence à laquelle il ne pouvait se faire. Et se tuer après mûre réflexion, après avoir prévenu autour de lui, dans son unité, si bien qu'on lui avait retiré pendant longtemps toute cartouche à balle. Et c'est un jour qu'on le croyait guéri de cette idée qu'étant de garde à une poudrière, il se tira un coup de mousqueton dans la région du cœur. Il avait donné ainsi par son acte la mesure même de son inadaptabilité, en même temps qu'il en avait montré à son entourage la réalité douloureuse !

Tous ne le prouvent pas de la même façon, il est vrai ; il en est beaucoup plus qui la supportent et en vivent au détriment de tout le monde. Mais pour eux comme pour lui, elle est une **vérité interne** qu'il n'y a qu'à accepter pour telle et contre laquelle on ne peut rien malheureusement !

Et cette vérité interne due à la nature originellement tarée du déséquilibré n'a le plus souvent rien trouvé devant elle qui l'empêchât de se développer au maximum.

Nous avons montré en effet que les anormaux sont tels de par leur constitution anatomique. Ils ne pouvaient pas être autrement qu'ils ne sont, mais nous pouvons nous demander s'ils pouvaient peut-être, pour certains tout au moins, l'être un peu moins, si j'ose dire.

Ils ne pouvaient pas être autrement qu'ils ne sont, cela va de soi : un cerveau mal formé ne peut donner qu'une intelligence déviée et de travers. Une graine d'une espèce déterminée ne peut donner que la plante qu'elle est destinée à produire. Mais il y a en plus ce fait, c'est que pour qu'elle le devienne complètement, il lui faut certaines circonstances, certain milieu, certains soins ; mais avec toute cette sollicitude elle ne changera pas de variété. Il en est de même pour les déséquilibrés. Prenez un déséquilibré du milieu social le mieux choisi (car les déséquilibrés se trouvent dans toutes les classes de la société, est-il même besoin de le dire, les fils de famille qui tournent mal sont trop nombreux pour qu'on en doute!) où les parents ont pu donner à cet enfant la meilleure culture, la meilleure éducation et tous les soins matériels qui lui ont assuré un élevage parfait; il restera un déséquilibré; et il reproduira ce fait qu'on rencontre à tout bout de champ autour de soi — d'un fils de famille auquel ni la bonne éducation, ni les bons exemples n'ont manqué, de l'avis de tout le monde, et qui est cependant un détraqué; l'éducation n'est pas capable, en effet, de refaire un cerveau manqué.

Mais on conçoit vite que si ces bons soins matériels avaient fait défaut à son organisme physique, si cette bonne éducation, si ces bons exemples, si toute cette culture avaient manqué à son cerveau, notre jeune déséquilibré serait tout différent de ce qu'il est. Il y aurait entre ce qu'il est et ce qu'il aurait été dans ce cas une différence presque égale à celle qu'il y a entre la plante bien venue et la plante mal venue. L'éducation n'aurait pas corrigé en lui ce qui était encore corrigible, en opposant à ses défauts et à ses mauvaises tendances, les quelques qualités, les quelques bonnes tendances, qu'il pouvait avoir et qu'elle a pu développer fort heureusement dans une certaine mesure. Il aurait poussé comme une mauvaise plante que rien n'arrête et il serait devenu pire qu'il n'est, cela est bien certain. Ce que lui avait légué son *hérédité* aurait germé en lui : l'alcoolisme de ses parents, par exemple, leurs tares physiques et mentales auraient en lui développé toutes leurs tendances puisque rien ne serait intervenu pour les contrecarrer ; leurs vices, leurs mauvais instincts qu'ils avaient déposés en lui, se seraient développés sans gêne au maximum.

Les tares dues aux lésions de son propre cerveau n'auraient pas été compensées, contre-balancées par de bonnes habitudes. Et c'est cela que nous voyons dans tous les cas où *l'éducation* et le *milieu* ne sont pas intervenus. C'est ce que nous voyons bien plus dans les cas où, tout au contraire, ils ont joué l'un et l'autre un rôle prépondérant mais néfaste dans le libre développement de ses mauvaises tendances et des mauvais instincts.

Les influences de l'hérédité et de la maladie personnelle ne sont pas seules en effet à pouvoir troubler un cerveau humain. A côté de ces *facteurs constitutionnels*, de ces *facteurs internes* que nous avons seuls examinés jusqu'à présent, il y a donc les *facteurs externes*, qui sont ceux qui ont contribué au développement de ce cerveau lui-même et proviennent de la société où il a été appelé à vivre. Et ces facteurs-là ne sont pas non plus négligeables.

Ce sont le *milieu* et *l'éducation*. On répète couramment que l'homme est fonction de son milieu, c'est-à-dire qu'il en subit tellement l'impression qu'il en garde l'empreinte à jamais. Mais ce fait n'est que le corollaire du phénomène de l'adaptation dont nous avons parlé plus haut à propos de l'inadaptabilité : L'homme s'adapte volontairement ou non au milieu qui l'entoure (il le fait en vertu de cette faculté d'où il tire sa supériorité sur les animaux de pouvoir contracter pour ainsi dire à l'infini de nouvelles habitudes) ; il le subit, il s'en imprègne, il le reflète jusqu'à lui ressembler entièrement. Et quand le milieu est perverti ou immoral on peut juger du résultat ! Or c'est le cas le plus habituel à nos déséquilibrés. Fils de l'alcoolisme et de la maladie, fils surtout de la misère et souvent aussi de la faim (notamment de cette faim chronique que Fourier appelait éloquemment « la faim lente », qui est faite « de toutes les privations comme de tous les regrets », dit-il, et démoralise la conscience et engendre tous les vices, cette faim que Boigey invoque comme excuse aux fautes des détenus de travaux publics qu'il a étudiés), l'éducation qui est justement la conséquence logique du milieu et qui façonne et modèle le cerveau de l'enfant, leur a manqué.

Or c'est dans la famille que l'individu apprend à être un individu sociable, c'est à l'école que cette action se poursuit. C'est la famille et c'est l'école qui lui enseignent à s'adapter à toutes les circonstances de l'ambiance où il doit faire sa vie. Qu'on juge de ce qui peut manquer à un homme quand son cerveau n'a pas reçu ces impressions-là au seul âge où il était capable d'en ressentir le bon effet, dans l'enfance ! Plus tard il sera trop tard : on ne redresse pas un vieil arbre tordu, tandis que jeune on l'aurait pu faire facilement. Car *la sociabilité se cultive comme beaucoup de facultés*, comme la mémoire par exemple. Et que peut-elle devenir quand, déjà bien faible originellement, on l'a laissée s'atrophier : cette atrophie est désormais sans remède. Et c'est à cela que la société doit songer sérieusement dans le secours obligatoire qu'elle doit apporter à la misère et au vice.

Oui, misère et vices réunis le plus souvent ; car c'est à côté de la prostitution de l'une, auprès de l'alcoolisme de l'autre, c'est dans la promiscuité, la perversion et la pauvreté de tous, que beaucoup de ces jeunes gens ont fait leur apprentissage de la vie. Si quelques-uns d'eux sont nés à l'hôpital et même à l'asile (comme j'en connais), beaucoup n'ont pas eu de famille (232 enfants naturels et 28 enfants assistés sur 600 travaux publics (Boigey)) et par conséquent n'ont pas pu recevoir l'éducation de leurs parents ; d'autres en avaient une ou du moins avaient l'illusion d'en posséder une, mais sa dissolution était telle qu'il eût mieux valu qu'ils n'en eussent pas, surtout si elle réalisa cette parole de Laurent : « La famille est souvent l'école du mal ». Existante, elle a pu ne pas empêcher l'école buissonnière ou même l'absence de scolarité et par suite le vagabondage de l'enfant. Existante mais toujours misérable et indifférente, elle n'a pas donné au jeune homme le métier qui lui était nécessaire et l'a laissé battre le pavé, devenir un de ces sans profession (véritable ou non), qui l'ont fait tomber dans une paresse qui ne l'attirait que trop, dans le chômage chronique, la débauche, le vagabondage plus ou moins spécial, même dans les délits plus sérieux encore, le tout accompagné d'un alcoolisme qui ne demandait qu'à s'aggraver.

Et tout cela est exact pour les milieux de la misère ; c'est exact aussi mais avec une atténuation, il est vrai, pour tous les autres milieux. Un cerveau né sain pouvant toujours sombrer, s'il n'a pas pour lui la bonne influence longtemps continuée de l'exemple et de l'éducation !

C'est dire combien ces facteurs externes que nous venons de faire entrevoir de l'éducation et du milieu s'ajoutent parfois aux facteurs internes déjà étudiés chez ces déséquilibrés pour nous expliquer leur état.

Et quand nous nous trouvons plus tard en présence d'un pareil jeune homme dans la vie, au régiment par exemple, il se présente à nous comme le résultat non seulement de son hérédité « la grande force qui gouverne le monde », comme l'a appelée Duclaux (et qui n'est que l'action accumulée des milieux antérieurs, a-t-on écrit), mais de tous ces facteurs en même temps. Car **c'est un résultat** que nous constatons tout simplement. Et si nous pouvons nous rendre compte parfois de ce qui lui a manqué, il nous est bien difficile de dire parfois ce qui revient dans sa mentalité à chacun de ces différents facteurs, et pour cause, tellement leurs actions convergentes sont intriquées.

Donnons maintenant des exemples de déséquilibrés.

Led est un *déséquilibré instable*. Son histoire est assez typique.

Héréditaire, fils d'un alcoolique, ayant une sœur morte de méningite, il fut un assez bon élève à l'école, apprenant facilement, mais il avait mauvais caractère et paressait souvent. En tout cas, plus tard, il n'a pour ainsi dire jamais travaillé. Il reste d'abord chez lui jusqu'à 16 ans sans rien faire, se laissant nourrir par sa mère ; il essaie un mois seulement du métier de chaudronnier, puis part sur le trimard, va du Havre à Rouen, y travaille plus ou moins au charbon et revient. Sa mère essaie de le placer comme jardinier dans la maison où elle travaille : il n'y reste qu'un mois et demi. A 17 ans, en mars 1905, après être revenu à pied tout seul, en mendiant toujours, à Paris, il s'y fait arrêter pour la première fois pour vagabondage deux mois après son arrivée (8 jours de prison avec sursis). Il y avait vécu à décharger des voitures aux Halles et à vendre des journaux. Il revient par la route au Havre, se fait nourrir à ne rien faire par ses parents pendant 3 mois. En juillet suivant, on le retrouve à Carcassonne où il était venu à pied toujours en mendiant le long des routes (il nie tout vol, et même toute maraude, ce qui n'est évidemment pas vrai). Il y est condamné de nouveau à 15 jours de prison pour vagabondage. Il revient au Havre à pied. Il y reste un mois à ne rien faire, va à Paris toujours à pied et toujours en mendiant : il y attrape deux mois de prison qu'il fait à Fresnes. Il aurait travaillé quelque temps au Havre de son métier de jardinier et traîné de côté et d'autre. Il ne veut pas donner de détails sur cette partie de sa vie. En mars 1909, on le retrouve à la maison d'assistance par le travail de Laval, mais il n'y reste pas longtemps, ayant échoué là après une arrestation. Après trois mois de séjour il en part, mais il avait « négligé » de reprendre ses habits à lui et il se fait condamner par défaut à trois mois de prison pour cet « abus de confiance », étant parti avec les vêtements de la colonie.

Arrive le moment de venir au régiment : il est pris *bon absent*, bien entendu (et c'est en étudiant les bons absents de notre régiment que nous l'avons trouvé : nous ne nous doutions pas combien il était intéressant et combien de fois nous allions avoir à l'examiner par la suite). Il cacha longtemps sa véritable mentalité, ne laissant percer de lui que ce qu'il ne pouvait pas cacher parce qu'on avait son dossier et la liste de ses condamnations, mais, pour le reste, il se montrait très réticent. Il se passa même un fait curieux qui mérite d'être signalé : il se présentait au début avec un air minable de petit garçon maladif au visage obscur, à la fois niais et sournois ; il ne semblait pas très intelligent et avait un petit faciès tourmenté qu'on voyait contracté en un latéralisme expressif manifestement trop marqué à gauche. Cela altérait sa physionomie et faisait que sa réticence paraissait encore plus certaine, étant traduite là par l'effort de ses traits à cacher ce qu'il était en réalité. Sa nature d'homme restait donc assez obscure. Il ne se départait pas de son attitude générale ni de son expression de physionomie. On sentait visiblement qu'il « ne rendait pas ».

Quelques jours après on me l'amène. Il avait fait une absence illégale de trois jours et demi. Un dimanche soir, il était parti de la ville et avait repris la route comme à l'habitude, et, sans le sou, avait mendié comme toujours. Il reste trois jours dans un village dont c'était la fête, couchant dans un champ ; et il ne revient que parce que tout le monde le lui avait dit et probablement aussi lui avait fait des remontrances. A ce moment-là, il avait encore la même attitude fausse et la même mine embarrassée avec un air composé de chien battu qui « ne sait pas pourquoi il a fait ça ».

Un mois plus tard, je le revois : un sergent le rencontrant en tenue dans l'escalier, à 8 heures du soir, au moment où il rentrait de ville, lui remet deux francs pour aller lui acheter des médicaments dont il avait besoin. Notre homme ne reparaît plus. Il va bien chez le pharmacien, mais celui-ci lui ayant dit de repasser une demi-heure plus tard, il ne résiste pas au désir de filer. Il reprend la route, mais cette fois part beaucoup loin, jusqu'à 4 kilomètres de la frontière, couchant le jour dans les meules de paille, marchant la nuit. Il se fait arrêter au delà de Charleville par les gendarmes qui le rencontrent dans un bois, par hasard, au coin d'un sentier. Il prétend qu'il a marché droit devant lui et n'avait pas l'idée de déserter (?).

Mais, à ce moment, son passé éclaire tellement son présent d'aujourd'hui, qu'il ne peut que laisser voir sa véritable personnalité et c'est alors qu'on assiste pour ainsi dire à une vraie transformation de son attitude, de sa physionomie ; il apparaît alors tel qu'il est vraiment : bien suffisamment intelligent, la mine éveillée, l'air légèrement hardi, sûr de lui, le geste très libre, le masque vivant, mobile et non plus comme autrefois figé, fixé dans une expression unique et composée. Sa figure s'est *étrangement métamorphosée* (je le souligne pour l'intérêt du fait qui montre combien est vrai qu'on ne peut comprendre un homme, un soldat, d'après sa mimique que quand on l'a vu se mouvoir naturellement, avec l'aisance de la vie que lui donne le rire, par exemple, comme nous le dirons plus loin). Led est méconnaissable : il parle volontiers, librement, ne ment presque plus, etc.

Il a fait encore une autre absence : il devait aller à Laval parce qu'il a fait opposition à sa condamnation par défaut. On l'y laissa aller seul, il ne revint qu'arrêté par les gendarmes.

Ce jeune garçon qui n'a pas de mauvais instincts, n'est qu'instable. Il est paresseux évidemment, et n'a de goût que pour la fainéantise, il est aussi menteur dans la limite des besoins de sa cause, pas plus. Mais il n'est pas alcoolique et n'a pas d'autres vices. C'est un instable, inadaptable par habitude tout autant que par nature, qui reprendra sa vie de vagabond, toujours seul, quand l'occasion lui en

sera fournie. C'est un déséquilibré qui commence une vie d'être
asocial.

*Déséquilibré impulsif.* — L. était un cuirassier engagé de trois ans,
qui avait accumulé un nombre de punitions (229 jours de salle de
police et 180 jours de prison) pour trois ordres de motifs : *réponses
grossières* soit à des brigadiers, soit même à des sous-officiers ; *bruta-
lités* envers des chevaux (il ramena un jour le sien estropié d'une
sortie) et envers des camarades (il en avait battu un violemment de
coup de pied, sans raison ni provocation); *saleté* de sa personne ou
de ses effets. Ces motifs disent son caractère. Ce garçon dont l'enfance
a été un peu maladive, qui est peu instruit et a une mauvaise mémoire
a traîné un peu de tous côtés sans résultat avant d'aboutir à l'engagement, comme à un asile de sécurité et de paix : chaudronnier, puis
serrurier, puis tôlier, puis enfin plus simplement camionneur les
derniers temps, il n'a pu rester nulle part à Paris. Son père, qui le
tenait ferme, le surveillait étroitement et avait réussi à lui empêcher
de faire des bêtises jusqu'à sa venue au régiment. Mais là, il se rat-
trapa largement, et il tomba dans l'inconduite qui le guettait depuis
si longtemps. Il devient vite « débrouillard et à la coule » et il a
vite fait de négliger les exigences du service. Les punitions pleuvent.
Il est *impulsif, grossier* et *répondeur.* Content de lui, la moustache en
croc, l'œil guilleret, sans idée bien gênante de moralité, il a vite fait
de courir les femmes et d'apprendre à prélever la dîme sur quelques
prostituées des cafés qui entourent la Part-Dieu de Lyon. Il le reconnaît avec un orgueil qui ne sait pas tromper. Il découche du reste
assez souvent pour cela. Au jour de l'an, il fait une première absence
illégale de 5 jours 19 heures, étant parti chez lui à Paris sous le prétexte faux que son père était malade. Il en fait une seconde plus tard :
un jour de fête, il fait une esclandre dans un café, étant allé chercher son revolver au quartier pour se venger d'une femme ; après
cela, il file pour Paris d'où son père le réexpédie, se doutant de quelque aventure ; mais au lieu de rentrer, il court une bordée de deux
jours de plus à Lyon.

Phraseur, vantard, content de lui d'une façon plutôt niaise, menteur quand il le faut, L. qui avait été, avant de venir au régiment,
cet instable que nous avons vu, et qui, une fois engagé, avait donné
la mesure de son manque de sens moral, L. était avant tout un *impulsif.* Ce sont ses chefs qui avaient d'eux-mêmes demandé qu'on les
débarrassât de lui, car cette impulsivité leur était apparue telle qu'elle
était vraiment. Ils avaient bien jugé qu'ils étaient en présence d'un
malade, à voir ces actes de grossièreté et de brutalité qu'ils pensaient

bien être dus à cette tendance si caractéristique de l'impulsif à la réponse immédiate, violente, comme automatique et mécanique de ses muscles à toute incitation quelle qu'elle soit.

Un beau type de *déséquilibré instable et impulsif* était celui de cet homme qui, engagé volontaire pour cinq ans, avait déserté une première fois un mois après son arrivée au régiment. Sa vie était une série d'aventures. Fils d'un père syphilitique, il était d'une famille de 12 enfants dont 6 étaient morts, à la naissance ou en très bas âge. Ses frères et sœurs vivants ne valaient pas mieux que lui, sauf l'aîné. Des autres, le premier est un déséquilibré alcoolique et noceur, le second est en tout « pareil à notre malade » et l'autre est malade et a « un sale caractère » nous dit-on. La sœur mariée « n'a pas d'idées, est sale et laisse ses enfants à l'abandon ». Le père est un violent à qui la syphilis a fait perdre la vision d'un œil depuis plus de 10 ans, la mère une « pauvre femme ». Ses antécédents héréditaires sont encore chargés du fait d'un oncle déséquilibré et d'un autre mort aux compagnies de discipline.

Enfant indiscipliné, coléreux, batailleur, il faisait l'école buissonnière pendant des semaines. Il apprit facilement à lire et à écrire quand même, car il était intelligent. Mais le désordre de sa vie commence sitôt l'école. Il fait à cet âge une première fugue (fugue enfantine qui succéda aux fugues scolaires) et partit seul à pied de Royan (Charente-Inférieure) à Marseille, simplement pour se promener (obéissant à un goût des voyages que lui avaient donné ses lectures de livres d'aventures). Il ne s'y arrête pas et revient aussitôt à pied, ayant mis deux mois à cela. Au retour, il s'embarque comme mousse à bord d'un vapeur de pêche ; deux mois après sur un vapeur qui fait les voyages d'Espagne, mais comme le bateau n'allait « qu'à Saint-Sébastien seulement » il veut aller plus loin et embarque sur un trois mâts qui va à la Martinique. Arrivé à Saint-Pierre, il se sauve et on est obligé de le rapatrier aux frais de la Compagnie. Il reste un mois à Royan, fait une deuxième fugue à pied à Marseille sans travailler le moins du monde. Il y est arrêté pour grivèlerie et condamné à 5 ans de maison de correction. D'Aniane il est envoyé à Eisse-sur-Lot parce qu'il s'y montre trop « forte-tête » (il y attrape la fièvre typhoïde) étant noté comme « grossier, violent, méchant, pervers et paresseux ». A sa sortie il vient à Royan, va à Bordeaux, fait successivement le métier de boucher, de manœuvre, revient chez lui pour l'hiver. Il ne peut s'y entendre avec personne des siens : ils le font s'engager (il voulait l'armée coloniale, on le refuse, il revient et pour l'infanterie il est accepté).

25 jours après son arrivée au corps, il est arrêté « en train de partir », sans billet et sans argent en civil entre Reims et La Fère. « Il se sauvait... les colonies lui trottaient par la tête, ça n'était pas une vie de faire l'exercice ». Il a 15 jours de prison : 2 jours après sa peine expirée, il file avec les 200 francs de sa prime qu'il avait touchée le matin même. Il part tel quel en tenue et se sauve en Belgique. Il en parcourt tout le Sud sans travailler et en mendiant, rentre en France par Dunkerque et vient à pied à Paris, puis de Paris à Bordeaux, toujours à pied, par Orléans. A Bordeaux, on le refuse à l'engagement pour la légion étrangère (fait exact et qui a été vérifié). Il va chez lui, revient à Bordeaux, part faire les vendanges dans le Midi, puis remonte à pied de Narbonne vers la Belgique quand, sur l'insistance de ses parents, il fait sa soumission à Sens dans l'Yonne, ayant vagabondé tout le temps. Le conseil de guerre le condamne à 6 mois de prison. « Il s'étonne profondément d'être puni ». Versé à un autre régiment, il y arrive ivre. Là son impulsivité eut des occasions journalières de se manifester. Il était constamment en colère et hors de lui. Il se serait montré violent envers le capitaine et même le colonel. Il ne saluait pas les officiers dans la cour. Et pourtant il est le premier à reconnaître qu'il a été traité « comme certes il ne le méritait pas » et il dit le plus grand bien de ses chefs, de son capitaine, à la gorge duquel il aurait sauté une fois dans une colère. Car on ne pouvait lui faire aucune observation, si bien qu'on avait pris le parti au régiment de ne plus lui rien faire faire. Voyant qu'au bout d'une demi-heure d'exercice ça n'allait plus, on l'envoyait soi-disant apprendre sa théorie dans un coin. Les punitions pour réponses pleuvaient néanmoins. On pense le faire passer devant un conseil de discipline. Il faisait en effet des gamineries, véritables puérilités dont le caractère enfantin n'échappait à personne. « Il était considéré par tout le monde comme un demi-fou et on le plaignait » dit son capitaine. « La moindre contrariété l'abat d'abord, puis il devient furieux » ajoutait cet officier. « Son jugement est celui d'un enfant de 14 à 15 ans » et il en avait les bons sentiments parfois.

Ne pouvant plus tenir en place il demande à partir du régiment. Il voulait aller « à la Légion ou aux bataillons d'Afrique ». On le lui refuse ; il part le soir même à pied en Belgique encore, mais il rentre vite en France en mendiant. Il est arrêté à Paris le deuxième jour de son arrivée, à sa grande surprise, à l'asile de nuit.

B. est donc un *déséquilibré instable et impulsif*. Ses défectuosités mentales étaient évidentes malgré l'apparence, l'apparence seulement d'intelligence qu'il avait. Avec ses lacunes dans le jugement et le sens moral, sa puérilité, sa mobilité excessive d'idées et de sentiments, son impossibilité de fixer son attention comme son effort (qui le faisait autant par nature que par habitude, vagabonder en paresseux et à l'occasion en menteur), ce grand instable, ce grand impulsif, était un être extra-social au premier chef, un *inadaptable* qui ne pourra jamais tolérer une direction quelconque sans entrer en conflit avec les lois du milieu et qui ne peut qu'être dangereux pour son entourage. Il n'est pas encore très vicié, étant surtout « un malheureux » qui a su garder des sentiments d'enfant, *un puéril*, que le vice guette s'il ne l'a pas encore atteint. Il n'avait pas de condamnation sauf une petite à l'âge de 12 ans (il avait volé une montre dans une maison d'un village où il vagabondait ; il l'avait prise sur une cheminée en passant). Il n'était pas encore trop alcoolisé quand il fut réformé. Mais depuis j'ai eu de ses nouvelles et sa vie de mésaventures n'est pas finie pour lui. Revenu chez lui il s'est querellé avec son père et a menacé de le tuer et, peu après, il a repris la grande route encore une fois... (j'ajoute en terminant que ce déséquilibré avéré, cet anormal incontestable n'avait aucun stigmate physique dit de dégénérescence. Il n'avait que quelques dents mal plantées !)

*Déséquilibré. Fou moral.* — G. était l'objet d'une plainte en conseil de guerre pour « outrages par paroles et voies de faits ». Il avait frappé brutalement son caporal.

Fils d'une mère névropathe, son évolution intellectuelle était considérablement en retard sur celle de ses camarades de son âge, de l'avis de tous : jeune, il avait déjà des vices et fut un onaniste féroce. *Brutal, extravagant, inconscient*, disait-on de lui, objet de la risée et des plaisanteries de ses camarades plus jeunes, très en retard dans son instruction, il découragea ses professeurs qui le rendirent finalement à sa famille. Celle-ci le garda jusqu'à l'âge de 18 ans. Mais il ne lui donna que du souci par ses allures de mauvais genre et ses fréquentations vicieuses, sa paresse, ses vagabondages, ses goûts de noce, et son goût anormal de toutes les sensations et toutes les images ayant trait à la sexualité. A 18 ans, *sa famille l'obligea à s'engager* pour s'en débarrasser. Au régiment, il réalisa le *type du mauvais soldat, négligent, sale, indélicat, insolent, indiscipliné* et puni pour des motifs d'autant plus graves que son temps de service augmentait. Son capitaine le jugea bien pour un dégénéré, ainsi qu'il le dit dans son rapport fort bien fait, dégénéré avec tous ses vices (il ajoutait ces mots qui montraient qu'il était sur le chemin de voir juste : « Vices fréquemment indépendants de sa volonté, et dont il n'a pas d'ailleurs guéri depuis qu'il est au régiment... »)

Ce que nous devons souligner et ce qui frappait d'une manière vraiment extrême chez lui, c'était une disproportion entre les facultés intellectuelles et les facultés morales. Malgré son retard d'instruction, il était assez intelligent, mais les troubles de son caractère étaient évidents : ses sentiments affectifs étaient nuls ; il était d'une *fatuité*, d'une *vantardise* extravagantes ; il mentait comme il voulait. Mais il avait, en outre, une particularité mentale vraiment curieuse : il ne pensait qu'au sexe, aux choses de la sexualité ; il se complaisait d'une manière délirante pour ainsi dire dans la représentation de tout ce qui semblait avoir un rapport avec la satisfaction de l'appétit génésique. Il en donnait constamment les preuves écrites et orales, preuves que nous ne pourrons malheureusement pas rapporter. C'était une véritable *obsession* chez lui.

Ce soldat est bien un des plus beaux types de déséquilibré, avec la désharmonie entre ses moyens intellectuels encore suffisants et ses *lacunes morales* si marquées, mais avec aussi ses *hypertrophies curieuses* depuis cette *impulsivité* qui le rendait dangereux pour les autres, et fit de lui ce si mauvais soldat, répondeur et grossier, et cette tendance aux excès de tous ordres, comme aussi bien entendu, jusqu'à cette exagération morbide de l'instinct sexuel. Son cas nous permet de saisir sur le vif, d'une manière palpable, le désordre de son développement ou mieux de son organisation cérébrale, avec ce mélange de facultés en moins et de facultés en plus. Et l'on voit combien on aurait eu tort de le considérer comme l'avait fait son lieutenant-colonel : celui-ci (contrairement à son capitaine qui, le connaissant mieux, l'avait bien jugé) l'avait déclaré « un *mauvais sujet* qui avait pris l'habitude de se laisser aller à tous ses mauvais instincts et de ne jamais se contraindre ni se contenir, mais *qui savait très bien ce qu'il disait et qui raisonnait même d'une façon fort avisée* ». Ce chef n'avait vu, hélas ! en lui qu'un côté de sa nature mentale, de son psychisme, le côté « intellectuel », le côté raisonnement, et pas du tout le reste, et pourtant le reste avait une importance autrement prédominante ! Il avait commis une erreur profonde dans laquelle nous nous garderons bien de tomber si nous voulons comprendre la vraie nature cérébrale des déséquilibrés.

Les états anormaux de *débilité* et de *déséquilibration mentale* que nous venons d'étudier peuvent se présenter de deux façons, soit être *simples*, soit être *compliqués*.

*Simples*, ce sont ceux que nous avons précédemment exposés ; *compliqués*, ce sont les mêmes auxquels se surajoutent d'autres maladies qui ont avec ces états anormaux une affinité de parenté.

Il y a comme une attraction entre elles. Et débiles et déséquilibrés deviennent trop aisément alcooliques, épileptiques, hystériques, neurasthéniques, etc... Mais ils deviennent encore plus aisément aliénés, puisque l'anomalie mentale est la menue monnaie même de l'aliénation mentale (ainsi que nous l'exposerons plus tard plus longuement). Disons de suite que l'association des anomalies mentales avec l'alcoolisme est bien la plus fréquente de ces associations, chez les uns à cause de leur docilité, chez les autres à cause de leur facilité à se laisser entraîner, chez tous à cause de leur goût naturel pour les excitants, comme nous le verrons.

Mais nos anormaux ont une tendance plus particulière que d'autres à faire certaines maladies mentales, petites ou grandes. Les petites sont ce qu'on appelle des *obsessions* et des *impulsions*, les grandes sont toutes les maladies mentales qui peuvent exister.

Parmi les anormaux, les *déséquilibrés* sont ceux qui ont le plus constamment des *obsessions* et des *impulsions* diverses, c'est-à-dire que la faiblesse de leur système nerveux les livre, pieds et poings liés, à certaines idées qui s'imposent à leur esprit ou bien les abandonne à certaines tendances plus ou moins irrésistibles à accomplir tel ou tel acte.

A. — *Obsessions*. — L'obsession, c'est une idée qui s'impose à la conscience d'un sujet malgré ses efforts de volonté pour la chasser. Cette idée, qui survient par crises, n'a aucun rapport avec les autres pensées de l'individu et celui-ci reconnaît bien que c'est là une *idée maladive*, et cela quelle que soit cette idée, car ces idées obsédantes peuvent être de toutes les sortes. (Il peut exister autant d'idées obsédantes qu'il y a d'idées dans le cerveau humain. On peut donner comme exemple celle du doute où l'individu se demande continuellement s'il a bien fait telle ou telle chose et celle du toucher où l'individu est forcé de toucher tel ou tel objet; mais un soldat peut être obsédé par n'importe quelle autre idée, partir, etc.)

Cet envahissement de la conscience du sujet par cette idée étrangère ne se fait pas sans lutte évidemment. La volonté du sujet se révolte contre elle, et elle fait un effort plus ou moins grand, selon ses moyens, pour la repousser. Et c'est ce conflit, cette lutte entre la tendance imposée vers l'acte d'obéissance aux sollicitations de l'idée et le pouvoir d'arrêt de la volonté qui émeut le sujet et crée son angoisse. Et plus le sujet est élevé en bonne organisation cérébrale, plus la lutte est vive et cruelle évidemment.

Mais ce n'est pas le cas chez les déséquilibrés du régiment qui ne sont pas habituellement de cette sorte de déséquilibrés supérieurs. Aussi les obsessions y sont elles assez rares. Ce qu'on y rencontre plus couramment chez eux ce sont des *impulsions*.

B. — *Impulsions*. — Chez eux l'obsession par une idée les détermine toujours très rapidement à accomplir l'acte que cette idée a pour but. Ils ne sont pas bien constitués originellement pour cette résistance, aussi ne résistent ils pas.

Comme les obsédés, les impulsifs ont bien conscience de leur idée impulsive ; mais cette idée ne tourmente que les meilleurs d'entre eux. Elle devient bien vite irrésistible.

Nous savons déjà pour l'avoir étudié précédemment combien la plupart des déséquilibrés sont doués d'une naturelle *impulsivité*. Nous savons qu'*un déséquilibré est souvent un impulsif constitutionnel*, c'est à dire un être plus ou moins sans frein de par sa nature même, par tempérament, peut on dire. Aussi est il facile à comprendre que les impulsions qu'ils présentent ne sont le plus souvent que l'exagération particulière de cette tendance originelle. Les idées auxquelles ils obéissent ne sont pas des idées inattendues pour eux. Ce qu'on voit chez eux n'est généralement pas comparable à ce qu'on voit chez les individus normaux. Chez ceux-ci on peut voir survenir tout à coup une tendance irrésistible à accomplir quelque chose qui contraste absolument avec leur caractère habituel comme avec les exigences de la vie sociale de leur milieu. On peut les voir poussés invinciblement à faire un acte stupide, étrange, ridicule, bouffon, extravagant ou grossier, etc., qui fait venir à l'esprit le moins prévenu l'idée certaine d'un acte tout à fait morbide, d'une impulsion véritable, non. Ces déséquilibrés obéissent à des impulsions d'un autre genre qui ne sont pas localisées généralement ainsi à un seul acte. C'es

bien rare que certains d'entre eux aient ainsi une impulsion déterminée au meurtre, au vol, à la boisson. C'est bien rare que
l'un d'eux ait ainsi une impulsion homicide ou qu'il soit atteint
de cette maladie impulsive si connue qu'on appelle la kleptomanie (manie du vol) ou de cette autre, rendue populaire par Edgar
Poë qui en était atteint, et qui se nomme la dipsomanie et pousse
un individu à boire par accès de la manière la plus attristante,
comme aussi la plus pénible pour lui. Ces impulsions-là sont d'un
tel ordre qu'elles envahissent la conscience de la manière la plus
complète et annihilent absolument la volonté de l'individu. Dans
ces cas-là, les déséquilibrés qui en sont atteints sont des malades
qui sont devenus, passagèrement ou non, de vrais aliénés.

Tandis que, quand nous voyons un déséquilibré aussi bien
poussé à se tuer qu'à accomplir des violences, des agressions de
tous ordres, qu'à boire quoi que ce soit banalement, ou qu'à
fuir (la fugue étant par excellence la réaction militaire type de
l'impulsivibilité du déséquilibré), nous savons que ces divers
actes sont accomplis par lui d'une manière tout à fait différente
de ceux dont nous parlions tout à l'heure. Dans ces actions impulsives, la réflexion, le jugement, la compréhension interviennent. Elles comportent pour eux en même temps que la conscience, le souvenir, l'idée, l'émotion de ces actes, la notion, plus
ou moins complète selon l'individu, de ses conséquences possibles. L'acte qui se présente à l'esprit d'un pareil individu a été
exécuté, et l'est toujours, simplement parce que cet individu n'a
aucune puissance d'arrêt et ne peut rien pour empêcher l'acte
d'avoir lieu aussitôt que conçu, aussitôt qu'il s'est présenté à son
esprit, et cela d'où qu'il vienne, d'un autre ou de lui. L'individu
ne lutte pas, il n'essaie même pas de lutter le plus souvent ; il
apprécie bien l'acte qu'il va commettre assez généralement, mais
fatalement il l'accepte et il l'exécute.

Les impulsions que présentent les déséquilibrés ne sont donc
pas des impulsions aveugles et automatiques comme celles du
dément précoce ou de l'épileptique chez lesquelles elles sont si brutales qu'elles ne sont pas autre chose qu'une ruade musculaire,

qu'une décharge énergique et massive d'activité, un acte exécuté avec la brusquerie d'un ressort qui se détend, sorte de vraie « convulsion dirigée dans un but déterminé », comme on l'a dit. Ce ne sont pas de ces *impulsions-motrices*-là qu'ils ont. Ce sont des *impulsions psychomotrices*, c'est-à-dire où l'intelligence intervient plus ou moins entre la sollicitation et l'acte. Il n'y a enfin que les meilleurs d'entre eux, — comme nous le disions plus haut —, qui soient capables d'avoir des impulsions d'un ordre encore plus élevé et où il entre plus de conscience, plus de réflexion, plus de pouvoir d'inhibition, c'est-à-dire de pouvoir d'arrêt, et où l'acte à accomplir est examiné par la volonté qui entre en lutte et se met à souffrir (*impulsions psychiques* de Régis). Que le sujet accomplisse cet acte, et il aura obéi à son *obsession impulsive*; qu'il n'y obéisse pas, et alors il aura seulement été victime d'une *obsession* qu'il aura heureusement vaincue.

Et c'est ici que se place pour nous l'occasion de dire un mot du « **Cafard** ».

Ce terme d'argot militaire emprunté au langage de l'armée d'Afrique a été rendu populaire par la fréquence même des troubles mentaux chez les coloniaux. Il a fait une grande fortune, comme tous les mots vagues qui permettent de cacher toutes sortes de choses, et c'est le cas ici.

Le Dr Granjux est heureusement venu montrer que cette appellation si populaire paraissait désigner en réalité trois ordres de faits cliniques très différents. « Cette expression qui ne s'appliquait primitivement », dit-il[1], qu'à des faits d' « **indiscipline morbide** » observés à peu près exclusivement chez les « Joyeux » et les légionnaires, s'est étendue peu à peu des militaires aux civils et a finalement englobé tous les troubles mentaux observés aux colonies... » En réalité, d'après lui le mot de « cafard » sert d'abord à excuser des actes plus ou moins coupables ou incorrects qui seraient dus à la *modification fatale de la mentalité des Européens au contact des indigènes,* modification d'autant plus

---

1. Voir Le Caducée, 2 septembre 1911.

accusée que le sujet est plus jeune et plus isolé, et depuis plus longtemps là-bas. Cette « *mentalité métissée* », comme il l'appelle, se perd en quittant la colonie (Mais ici donc rien de médical ni de pathologique).

Le mot de cafard couvre quelque chose de pathologique dans les deux autres cas. Il couvre en effet de vraies maladies mentales causées par les intoxications si fréquentes dans l'extrême-sud (en raison des conditions mauvaises d'hygiène auxquelles résistent mal des hommes pour la plupart prédisposés par des tares héréditaires ou accidentelles (syphilis, alcool, paludisme) et presque toujours surmenés. Il couvre enfin, dit-il, les *crises obsédantes, impulsives des déséquilibrés*, si nombreux aux bataillons d'Afrique et à la légion, crises dont l'apparition est favorisée par le milieu où vivent ces militaires mais qui sont surtout le fait de leurs tares héréditaires.

Pour notre part, nous dirons qu'à bien regarder les faits, on peut penser que le cafard n'a rien d'Algérien, rien que le mot, et la popularité qu'il a bien vite conquise là-bas pour cacher bien souvent des quantités d'actes plus ou moins anormaux, plus ou moins morbides, mais parfois aussi des actes qui l'étaient bien peu il faut le dire !

Si on lit attentivement ce qui en a été écrit, on trouve en effet que les actes auxquels il semble qu'on l'ait le mieux appliqué sont des actes qui ressortissent **uniquement** à l'instabilité ou à l'impulsivité toute naturelle, *mais si banale* des déséquilibrés (violences en paroles, en actes, refus d'obéissance, absences illégales, désertion).

Mais on en retrouvera tout autant partout en France, partout où il y a des anormaux. Seulement comme là-bas ils sont en plus grande quantité (certains corps de là-bas étant, on le sait, de véritables corps d'anormaux), ces actes, avec leurs causes naturelles, y sont plus fréquents. Ils y sont sans doute dans une certaine mesure aidés par l'influence du climat et les conditions spéciales de la vie, mais, bien plus sûrement encore certainement, par un *alcoolisme* (qui aggrave des tares déjà assez fortes par elles-mêmes), et surtout par la *contagion de l'exemple et la mentalité du milieu des anormaux*. La chose est évidente par elle-même.

Mais à côté de ces faits que nous connaissons bien maintenant, beaucoup d'autres ont été mis sur le compte du « cafard », qui étaient bien loin de lui appartenir. Beaucoup d'actes, les uns moins maladifs, les autres beaucoup plus morbides, ont été mis sur le compte du cafard qui étaient tout autre chose. Les premiers paraissent avoir été des actes tout simplement coupables, d'autres de véritables actes d'aliénés.

Ces réserves nécessaires faites, on peut poser en fait, comme conclusion, que *le soi-disant cafard relève beaucoup plus des causes intérieures à l'individu qu'extérieures à lui, comme la légende voudrait le faire croire* en parlant de névrose sud algérienne ou de soudanite et de l'influence du climat, etc., etc.

D'autre part, il ne faudrait pas oublier que, dans les pays chauds, il y a des cas d'aliénation mentale tout comme ailleurs et avec toutes les modalités qu'on voit partout évidemment, mais, là encore, la majeure partie de ce qui s'y présente est peut-être moins le fait du climat que de la nature morbide originelle de l'individu. Mettez moins d'anormaux, moins de tarés là-bas, et le cafard diminuera dans des proportions qui surprendront. Un homme mentalement sain qui aura une vie suffisamment hygiénique n'aura là-bas ni impulsion, ni obsession, bien probablement.

**On a donc mis sur le compte du climat ce qui était uniquement le fait de l'anomalie mentale le plus souvent.** Le mot de « cafard » est donc dangereux. Mais le plus dangereux dans ce mot passe-partout, ce n'est pas seulement qu'il est mauvais, trompeur, nullement scientifique (est-il besoin de le dire?), mais c'est qu'il courrait le risque de paraître résumer à lui seul toute la pathologie mentale exotique et qu'il pourrait enfin empêcher un esprit sérieux d'analyser les différences qui pourraient se présenter à lui dans les symptômes observés chez les hommes, ce qui ne serait pas un mince péril.

# IX

## FRAGILITÉ SPÉCIALE DES ANORMAUX

Nous avons vu en passant plus haut que les anormaux avaient certaines caractéristiques spéciales et notamment qu'ils avaient une susceptibilité cérébrale toute particulière.

Tous les anormaux ont, en effet, besoin d'être protégés et protégés contre eux mêmes, car en vertu de leur fragilité spéciale :

1° *Ils ne résistent pas aux difficultés de la vie.*

2° *Ils ne résistent pas aux toxiques.*

3° *Ils ne résistent ni aux fatigues ni aux privations et cela en temps de paix déjà, c'est à-dire à plus forte raison en temps de manœuvre et en temps de guerre.*

1° ILS NE RÉSISTENT PAS AUX DIFFICULTÉS DE LA VIE. — Sous l'influence des émotions, des difficultés les plus courantes de la vie, — et au régiment elles sont parfois trop nombreuses pour un cerveau mal organisé pour les comprendre, — sous l'influence des efforts et des fatigues inévitables, certains anormaux y exagèrent leurs tares.

Pourquoi ? parce que leur cerveau est atteint de cette sorte de sensibilité, de fragilité, de vulnérabilité spéciales dont nous avons parlé précédemment, de ce défaut originel de solidité qui le laisse préparé à tout subir et qui fait que, pour lui, tout ce qui n'est pas la routine est difficulté.

La vie de tous les jours, pour leur cerveau faible par certains points, doit être vécue avec ménagement. Si elle n'est pas telle, mais si, au contraire, elle est plus ou moins chargée de complications (difficultés, ennuis, préoccupations, etc...) elle est déjà trop difficile à vivre pour eux.

Les aliénistes le savent si bien qu'ils ont bien soin quand ils se trouvent en présence d'un malade semblable, d'interroger le retentissement qu'ont pu avoir sur lui toutes les difficultés devant lesquelles il a pu se trouver pendant son existence. Ils vont même plus loin, ils étudient minutieusement certains moments de la vie de ces malades plus particulièrement, car ils savent que leur cerveau de faible qui ne résiste pas bien aux difficultés, ne résiste pas mieux aux *tournants de la vie*. Et tous les tournants de la vie sont pour lui dangereux. Le premier tournant est l'âge où il devient un homme, c'est l'époque de la puberté ; et on sait très bien que beaucoup d'anormaux sombrent à ce moment, ou, en tous cas, s'y troublent passagèrement. Cette crise de l'organisme peut les surprendre. Et, quand on interroge de pareils malades, on apprend qu'ils ont mal fait leur puberté, qu'ils ont présenté à ce moment des troubles marqués parfois du caractère, ou traversé une période de demi-aliénation, étant longuement restés sombres, tristes, préoccupés, ou au contraire excités, impossibles à tenir, ou, bien plus, étant devenus complètement égarés, et ayant dû, de ce fait, interrompre classes et études, comme cela se voit si souvent. Le médecin a parlé de croissance difficile et d' « anémie ou de fatigue cérébrale ».

Le régiment est pour eux un autre tournant de la vie : nous l'examinons en ce moment.

Mais pour dire plus, l'aliéniste sait aussi qu'il n'y a pas que ces deux tournants-là et qu'il y a aussi à considérer et à étudier — si le malade en est là ou les a dépassés, — le tournant du mariage et aussi celui de l'âge critique, mais le premier tout autant que le second (l'homme a comme la femme un âge critique).

L'anormal a donc des moments critiques de par lui-même, de par son organisme propre. Il n'est pas étonnant qu'il en ait de par les autres, et de par le régiment comme de par tout changement de situation analogue. Car *les anormaux sont justement in-*

*capables de supporter un changement de milieu sans risques et grands périls*, parce que tout changement de milieu oblige l'être qui le subit à un effort pour s'y accommoder ; or, c'est de cet effort-là que les anormaux sont incapables justement. Leur cerveau est un mauvais instrument ; il les sert mal et il ne leur permet pas de lui demander de faire face à tout l'imprévu, à tout l'inaccoutumé d'une nouvelle situation. Ce qui serait tout naturel pour un autre que lui, lui devient un insurmontable obstacle et a des chances de le faire sombrer. Il ne peut accomplir l'effort nécessaire pour s'accommoder de tout ce qui se présente de nouveau et il se trouble : les débiles à cause de leur infériorité cérébrale, les déséquilibrés en raison de leur imperfection mentale en sont tous là. Ils ne peuvent avoir le genre d'intelligence, de courage, de maîtrise de soi exigés pour tenir tête à une nouvelle situation.

Qu'est-ce alors si, à ce véritable surmenage naturel, s'ajoutent les poisons de quelques fatigues ou l'intoxication due à quelque faute d'hygiène ou à quelque boisson fermentée?

Le plus bel exemple que j'ai vu est celui d'un adjudant qui, né avec un cerveau de simple, devenu sergent par un travail opiniâtre qui faisait valoir des qualités de probité, de sobriété, de dévouement reconnues et appréciées de tous, arriva peu à peu sergent-major et, enfin, adjudant un an avant d'avoir quinze ans de service et par conséquent sa retraite, et qui, n'ayant pu soutenir l'effort intellectuel que lui avait demandé cette carrière inattendue pour lui, sombra à quelques mois de cette retraite. Tous ses chefs, tout en lui rendant la justice qu'il méritait, reconnaissaient que *toute sa vie il avait occupé une situation au-dessus de ses moyens intellectuels*, et attribuaient tous au service la mort de sa pauvre intelligence forcée par ce surmenage chronique. Cet adjudant, au cerveau débile, avait sombré lentement sous l'influence des difficultés de sa tâche journalière qui avaient forcé son cerveau.

Car on peut forcer un cerveau comme on peut forcer un cœur. On peut forcer le cœur de quelque jeune soldat en le fai-

sant trop courir, on peut forcer au même titre et de la même
façon absolument son cerveau, en exigeant de lui un travail qu'il
ne peut pas fournir. — Et c'est une histoire malheureusement
vraie, — médicalement vraie, — que celle que racontent (peut-
être plus souvent qu'elle n'a lieu seulement) les journaux, quand
ils parlent des sous-officiers de Biribi qui « font tourner » des
soldats de là-bas. « Faire tourner » un soldat, c'est lui faire commettre une faute qui le fera passer au conseil de guerre, c'est
l'amener par des excitations plus ou moins impunissables, des
tracasseries également plus ou moins insaisissables, à une action
déraisonnable qui le fera punir gravement.

On peut dire de certains anormaux qui aggravent leur anomalie mentale au régiment qu'ils « tournent d'eux-mêmes » sans
qu'on les ait « cherchés » pour parler l'argot militaire. A plus
forte raison est-il vrai qu'on peut les faire tourner. Le cas est
pour ainsi dire banal pour le déséquilibré qui, incapable de
s'adapter aux exigences du milieu, se cabre, se révolte — pour
le peu surtout que l'alcool lui ait aidé à ne plus voir bien clair
parmi les réalités du service — et même sans cela, par le simple
effet de sa nature.

Le cas est tout aussi exact, s'il n'est peut-être pas aussi fréquent pour le débile. Nous en parlerons plus loin.

N'est-ce pas le lieu de faire ici une remarque que l'expérience
régimentaire impose à l'esprit journellement et qui permet de
bien saisir une partie du mécanisme du forçage du cerveau de
certains soldats? Elle a trait à la façon dont les hommes sont
punis.

Généralement les hommes sont bien plus souvent punis par les
gradés, caporaux ou sergents que par les officiers, et cela va de
soi, puisque ceux-là sont plus en contact permanent que qui-
conque avec les hommes. Or, quand les gradés punissent ou ré-
primandent, ils le font trop souvent en considérant la faute qu'ils
relèvent quasi comme une injure personnelle, comme un manquement volontaire à leur personne, ou envers leur autorité. Le
gradé ne punit pas, le plus souvent, avec le calme de l'éducateur,

au nom d'une loi supérieure à lui-même, mais trop souvent avec,
à la bouche, la colère vengeresse de l'homme bafoué dans son
commandement. La punition prend donc trop souvent de ce fait,
et comme tout naturellement, un caractère tout à fait personnel
qu'elle ne devrait pas avoir. Et cela est trop souvent hélas! pour
beaucoup dans la naissance, chez quelques pauvres insuffisants ou
chez quelques déséquilibrés, de l'idée d'une persécution directe,
d'une vengeance de ce gradé contre lui. Qu'y a-t-il d'étonnant
à ce que certaines natures morbides d'hommes désertent ou se
révoltent contre une autorité qui s'affirme envers eux, à leur
sens, avec une violence angoissante, puisqu'on voit certains
jeunes gens préférer se tuer que de subir le poids d'une pareille
autorité qui leur paraît tyrannique et terrifiante! (Voir plus
loin l'observation de cet engagé qui se suicida dans ces conditions un mois après son arrivée au corps en se coupant la
gorge.)

On avait très bien fait, à cause de ce danger, d'enlever aux
caporaux le droit de punir directement. C'était trop souvent
qu'il n'y a pas encore bien longtemps on pouvait, dans les conseils de guerre et dans les sections de discipline, comme je
l'ai vu, constater que le gradé qui avait établi le délit militaire
d'un homme quelconque était assez souvent un simple caporal,
dont on pouvait douter tout au moins qu'il ait mis tout le calme
sinon l'autorité, à empêcher le délit lui-même, tandis que les délits relevés par des adjudants ou même des officiers y sont des
plus rares.

2° ILS NE RÉSISTENT PAS AUX TOXIQUES. — Tous les anormaux
ont besoin *d'être protégés contre eux-mêmes dans la recherche de
ce que nous appelons les excitants.* Les anormaux, tous les anormaux, courent le risque, mais à des degrés divers, de se laisser
aller à s'intoxiquer, notamment à s'alcooliser, puisque l'alcoolisme est la plus courante des intoxications, étant à la fois la plus
agréable et la plus facile. Tous les anormaux, depuis le simple
héréditaire, le simple prédisposé, jusqu'au déséquilibré le plus
complet, tous sont à la merci de ce péril; tous sont plus que

menacés par lui, puisque la plupart en subissent les atteintes. Mais il y a à ce sujet quelques notions qu'il faut posséder pour bien juger ce goût, cette appétence, cette passion malheureuse pour tout ce qui procure ou peut procurer des « paradis artificiels », comme l'on dit.

Ce n'est pas en effet uniquement parce que beaucoup d'entre eux sont fils de buveurs et que cette néfaste hérédité, évidente chez eux, les pousse à la boisson ; ce n'est pas non plus parce qu'ils ont bu déjà avant de venir au régiment et que **qui a bu boira**, qu'ils se mettent à boire. C'est pour cela... et c'est aussi pour autre chose qui échappe généralement au public, même très éclairé. Ils vont à l'alcool, au vin, à tous les toxiques pour une autre raison.

Ils y vont parfois poussés par un véritable besoin de leur nature maladive pour quelque chose qui les excite, qui les fouette, qui les remonte en un mot ; ce n'est que plus tard que, l'habitude aidant, ils y prennent goût et ne peuvent plus s'en passer parce que leur faiblesse naturelle de volonté n'est pas capable de les en empêcher. Mais, mis à part ce qui revient à l'habitude et bien entendu aussi, à l'entraînement, — et l'on sait si certains d'entre eux avec leur volonté nativement faible sont entraînables, suggestibles ! — mis à part tout cela, il reste que leur constitution morbide est telle que, en pleine santé corporelle, ils sentent certains jours, parfois souvent même, comme une sorte de défaillance de leur organisme mal-né, mal-venu ; ils sentent comme une baisse dans l'énergie de leur être personnel mal équilibré, une diminution dans la force de leur sentiment de vivre. Comme ils ont perçu comme tout le monde le sentiment de bien-être général qu'on ressent dans ces conditions-là après avoir pris « quelque chose », quoi que ce soit, aliments ou boisson, ils ont eu tout naturellement recours à ce moyen pour remonter leur énergie en baisse : ils ont mangé ou bu quelque chose ; ils ont bu surtout, parce que les occasions de boire sont beaucoup plus nombreuses que celles de manger ; parce qu'aussi enfin il est plus facile de faire comme tout le monde qu'autrement. Le moment de malaise qui a pu, disons-le, être véritable et assez fort chez quelques-uns, a disparu ; il a disparu, remplacé par le « coup de fouet » de la boisson alcoolique. Ils ont trouvé le remède facile et surtout agréable, et voilà à la vérité comment a pu prendre naissance dès le principe, chez quelques-uns, un besoin de boire, un goût de la boisson qui n'attendait qu'une occasion pour naître, car ils le portaient en eux. Et des occasions favorisantes, ils en ont trouvé tant qu'il ont voulu dans cette faiblesse naturelle de leur volonté dont nous parlions, qui les livre à tous les entraînements.

Mais, outre cette faiblesse naturelle de leur organisme qui ne peut modérer ses véridiques besoins, certains anormaux, surtout parmi les héréditaires, mais surtout parmi les déséquilibrés bien entendu, vont à l'alcool d'une autre manière, plus aveuglément cette fois, et c'est le cas le plus habituel.

Nous avons du reste caractérisé ces derniers individus du nom d'impulsifs : nous avons montré que leur organisme de qualité inférieure ne faisait souvent que s'obéir à lui-même, par pur réflexe, qu'il n'était pas capable d'obéir à son maître, que son maître n'était au contraire que l'esclave des forces aveugles et fatales qui étaient en lui, dans ses nerfs, dans son cerveau. Nous avons dit que, chez les déséquilibrés, cette impulsivité faisait d'eux des incapables de diriger beaucoup de leurs actes et aussi, bien entendu, de leurs besoins organiques : leurs passions vives sont de cette dernière catégorie. Chacun d'eux a constitutionnellement en lui cette propension de son organisme à fonctionner pour son propre compte et sans l'ordre ni la défense du maître. Quoi d'étonnant après cela que cet organisme qui ne lui obéit plus, ait des passions pour lui-même, surtout quand on sait qu'il est exact qu'il a parfois de véritables besoins ?

C'est ce qui a lieu chez le déséquilibré ; le besoin d'un excitant a créé et entretenu chez lui l'impulsion à le rechercher : il est né, s'est renforcé, et est devenu invincible comme une nécessité organique au premier chef. Et c'est ce qui explique la profonde vérité de ce qui devrait être un proverbe accepté de tous : « ne boit pas qui veut !... »

Et c'est ce qu'on voit tous les jours. L'expérience journalière des déséquilibrés et des autres montre bien la réalité de cette appétence pour les excitations fortes et surtout pour les excitants. Or les excitants sont tous des toxiques. Et on devine les conséquences de ces toxiques, dont le plus banal et le plus facile à avoir est l'alcool (que ce soit sous forme de vin, d'eau-de-vie, d'apéritifs ou de liqueurs, etc...), dont d'autres sont tout aussi connus, sinon moins communs, parce que plus difficiles à se procurer tout simplement (tels que l'éther, la morphine, l'opium, la cocaïne, le chloral, etc.).

C'est tout cela qu'il y a dans le goût inné des anormaux, des déséquilibrés pour l'alcool. C'est à nous de nous le rappeler pour bien comprendre leur funeste passion, qui n'est pas seulement le fait des circonstances et du désœuvrement, comme on pourrait le croire, mais qui est plus fortement enracinée en lui qu'on ne le pense. Ce qui le prouve bien du reste c'est la facilité avec laquelle ils passent d'un excitant à un autre, du vin à l'alcool (quand un homme avoue boire du vin, vous pouvez être sûr qu'il boit aussi de l'alcool), de l'alcool aux apéritifs, — et parfois à l'éther, — etc..., quand l'occasion leur est favorable.

C'est tout cela qu'il faut savoir, disions-nous, pour bien comprendre les déséquilibrés, notamment pour essayer comme il faut de les protéger contre eux-mêmes à ce sujet. On comprend mieux maintenant pourquoi leur tendance à boire est dangereuse et cela non seulement pour eux, mais aussi pour les autres qu'ils y entraînent tout naturellement, anormaux ou pas. Eux ils vont à leur besoin : ils vont à l'alcool comme le canard à l'eau, comme *tout prédisposé va vers le toxique* (et le déséquilibré est bien plus qu'un prédisposé, nous le savons!)

Tout prédisposé va naturellement vers le poison... qui le tuera. C'est même un fait assez étrange qui prouve d'une manière inattendue la fatalité qui mène sa destinée de pauvre être taré. Il ne sait plus se défendre contre le danger qui le menace; il ne sait même plus le reconnaître. *Car chez lui l'instinct de conservation est altéré, est perverti, plus ou moins fortement.*

C'est là une vérité de clinique sociale qu'il faut savoir appliquer au milieu militaire pour poursuivre toujours plus énergiquement l'alcoolisme dans l'armée, et cela où qu'il se produise, où qu'il se contracte, en dehors de la caserne ou à son intérieur, aussi bien à la cantine qu'à la coopérative (où l'on en voit encore trop souvent des exemples).

Ajoutons maintenant cette autre notion médicale que l'alcoolisme, nuisible à tous, est encore plus nuisible aux anormaux parce qu'il fait d'eux aisément des malades de tous ordres et des indisciplinés, mais il en fait aussi des *épileptiques*. Chavigny rappelle avec raison qu'*un débile qui boit est bientôt inutilisable*. Je n'en veux pour preuve que l'observation suivante :

Un zouave que nous avions ainsi, et qui était tout au plus capable de porter la soupe aux hommes qui travaillaient au champ de tir, avait trouvé dans cette pseudo-occupation le loisir de boire. Il dut être bientôt réformé, à la demande expresse de son capitaine qui ne pouvait plus en venir à bout et qui aurait dû sévir à tout instant pour toutes les fautes inimaginables de paresse, de saleté, de négligence que lui faisait commettre son alcoolisme naissant ; son cerveau s'obscurcissait rapidement et, depuis un an qu'il était au bataillon, il était devenu méconnaissable, quant à ses facultés maintenant si amoindries (Voir plus loin, l'ivresse confusionnelle du débile).

Mais l'alcool, qui trouble ainsi et si vite le cerveau du débile, fait plus, car Chavigny a ajouté qu'*un débile qui boit à vingt ans est épileptique à trente,* et c'est parfaitement exact.

Les déséquilibrés, eux, résistent mieux à l'alcoolisme, mais ils font des *ivresses pathologiques,* avec tout ce qui en résulte comme nous le verrons. Ils font surtout de l'indiscipline, morbide ou non, mais aussi, à l'occasion, toutes les folies dues au poison absorbé.

3° ILS NE RÉSISTENT PAS AUX FATIGUES, NI AUX PRIVATIONS, NOTAMMENT A CELLES DU TEMPS DE GUERRE. — Car il est une vérité médicale et militaire qui est celle-ci : beaucoup de ces anormaux, qui « vivotent » dans les rangs, seraient sans valeur à la guerre ;

bien plus, certains sujets, qui peuvent faire en temps de paix de bons soldats, ne vaudraient rien en campagne. Déjà, en temps ordinaire, tout le monde sait très bien dans les régiments que certains débiles, tolérables à la caserne où on a un peu le temps de s'occuper d'eux, deviennent fort gênants au dehors : ils se prêtent mal, on le sait, au travail en ordre dispersé. Un auteur allemand très connu, Stier, va même plus loin, puisqu'il a écrit « qu'il y a en Allemagne dans les rangs des gradés de tous grades, sous-officiers, et même officiers, qui tiennent petitement leur place chaque jour en temps de paix, et qui seraient des non-valeurs en temps de guerre. » « Or, ajoute-t-il, comme il faut voir en tout homme le combattant éventuel, peu importe son attitude au régiment, du moment que des particularités de son état psychique font craindre son insuffisance à l'heure du danger »... Je ne cite ces paroles — qui peuvent paraître un peu radicales — que pour montrer jusqu'à quel point va en Allemagne la préoccupation qu'on y a de faire une sélection soigneuse et énergique des soldats du rang.

Et cette sélection est importante si l'on songe aux périls de tous ordres que courent en temps de guerre tous les psychopathes. Ils ne résistent pas aux simples fatigues, avons-nous dit : ils ne résistent pas plus à des fatigues qui ne sont pas seulement faites d'un même effort longtemps continué, mais auxquelles s'ajoutent de mauvaises conditions matérielles, absence de confort, de sommeil complètement réparateur, de nourriture variée et appropriée aux besoins momentanés, ainsi que cela est réalisé aux manœuvres ; là, la surfatigue, en effet, risque de devenir vite pour eux du surmenage continuel.

En faut-il un exemple ?

Un jeune dragon entra à l'asile évacué des manœuvres où il était devenu subitement aliéné : il faisait la cuisine de son peloton et accomplissait sa besogne tranquillement à l'arrivée à l'étape ; il était considéré comme un charmant garçon par tous ses camarades et ses chefs, étant doux, gentil, bien élevé, poli et aimable, et jamais puni. Mais il ne supportait qu'avec peine

les représentations de ses camarades qui se plaignaient un peu de
sa cuisine pas toujours assaisonnée ni cuite à point, disaient-ils.
Cela durait depuis quelques jours et il en avait beaucoup été impressionné : il n'en dormait plus la nuit. Un jour de repos, immédiatement après une nouvelle observation de ses camarades
qui réclamaient du sel, il se mit à s'exciter, saute par la fenêtre,
se sauve dans la campagne, a une crise de nerfs, puis parle à
tort et à travers des jours entiers, des nuits entières. Bref, ce
garçon dont les parents étaient morts très jeunes de tuberculose,
dont une sœur était morte de méningite à cinq ans, dont le grand-
père était buveur, et qui, dans son enfance, avait manifesté son
tempérament maladif par de grandes colères, avait évidemment
le cerveau faible d'un prédisposé. Sous l'influence convergente
des fatigues des manœuvres (auxquelles se joignait peut-être un
peu d'alcoolisation, — passagère comme cela est fréquent à ce
moment de l'année militaire où des gens boivent par occasion
qui ne boivent pas habituellement), à l'occasion de reproches trop
vivement sentis, son cerveau l'avait trahi et il avait fait une crise
de manie qui lui valut plusieurs mois d'asile. Il est bien certain
que sans les manœuvres la fragilité habituelle de son cerveau aurait peut-être pu éviter cette manie et l'internement.

Mais cela est encore mieux réalisé évidemment en temps de
guerre où les privations sont forcément plus nombreuses, continuelles même, et où, à ces mauvaises conditions matérielles, s'a-
joutent des mauvaises conditions morales (émotions déprimantes,
impressions angoissantes, incertitudes, terreurs, etc., etc.) ce qui
fait qu'au surmenage physique s'ajoute un surmenage émotionnel, cérébral, auquel ces anormaux ne résistent pas. Ces anormaux
risquent, là, de devenir des candidats à l'évacuation. (Au reste ne
le voyons-nous pas en manœuvres déjà où souvent on est obligé
de beaucoup s'inquiéter de certains psychopathes connus pour
tels, car trop souvent leur dépression physique et morale arrive
rapidement à y être extrême).

Mais en temps de guerre, c'est bien autre chose. Parfois les
anormaux de tous les degrés sont plus qu'un encombrement, ils

peuvent devenir un vrai danger : ils risquent d'être dangereux par leur seule existence pour le salut, non seulement de
ceux qui les entourent, mais même — ce qui peut étonner au
premier abord — de toute une armée. Ils peuvent en effet devenir bien vite des aliénés, avec tout ce que cette situation d'aliéné
peut comporter à la guerre. C'est en temps de guerre que la notion sur laquelle Chavigny a insisté à savoir que « les aliénés
traduisent dans l'armée d'une façon plus précoce que partout
ailleurs leur état de trouble mental » se vérifiera d'elle-même
abondamment. Tout ce qui caractérise l'état de la guerre concourra à faire des malades de prédisposés qui étaient peut-être
jusque-là passés inaperçus. Nous savons tous que le surmenage
purement physique produit une auto-intoxication de l'organisme,
auto-intoxication qui va agir sur le point faible qu'est le cerveau
chez tous les individus. Le surmenage cérébral dû aux émotions
déprimantes de la guerre va concourir au même but. Or, nous
avons dit combien on devait éviter les surmenages aux anormaux, aux mentaux, c'est-à-dire à tous les tarés du cerveau.
Mais avant de chavirer définitivement, ils auront pu s'irriter et
causer ainsi de multiples ennuis tout autour d'eux.

L'exemple le plus connu du psychopathe qui s'irrite est celui
du neurasthénique, qui est déjà irritable de lui-même, et qui, devant de grosses fatigues, s'épuise vite parce qu'il se fatigue facilement, arrive à ne plus dormir et doit être bientôt dirigé sur
l'arrière. Parmi les autres nerveux, les hystériques perdent la
carte et forgent des histoires de toutes pièces, semant la terreur
et le découragement, car ils sont incapables de maîtriser leurs
émotions. Ce sont des anormaux ou des petits malades semblables
qui, soit spontanément, soit sous l'influence de ces fatigues, soit
sous l'influence de la moindre dose d'un alcool recherché pour
le coup de fouet qu'il produit, ou encore à l'occasion d'une parole maladroite d'un camarade ou d'un gradé, peuvent se livrer
tout à coup à des actes regrettables de toute nature, actes de violence, rébellion, insultes, voies de fait qui sont bien plus dangereuses par le mauvais exemple qu'elles donnent en temps de guerre,

où toutes les bonnes volontés doivent être tendues vers le but commun. Ces individus, que les émotions et les privations de chaque jour rendent plus irritables, plus nerveux aussi, deviennent plus ou moins vite des êtres démoralisés et prompts au découragement, aux murmures, qui rendent tous leurs camarades inquiets sur le lendemain parce qu'ils sont maladivement inquiets eux-mêmes et qu'ils ont perdu trop vite le sentiment du réel. *Ce sont eux qui sèment la peur autour d'eux et qui deviennent, à la première et à la moindre occasion, des promoteurs de fuite ou de paniques.* Or on sait avec quelle facilité cela est possible surtout chez les troupes épuisées par la série des efforts antérieurs, des fatigues physiques ou morales inhérentes à la guerre, mais surtout chez celles qui sont inactives depuis un certain temps et alors par conséquent émotionnées, énervées, par l'attente d'une lutte prochaine, et subissant cette sorte d'état d'inquiétude, d'angoisse latentes qui ne demandent qu'à se transformer en terreur subite à l'occasion.

Et on sait aussi qu'après tout combat on compte non seulement des tués ou des blessés, mais aussi (au moment de l'appel des combattants) de très nombreux disparus. Après Rezonville on comptait par exemple 5 472 disparus pour 10 402 blessés et 1 347 morts. Après Saint Privat on comptait 4 420 disparus pour 6 709 blessés et 1 146 tués. Or ces disparus ne sont qu'en bien petit nombre des soldats captifs dont l'identification n'a pas été faite, des morts non retrouvés ou non reconnus ; *ils sont pour la plus grande part des soldats qui ont déserté, qui ont fui pathologiquement devant l'ennemi.*

On s'accorde à dire que les batailles modernes, avec la soudaineté, l'étendue et l'horreur de leurs ravages, agiront de plus en plus à la façon des catastrophes cosmiques, des tremblements de terre par exemple lesquels déterminent de véritables épidémies de troubles mentaux (comme on l'a vu à Messine). Or ce sont justement les malheureux que le trouble momentané ou plus durable de leur esprit a entraînés à fuir ainsi, qui, fuyards des combats précédents ou du combat actuel, affolés, hallucinés, voyant des ennemis partout et criant leur terreur, contagionnent les soldats qu'ils rencontrent et entraînent les paniques les plus inattendues comme les plus épouvantables. (C'est ce que fut en tous points, par exemple, celle si célèbre des troupes prussiennes devant Iéna le 4 octobre 1806 : ces troupes s'enfuirent subitement dans ces conditions alors que les avant-gardes françaises étaient à deux journées de marche. « Ce fut un désordre immense et honteux », dit le colonel de Massenbach dans ses Mémoires).

Aujourd'hui, parmi les horreurs de la guerre, il faut en effet plus que jamais, comme le dit l'un des auteurs qui ont suivi la guerre de Mandchourie, il faut accorder une place essentielle à l'aliénation mentale. L'expérience des guerres anciennes l'avait établi depuis longtemps, celle des guerres modernes l'a encore plus visiblement prouvé. Rappelons seulement les 2 000 aliénés russes de la guerre de Mandchourie, mais en ajoutant aussitôt qu'au cours de cette guerre beaucoup de soldats atteints de troubles mentaux « couraient çà et là en liberté, éperdus, inconscients à travers les pays déserts »… et que ces malheureux fuyards n'entrent pas en ligne de compte dans ce chiffre, alors que celui des aliénés correspondait déjà à 4 pour 100 des malades ou blessés traités pendant cette guerre. On a vu en effet en Mandchourie que, là comme dans toutes les autres guerres, le nombre des aliénés augmentait d'une manière rapidement croissante depuis le commencement jusqu'à la période terminale et que, même encore pendant un temps assez long après la fin de la guerre, des individus deviennent aliénés par son fait. Mais ce qui est ressorti clairement de cette guerre, c'est le fait indéniable et très important que tous les individus tant soit peu prédisposés aux troubles nerveux ou mentaux par leurs antécédents héréditaires ou personnels, constituent en cas de guerre une cause de graves désordres et une menace de développement massif des maladies mentales. Et Stier, l'auteur allemand qui expose cela, ajoute que « si une guerre européenne avait lieu, elle serait accompagnée d'une explosion de troubles mentaux extrêmement nombreux ». Heureusement qu'un assez grand nombre de ces aliénations mentales subites sont essentiellement aiguës, transitoires et curables (parfois même en si peu de temps qu'on peut garder l'espoir que si on a mis le malade hors d'état de nuire, d'abord à lui ou aux autres au moment où il pouvait devenir dangereux, on pourra peu après l'utiliser de nouveau). N'empêche qu'il aurait mieux valu qu'il n'ait pas eu cette période de troubles mentaux qui risque d'avoir été cause de tant de périls de tous ordres.

Qu'a-t-il pu arriver en effet ?

Je ne m'arrêterai pas longtemps aux malades mentaux tels que ceux qu'on appelle des déments précoces (méconnus ou dont l'état d'altération des facultés mentales est dû à la guerre) qui, s'ils peuvent opposer une obstination incompréhensible, étant données les circonstances, à l'exécution d'un ordre qui doit être exécuté immédiatement, pensent aussi avoir une impulsion subite qui les porte à partir seuls en avant de leur unité, mettant le désordre dans les rangs, entraînant des malheureux camarades dans une action qui peut être dangereuse pour leur vie, à un moment où la tactique impose essentiellement au contraire de ne pas se montrer. Je soulignerai seulement ce qui peut arriver à un épileptique qui, lui aussi, peut être pris tout à coup d'un besoin de fugue irrésistible, inconsciente, qui l'emmènera peut-être vers l'ennemi, attirant l'attention de celui-ci sur l'emplacement des troupes, etc., etc... Je rappellerai que le fait peut arriver également à des hystériques, mais je citerai aussi le cas de l'alcoolique dont nous apprendrons à connaître les fugues dans cet état d'affolement que lui valent les dangers imaginaires que son délire lui fait voir de tous côtés autour de lui !

Eux sont des malades ; les anormaux qui ne le sont pas encore, mais qui peuvent seulement à tout instant le devenir, sont tout aussi dangereux. Qu'on songe que de tels malades réels, méconnus, ou que de tels anormaux qui sont à la veille de le devenir, peuvent être chargés de missions de confiance, de transmission d'ordres, de la garde d'un camp ; le salut d'une armée, dit-on couramment, peut être compromis par le sommeil d'une sentinelle. Son salut ne peut-il pas dépendre encore plus aisément d'un anormal fatigué, qui sera un aliéné le lendemain, si on ne s'en aperçoit pas à temps? L'un d'eux, par exemple, qu'effraiera la terreur de la nuit ne peut-il pas donner l'alarme à tous par les coups de feu qu'il aura tirés sur l'objet de son hallucination ou de son effroi? N'y a-t-il pas eu de batailles engagées de cette façon au moment où on s'y attendait le moins?

Ce simple aperçu fera facilement entrevoir la gravité des dangers que les malades mentaux et les anormaux peuvent faire courir à l'armée, les premiers par leur état de maladie, les seconds par leur état d'anomalie, qui va vite s'exagérer, s'exaspérer, s'aggraver sous l'influence du surmenage physique et cérébral que leur valent les fatigues de la guerre.

# X

## CE QUE DEVIENNENT LES ANORMAUX
## AU RÉGIMENT

*Que deviennent les anormaux au régiment ?*

Aucun anormal vrai ne passe inaperçu : quelques-uns sombrent, beaucoup s'irritent, d'autres s'aggravent. Par contre beaucoup d'anormaux légers s'y fortifient et s'améliorent; et c'est une chose consolante.

Commençons d'abord par ces derniers.

### I. — Ceux a qui le régiment ne peut faire que du bien.

*(Beaucoup d'anormaux s'y améliorent.)*

Il est bon que maintenant en effet soit dite cette chose consolante : Il existe dans l'armée une foule de prédisposés qui, non seulement n'en souffrent pas, mais qui, bien au contraire, s'y fortifient et s'y améliorent.

Il y a une foule de natures prédisposées, une foule de jeunes gens à hérédité plus ou moins chargée, qui vivent tranquilles dans les rangs, qui séjournent à la caserne et accomplissent toutes les tâches les plus diverses du métier militaire sans y manifester aucun trouble mental : simples désharmoniques, débiles légers (c'est-à-dire jeunes gens à la limite de la débilité et de la normale), nerveux et surtout petits neurasthéniques. Pour tous, si leur santé physique est suffisante ou si leur niveau psychique est tranquille, l'existence régulière et soumise du soldat est non seulement possible, mais elle est des plus salutaires. C'est que cette vie toute particulière convient admirablement à beaucoup, mais surtout au névrosé en particulier parce qu'elle le place sous une discipline inéluctable et qu'elle l'oblige ainsi à un effort corporel méthodique, à une discipline musculaire régulière, qui maintient sa volonté à un taux constant d'activité. Et cet effort corporel est d'autant plus facile à continuer qu'il est soutenu sans participation fatigante de son intelligence et surtout de sa sensibilité. Le P^r Régis a dit, il y a bien longtemps, que *si le service militaire n'existait pas, il faudrait l'inventer, ne fût-ce que comme moyen de traitement de la neurasthénie.*

Cette vie régimentaire, dit-il, rend les plus grands services le plus souvent à de nombreux jeunes gens hypocondriaques et affaissés, à de jeunes pessimistes fils de famille ou non, trop « schopenhauerisants », d'une veulerie absolue, incapables de rien faire que de soupirer après la mort, et qui tous ont repris bellement goût à la vie déjà après quelques mois de la vie de régiment. Au reste, qui de nous n'a pas eu l'occasion de voir maintes fois des officiers de réserve arriver neurasthéniques pour faire leur période et repartir gais et florissants moins d'un mois après? Mais qui n'a pas connu de ces régiments où de temps en temps, un officier de réserve vient faire une période spontanément sans solde (seul ou au moment où les autres viennent) et qui vous dit très volontiers que « comme il sentait que ça n'allait plus pour son travail » il est venu sur le conseil de son médecin se retremper dans la vie de garnison ou de manœuvres. Et il repart, apaisé et solide, reprendre sa tâche d'homme d'affaires, ou son travail de bureau.

Il y en a qui savent bien qu'« une période de vingt-huit jours leur fait un bien plus durable effet qu'un séjour à la mer ou qu'une cure à la montagne! »[1] (Régis).

---

1. Le P^r allemand Cramer, dans une conférence, parle de ces « neurasthéniques, volontaires d'un an, qui sont partis guéris du régiment et qui revenaient guérir à nouveau en refaisant du service » (V. *Le Caducée*, 4 juin 1910).

Si un officier de réserve, homme d'expérience déjà le plus souvent, sait très bien ce qui lui convient, un jeune homme très intelligent comme le sont ces héros des écoles que leur surmenage intellectuel a jetés à la côte et auxquels le service régimentaire fait l'effet d'un bain rafraîchissant, ne le sait pas ou le sait mal en tout cas. Tous ces jeunes malades, en effet, la vie militaire les restaurera ; mais à la condition qu'une clairvoyance prévenue, qu'une autorité à la fois bienveillante et ferme, exerce sur eux l'influence qui leur est nécessaire. Qu'ils passent leurs trois premiers mois sans accroc, sans trop de fatigue corporelle, et tout ira bien, s'ils reçoivent en temps opportun les encouragements et la stimulation qu'exige leur neurasthénie.

Voilà donc toute une catégorie d'anormaux qui retire le plus grand bien de la vie régimentaire. Mais il n'en est pas de même malheureusement des autres.

## II. — Ceux a qui le régiment peut faire du mal.

*(Influence spéciale du milieu militaire sur les anormaux.)*

Pour tous les autres anormaux, nous disions qu'aucun d'eux ne passait inaperçu au régiment. C'est vrai, et c'est vrai d'une vérité générale qui ressort à la fois de l'influence toute spéciale que le milieu militaire exerce sur eux et de la différence qui existe entre celui-ci et le milieu social où ils ont vécu jusque-là.

Il semble qu'il ne devrait pas y avoir de difficulté pour que soit acceptée à côté de la première vérité que *l'égalité devant la loi s'arrête à la maladie,* cette autre toute aussi évidente que *mentalement tout le monde ne peut pas être soldat.* Elles devraient l'être toutes deux d'autant plus aisément que personne n'ignore les différences profondes qui existent entre le milieu civil et le milieu militaire.

Deux auteurs d'un très beau livre récent sur « les maladies mentales dans l'armée », Antheaume et Mignot, disent textuel-

lement qu'on peut, sans exagération, prétendre que *le service mi*
*litaire est une véritable pierre de touche de l'équilibre cérébral*, la
brusque transformation des conditions d'existence, les rigueurs de la
discipline, des nouvelles habitudes organiques et mentales qui doivent y être contractées, nécessitant des aptitudes à l'adaptation que
seul habituellement possède l'homme intellectuellement normal.

Ces divers points ont-ils besoin d'être développés ? N'est-il pas
évident que le passage au régiment est pour le cerveau d'un
homme qui n'est pas normal une épreuve décisive ? Nous avons
dit que, par définition, les insuffisants que sont les débiles mentaux
ne peuvent pas s'élever jusqu'à l'adaptation. Nous avons dit éga
lement que les imparfaits, les lacunaires que sont les déséqui
librés, ne le peuvent pas davantage à cause de la mauvaise qualité
de leur activité intellectuelle. Nous avons même dit qu'une cer
taine de leurs manières d'être est justement d'être des inadaptables
et des insociables. Mais comment tout cela n'apparaît-il pas plus
fortement, quand on se représente la multiplicité des obligations
comme l'étroitesse des règlements ? Les conventions et les lois
sont nécessaires à tout groupement organisé : combien leur nombre
et leur rigueur doivent-ils être plus grands encore nécessairement
dans un groupe dont toute l'organisation est faite pour la force !...
Aussi n'y a-t-il rien que de tout naturel dans ce fait que la plus
grande étroitesse des conventions, des lois, la plus stricte rigueur
des réglementations, comme aussi leur plus grand nombre, font
*ressortir* tous les individus qui, pour une raison ou pour une
autre, sont incapables de les comprendre ou de les subir. Le
phénomène de l'*inadaptabilité* est un phénomène tout naturel et
sous la dépendance absolue et étroite de la convention qui règle
la constitution même de l'armée. Et il est tout à fait logique que
le déchet des individus incapables d'y concourir augmente avec la
rigueur de sa constitution.

Il ne saurait même en être autrement.

Les actes anormaux que les aliénés à tous les degrés ou les
candidats aliénés peuvent commettre dans la société sous l'influence des troubles mentaux dont ils sont atteints, augmentent en

effet non seulement avec le degré de leur état de maladie, mais aussi, et surtout, avec le plus grand nombre d'occasions qu'ils ont de commettre ces actes anormaux eux-mêmes. C'est pour cela que plus sont nombreuses les obligations sociales au milieu desquelles ces malades se trouvent, plus grandes sont pour eux les chances de les enfreindre. Plus il y aura d'obstacles dans une rue, plus un cheval échappé aura de chances d'en renverser dans sa course folle. C'est pour cela qu'il ne faut pas trop s'étonner du nombre si grand d'anormaux et d'aliénés dans l'armée : plus le filtre est fin plus le résidu est abondant. Et aussi plus ce qu'on tamise est de mauvaise qualité plus le déchet augmente. Or c'est ce qui a lieu pour l'armée dont d'abord la discipline a des exigences beaucoup plus, infiniment plus, astreignantes que n'en a la société civile (avec ses quelques sommaires devoirs généraux), et dont aussi les rangs s'accroissent chaque année de jeunes gens plus tarés que jamais par l'alcoolisme héréditaire ou personnel, par le surmenage héréditaire ou acquis, tous individus plus vulnérables qui vont avoir à supporter une instruction militaire plus intensive et à obéir à une discipline plus stricte. Cerveaux plus débiles, service plus difficile et plus compliqué, tels sont les deux termes en présence. Le professeur agrégé Chavigny, du Val-de-Grâce, a insisté avec juste raison sur cette « précocité toute spéciale de l'apparition des troubles mentaux chez les militaires », troubles qui ne seraient pas apparus de sitôt si l'homme n'avait pas été au service. Et il a eu raison, car ce fait a pour nous des conséquences très importantes.

En effet, il explique tout d'abord comment il se fera que les malades devant lesquels les médecins militaires et les officiers vont se trouver le seront parfois bien peu, puisqu'ils seront tous au début de leur maladie, c'est-à-dire à un moment où la maladie est parfois si peu marquée, où les symptômes sont si peu évidents, si peu démonstratifs, qu'on peut facilement les prendre pour autre chose que ce qu'ils sont, les confondre avec une manière d'être naturelle à l'individu, à son caractère, comme aussi avec de la simulation. C'est une donnée qu'il ne faudra pas oublier. Et c'est cette donnée aussi qui explique et excuse, dans une large mesure parfois, les erreurs commises puisque, pour les motifs que nous avons énoncés plus haut, la nature morbide de la manière d'être d'un soldat a plus de chances d'échapper à son entourage comme à ses chefs hiérarchiques.

Toute autre est la société civile, avec l'indépendance relative où se trouve chacun de ses membres vis-à-vis du milieu lui même ! Le champ où évolue l'individu lui est d'abord le plus souvent connu depuis toute sa vie ; son adaptation s'y est faite lentement, sous l'influence de circonstances qui l'ont enveloppé graduellement et qui lui ont permis de s'acclimater progressivement, de s'accommoder avec la même tranquillité au milieu lui-même. Les actions ont été lentes de part et d'autre en un mot, du milieu sur l'individu comme de l'individu sur le milieu. D'autre part, la famille et le foyer sont les deux meilleurs régulateurs pour l'adaptation, pour l'accommodation, nous l'avons dit.

Pour ceux qui n'en ont pas, le choix du métier, celui du patron, des camarades, des amis, interviennent comme des facteurs et des aides précieux d'une soumission qui est toujours volontaire aux circonstances de la vie.

Il y a aussi ce fait que dans la vie civile, le champ des libertés, et même des licences, est assez vaste pour que les individus y trouvent largement de quoi satisfaire leurs volontés, leurs désirs et même leurs passions. Dans l'armée au contraire la soumission est de tous les instants, ne l'oublions pas. Les satisfactions que pourraient rencontrer, pour ne pas apparaître dans le milieu civil, des anomalies parfois même marquées du caractère, n'existent plus au régiment. **A la caserne plus d'échappatoires et plus de rémission.**

Il faut « être à chaque moment au seul moment présent », comme le dit le poète. C'est immédiatement qu'il faut obéir et c'est à un autre qu'il faut se soumettre ! chose difficile pour certains. C'est de suite et rapidement qu'il faut exécuter un ou plusieurs ordres qui viennent tout à coup vous surprendre au milieu d'une action commencée ! Chose encore plus pénible pour certains incapables.

Dans la vie de tous les jours par exemple, un déséquilibré pouvait satisfaire — non seulement sans que personne n'y trouvât à redire bien entendu, mais, bien plus, sans que même on s'en aperçût, — son goût maladif pour la mobilité, son instabilité en un mot (comme nous avons appelé cette anomalie du caractère) par des changements plus ou moins répétés de patron ou de place. Changeait-il souvent de position ? Faisait-il trente-six métiers ? Allait-il d'un département dans un autre ? Chômait-il plus ou moins souvent, passait il même à l'étranger pour changer d'air ? Cela ne regardait que lui... Un débile pouvait suffire à une occupation mécanique ou satisfaire à la tâche de chaque jour à force d'être remonté, seriné par les siens. Un neurasthénique pouvait « tenir bon » à force d'être entouré par ses parents. Un émotif, un craintif voyaient leur émotivité ou leur angoisse être réduite au minimum par la vie calmante dans un milieu où tout leur était connu et où l'adaptation n'était pas même en question, étant donné l'ancienneté des habitudes acquises, l'absence de tout imprévu et où, en tous cas, l'émotivité ou l'angoisse étaient amoindries au superlatif par l'entourage, — familial ou non — mais toujours tellement attentionné et sympathique au malade qu'il en tirait un bénéfice de tous les moments.

Dans l'armée, au contraire, les qualités d'application de bonne volonté, de courage, de soumission sont exigées avec une constance qui ne laisse place à aucun écart, à aucun fléchissement, à aucune irrégularité, *d'où le conflit bientôt inévitable entre la loi permanente, inflexible* (avec ses obligations multipliées par les nécessités même du milieu) *et la volonté morbide, défaillante et inégale de l'anormal ou du malade.* Quoi d'étonnant après cela que le milieu militaire apparaisse aux yeux avertis comme le véritable réactif des anomalies mentales ? Il y a là une véritable loi de biologie militaire qui n'échappera à personne : **le milieu militaire fait ressortir les anomalies mentales.** Bien plus, la vie militaire en révélant les tares originelles dévoile, comme l'a dit Rayneau, les dispositions naturelles à la délinquance ou à l'aliénation, aliénation dont elle accélère ou favorise le développement.

On comprend aisément maintenant quel rôle étiologique peut et doit avoir ce milieu dans l'apparition des fautes contre sa discipline conventionnelle. On comprend, — et il faut s'en rendre compte, — comme il est vrai et bien vrai, que le milieu militaire est peu favorable à l'équilibre psychique de certaines natures, et que certains troubles mentaux auraient pu rester parfaitement inaperçus dans un autre milieu et, demeurant parfaitement latents, n'auraient jamais donné lieu dans la vie civile à une réaction anti-sociale quelconque. Il est reconnu, — et cela de tout le monde, — que certains hommes sont amenés par les circonstances devant les tribunaux militaires qui ne l'auraient jamais été dans la vie ordinaire.

Redisons-le, **le milieu militaire est un milieu spécial, fort différent du milieu journalier ; c'est de plus un milieu spécialisé dans un but spécial.** Cela est évident. Quoi d'étonnant alors à ce que certaines natures ne puissent pas en faire partie par suite d'incapacité naturelle. Physiquement, il n'y a aucun doute pour personne ; mentalement, il en est de même ; tous ne sont pas bons ou également bons : en un mot, *mentalement, tout le monde ne peut pas être soldat.*

Et quoi de surprenant par contre-coup que, lorsque ces incapables y ont été appelés, ils y sombrent tous plus ou moins s'ils ne rencontrent pas le secours qui leur est nécessaire ?

Car ils y sombrent ou s'y aggravent ce qui est une autre façon de sombrer.

### *Certains sombrent.*

A l'armée des anormaux sombrent. Ils sombrent :

A. — Dans la folie aiguë ;

B. — Dans la folie tout court, c'est-à-dire dans l'aliénation mentale définitive ;

C. — Dans le suicide.

Et cet effondrement leur arrive en temps normal, **en temps de paix.** Cela leur arrivera évidemment encore bien plus **en temps de guerre.**

Tous les auteurs sont d'accord sur ce point que le plus grand nombre des psychoses, c'est-à-dire des folies observées chez les soldats auraient pu être évitées. Les uns, avec Pellegrini, disent que presque tous les soldats observés par eux auraient dû être éliminés, si on s'était attaché à rechercher plus tôt les signes de prédisposition mentale dont ils étaient porteurs. C'est ce qu'appuient les deux notions allemandes suivantes : l'une de Wagner qui montre qu'en 1903-1904, sur 647 soldats réformés pour troubles psychiques 506 étaient déjà atteints avant d'entrer au service (soit 78 pour 100), et l'autre qui fait voir que de 1882 à 1887 et de 1897 à 1902, 80 pour 100 des hommes réformés étaient malades avant le service. Les autres auteurs allemands donnent des proportions presque aussi élevées : Simon donne 62 pour 100 de prédispositions évidentes. Bennecke donne 50 pour 100 pour les seules démences précoces (20 sur 40 cas).

Pour Jonner, Dietz et Zuzack qui appuient leur opinion sur de nombreuses observations personnelles, le tiers à peine des soldats atteints de psychose étaient mentalement sains à l'entrée à la caserne. Qu'on juge d'après cela du bénéfice qu'apporteraient à l'armée les mesures qui empêcheraient le recrutement des prédisposés et cela simplement pour la baisse de la fréquence de l'aliénation mentale chez les soldats ; nous ne parlons pas du bénéfice moral de l'éloignement des rangs de tous ces mentaux sur lesquels nous reviendrons. Du reste il n'y a qu'à se rappeler la forte proportion des psychoses dans les troupes mal composées (régiments étrangers, par exemple, où il y a cinq fois plus d'aliénés que dans les régiments ordinaires), pour comprendre tout l'avantage du dépistage dont nous parlerons bientôt. Dans sa remarquable thèse[1], Naville va même plus loin puisque pour lui

---

1. *L'aliénation mentale dans l'armée suisse et dans les armées étrangères.* Genève, 1910.

l'influence du service militaire sur les troubles mentaux est si indéniable qu'elle engage, dit-il, la responsabilité de l'État le plus souvent (en Suisse la Confédération est pécuniairement responsable du chômage ou de la maladie subis).

**A.** — Les anormaux sombrent en effet **dans la folie aiguë**, les exemples en sont de tous les jours (Nous racontons plus loin l'histoire de ce jeune homme qui s'était laissé prendre bon absent à cause d'une infirmité (hernie) à laquelle il attachait trop d'importance, et qui devint d'abord mélancolique puis lentement, lentement, perdit complètement la raison et finit à l'asile. — Un breton, égaré dans un régiment de l'Est, entra à l'asile à la fin d'un délire passager qu'avaient fait naître son dépaysement et les difficultés de l'adaptation. — Un autre jeune soldat y fut amené dans un état d'excitation maniaque qui dura de longs mois. — Nous en avons vu ou nous en verrons d'autres exemples au passage).

Ils font de l'aliénation aiguë sous les formes que nous rapporterons plus loin, les affectifs, c'est-à-dire les tendres, font de la mélancolie, le débile ordinaire fait de la confusion, les déséquilibrés font plutôt du délire. Rappelons-nous les « bouffées délirantes » auxquelles ils sont si sujets, qu'il n'est pas rare de trouver des anormaux qui en ont présenté un certain nombre de fois dans leur vie.

**B.** — Tous peuvent terminer **dans l'aliénation mentale définitive** sous toutes ses formes. Mais il est une forme d'aliénation qui se voit trop fréquemment au régiment pour que nous n'en disions pas quelques mots. Débiles et déséquilibrés font souvent des *idées maladives de persécution*. Au régiment en effet l'action de l'homme sur l'homme est directe, parfois même brutale, en tous cas dans sa forme et surtout dans son ou dans ses expressions. L'officier est un professeur d'énergie et les gradés n'ont pas d'autre but que de l'être aussi dans la mesure de leur moyen et avec des procédés à leur portée. L'autorité qu'ils exercent risque souvent de paraître, nous l'avons dit, par trop personnelle pour des cerveaux plus ou moins aptes à en saisir toutes les nécessités, et surtout les véritables fins, lesquelles parfois peuvent leur paraître tellement éloignées que certains d'entre eux ne les comprendront jamais. Le chef, pour eux, risque de prendre l'apparence du croquemitaine et uniquement cela, quelque bienveillance que celui-ci mette dans son attitude vis-à-vis d'eux. C'est dire que certains anormaux sont bien excusables de croire même quand elle n'est pas réelle (et elle l'est, malheureusement, parfois !) à une sorte de persécution dont ils seraient l'objet de la part du gradé qui leur commande. Et c'est ce qui arrive : certains débiles qui délirent tout en ne le laissant pas voir et tout en n'extériorisant rien de leurs tristes préoccupations, pensent qu'on est toujours après eux, que le sergent, le caporal ou le brigadier leur en veulent, qu'on leur impose toutes les corvées, que leurs camarades se moquent d'eux, qu'on leur fait faire tout le travail à leur place, etc., etc. Leur esprit borné ne peut pas voir au delà du petit cercle de leur entourage qui leur grossit les petits et multiples événements de l'escouade ou de la chambrée. Leurs nuits deviennent mauvaises, quelques-uns ont des rêves terrifiants d'enfant. Ils se croient en butte à l'hostilité de tous ceux qui composent le milieu : ils en perdent le boire et le manger. Ils se réfugient sans raison appréciable à la visite en exhibant tout ce qu'ils peuvent se trouver de défectueux. Et sous l'influence de ces idées de persécution ils sombrent davantage peu à peu, ou ils s'excitent et manquent de devenir violents, agressifs, etc.

Ils refusent l'obéissance, parce qu'ils sont incapables de comprendre la gravité de leur acte d'insubordination et ses conséquences. (Tel cet homme d'une section dont nous donnons l'observation plus loin).

C. — **Dans le suicide.** Tous les genres d'individus peuvent se suicider évidemment, mais, à notre point de vue, nous devons dire que certains plus que d'autres se laissent aller à cette dernière extrémité. Nous pouvons d'abord poser en axiome que tous les suicides de jeunes soldats, peu après l'arrivée de la classe, sont des suicides de débiles qui n'ont pu s'adapter (cavalier qui se pend à l'écurie, soldat qu'on trouve au bas des fortifications, ou qu'on découvre broyé par un train à proximité de la caserne). Tous ceux que relatent les journaux pendant les premiers mois de la caserne ont cette cause, quelles que soient les fioritures de considérations dont les journalistes les entourent le plus souvent.

Les débiles en effet se suicident souvent sous l'influence du trouble que créent dans leur esprit les difficultés avec lesquelles ils sont aux prises au régiment. Le plus bel exemple que je connaisse est celui d'un artilleur de Lyon qui, un mois et demi après son arrivée au service, essaie de se noyer en se jetant dans un lavoir, et qui répondait quand on l'interrogeait sur les motifs de sa tentative de suicide : « J'ai voulu me tuer parce que je ne pouvais pas comprendre ce qu'on me faisait faire ». C'était vrai ; ce pauvre garçon était en effet incapable de comprendre ce qu'on lui faisait faire soit aux classes à pied, soit aux classes à cheval, restait sombre en dehors des heures de service, ne parlait à personne, passant ses moments de loisir étendu sur son lit sans rien dire. Mais le plus curieux c'est que peu après le moment où cet homme tentait de se noyer, exactement le surlendemain, son frère jumeau, qui faisait aussi son service à Lyon mais dans un régiment d'infanterie, essayait de se pendre avec sa bretelle de pantalon. En effet sans que ces deux frères aient communiqué entre eux, paraît-il, et cela d'aucune façon, on trouvait celui-ci à moitié asphyxié et on mit une heure à le faire revenir à lui. Interrogé, il répondait mot pour mot comme son frère qu'il avait agi « par crainte de ne pouvoir exécuter convenablement son service, ayant beaucoup de peine à comprendre les commandements qui lui étaient faits ».

La même débilité avait eu un résultat analogue chez les deux frères après une sommation de tracas qui avait été la même et avait eu la même durée pour tous les deux en raison de leur ressemblance, si fréquemment constatée, physique et mentale, des jumeaux entre eux.

Les déséquilibrés se suicident également par inadaptabilité naturelle. J'ai vu à l'asile de Châlons, où il avait finalement abouti, un engagé volontaire (sans motif), dont la vie antérieure avait été très aventureuse, et qui avait fait au régiment trois tentatives de suicide dont toutes avaient été très sérieuses. La première avait été causée par les petites vexations qui sont malheureusement encore de règle envers les engagés que les camarades traitent si couramment de « vendu », comme nous le soulignerons plus loin, et auxquels ils infligent trop souvent toute une série d'obligations supplémentaires vraiment exaspérantes. A la fin d'une convalescence, il n'ose plus revenir au régiment retrouver les mêmes brimades, et de la désertion ou du suicide, à cause des siens, il choisit ce dernier et s'empoisonne avec de l'arsenic. Mis au Val-de-Grâce, il faillit réussir à se pendre dans son cabanon le jour où il apprend qu'il va retourner à son régiment. Envoyé en convalescence, le jour de son retour à la frontière il hésite encore entre la désertion et le suicide : il avale une pleine fiole de teinture d'iode. C'est de l'hôpital militaire qu'il fut envoyé à l'asile où il resta un certain temps. Ce déséquilibré était bien de la plus malheureuse sincérité et chacun de ses suicides aurait pu parfaitement réussir et aucun soupçon ne peut effleurer ses intentions. C'est par hasard qu'il échappa. C'est bien un pauvre garçon qui obéissait à une impulsion née de l'anxiété d'avoir à supporter à nouveau la vie qu'il craignait à son régiment.

Mais ceux qui ne sont pas des anormaux vrais se suicident aussi quand ils se trouvent dans les mêmes conditions de difficultés, de tracas, de préoccupations. C'est ainsi que les affectifs simples, c'est-à-dire les tendres, se suicident, et au moment où on s'y attend le moins : Je viens d'en avoir la triste preuve ces jours-ci.

Un jeune homme de 18 ans, engagé volontaire du mois de novembre, tente de se suicider le mois suivant. On le trouve à cinq heures du matin baignant dans son sang près du lavoir ; il avait au cou une grande plaie transversale très profonde, avec une section du larynx. Il niait avoir tenté de se suicider et racontait

que c'était en voulant racler ses sabots pleins de terre qu'il avait
glissé sur le pavé et qu'alors son couteau, tenu la lame en l'air,
l'avait atteint. Il finit par m'avouer — ce qui était évident — qu'il
avait essayé de se couper la gorge, et il finit également par me
raconter sa toute simple et si malheureuse aventure. Ce garçon gentil, bien élevé, qui paraissait doux et tranquille, avait paru à ses camarades de chambrée comme taciturne, peu causeur, parce qu'il s'iso-
lait et ne recherchait pas leur conservation, faisant ses affaires sans
bruit et presque chaque jour levé avant tout le monde « par crainte
de ne pas être prêt à temps ». Il suivait l'instruction du peloton des
élèves caporaux, et on n'avait rien remarqué de lui sinon le fait que
depuis qu'il était arrivé il avait commencé à *rêver tout haut la nuit* :
d'abord rarement, puis presque toutes les nuits : il geignait, se plaignait parfois si fort qu'à plusieurs reprises ses camarades durent le secouer dans son lit pour faire cesser son cauchemar. Interrogé, il disait qu'il ne se rappelait pas avoir rêvé et ne disait rien de plus. En
réalité ses cauchemars avaient une raison.

Depuis qu'il était au peloton il s'y était montré insuffisant aussi
bien à l'exercice, à la manœuvre du fusil, qu'à la théorie, mais surtout dans la récitation de cette dernière.

Il reconnaissait au reste lui-même qu'il avait une mauvaise mémoire. Son lieutenant, qui estimait qu'il était « doux comme une fil-
lette », avait remarqué que souvent il paraissait rêver quand on l'interrogeait, qu'il semblait faire effort comme pour réfléchir et qu'en
vérité le plus souvent il ne savait que répondre et ne répondait pas.
Il fut enfin rayé du peloton et comme il tenta de se suicider le même
jour on pensait que c'en était la raison. Mais non ! Ce n'était pas par
déception qu'il avait agi de la sorte.

Ce pauvre garçon tranquille, qui « prenait trop à cœur ce qu'on
lui disait, mais qui n'avait pas désobéi un seul jour » (comme me disait son père), qui n'avait jamais quitté ses parents, domestiques de
maison à la campagne, qui s'était engagé « sans trop savoir pourquoi »,
parce que n'ayant pas voulu apprendre de métier « pour ne pas laisser ses parents », il avait voulu essayer « de voir s'il se plairait au régiment », s'était coupé la gorge par peur de son sergent ! Il m'avoua
que, dès le début, le sergent le brusqua, l'ayant pris en grippe
parce qu'ayant un mois de retard sur les autres il ne pouvait arriver à se mettre facilement au courant de l'instruction. Sa mauvaise
mémoire aidant, il se désola bien vite de ne pouvoir arriver à le contenter et il en prit une peur angoissante. L'autre l'ayant menacé non
seulement de le punir, mais encore et surtout de lui supprimer toute
permission, une perspective épouvantable s'ouvrit devant lui ; et ce

pauvre être docile, ce pauvre garçon tendre, cet *affectif* en un mot, perdit pied. Il n'osa se plaindre à personne et résorbait sa peine et ses angoisses, n'ayant laissé transpercer dans ses lettres à ses parents que peu de chose pour ne pas les alarmer, mais surtout — fait à noter — il n'osait pas en dire un mot au capitaine (qu'il connaissait particulièrement cependant !) par crainte de se faire mal voir encore plus du sergent « qui ne manquerait pas de le repincer » (*sic*). Et quand vint le moment où on parla de le rayer du peloton, le sergent lui apparut comme l'auteur responsable de toutes ses misères. Le lundi matin à la première heure, après avoir été tourmenté toute la nuit par la terreur de ce sous-officier qui semblait le poursuivre de sa dureté, il se lève, va dehors, a d'abord seulement « l'idée d'attraper un coup de froid pour avoir un motif afin de venir à la visite » (idée où apparaît sa psychologie d'honnête garçon scrupuleux) ; il se met à racler ses sabots toujours ressentant sa terreur, quand tout à coup, *sans y avoir pensé auparavant*, dans une crise de désespoir, affolé ne pensant plus à rien qu'à sa peine qui s'imposait à lui, il se coupe la gorge avec son couteau.

L'histoire du suicide de ce jeune engagé de dix-huit ans, un mois après son arrivée est typique, pauvre affectif qui a eu une impulsion au suicide dans un moment de désemparement : il fut réformé. (Ajoutons que cette histoire est une preuve de plus de la nécessité de savoir bien distinguer ces individualités anormales des autres : elle montre aussi en passant une fois de plus combien les engagés sont des jeunes gens à surveiller dès leur venue au régiment pour bien des raisons, tant à cause du fait qu'ils ont à s'adapter tout seuls puisqu'ils arrivent en dehors de l'époque commune, qu'à cause de leur habituel défaut de maturité physique et surtout mentale. L'engagement étant parfois, du fait seul qu'il existe, une preuve d'une anomalie du caractère, devrait au contraire faire exagérer les précautions dans la surveillance de leur acclimatement).

3" **Tous risquent de s'aggraver**, ce qui est une autre façon de sombrer, moins dangereuse cependant. Mais en même temps **tous aussi risquent d'aboutir à l'indiscipline morbide**. Nous le verrons dans un chapitre spécial. Mais nous pouvons dès maintenant dire que les petits anormaux s'exaspèrent : les uns, comme les affectifs, faisant des fugues par exemple, les autres, comme les émotifs et les timides, s'irritant et faisant des troubles mentaux plus ou moins légers. Les grands anormaux, eux, font des états psychosiques, c'est-à-dire des états psychiques maladifs d'ordre très variés, mais dont quelques-uns sont absolument classiques en clinique militaire. Il en est ainsi par exemple du débile persécuté qui parfois subit sans rien dire, mais qui le plus souvent se révolte, menace, outrage, frappe. Il en est ainsi du déséquilibré qui répond, qui fugue, qui se rébellionne. Chacun de ces cas est « un cas », et un cas aussi tranché pour le psychiatre que peut l'être pour tout médecin, une scarlatine ou une fièvre typhoïde. Nous en verrons de nombreuses illustrations peu à peu.

# XI

## UTILISATION DES ANORMAUX

Ses conditions. — Ses limites.


*Que faire des anormaux ?* — Nous ne parlerons pas longuement des héréditaires, simples prédisposés, petits névropathes, petits psychopathes, ni même des anormaux légers, qui tous s'améliorent au régiment, et à qui la discipline du rang est la meilleure école d'ordre, d'énergie personnelle, comme aussi pour certains la meilleure leçon durable de dévouement à une idée élevée. Reconnus puis encouragés et soutenus, ils s'accommodent très bien pour la plupart du service militaire ; c'est un vrai bénéfice que le plus grand nombre d'entre eux en tire : Un peu de surveillance, quelques conversations, quelques ménagements et la grande majorité d'entre eux s'utilise d'elle-même : elle vit de la vie de tous, avec quelques précautions. Une infime minorité a besoin de sollicitude et se fait quelquefois « porter sur les bras » pendant assez longtemps pour ne se décider que bien tardivement à faire comme tout le monde son service complet. Mais quelques-uns ont cependant vraiment besoin d'un sauvetage particulier. Quelques-uns ont besoin qu'on les tire du rang pour les mettre dans un bureau par exemple où leurs capacités intellectuelles trouveront leur emploi, en même temps que leur besoin d'un abri sûr contre toutes les tempêtes du dehors y trouvera sa satisfaction. C'est du reste ce que la pratique de chaque jour fait faire à tous les chefs clairvoyants qui se rendent compte des moyens de tel ou tel de leurs hommes; mais il est certain que renseignés plus exactement sur la réalité médicale des symptômes allégués par un anormal ou des faits observés par lui-même, le capitaine sera naturellement plus à même et mieux placé pour accorder à ce demi-malade la sollicitude qu'il réclame et dont il a vraiment besoin.

Car tous on peut les perdre, mais on peut également et aussi facilement les sauver. A plus forte raison peut-on aussi couramment les utiliser au mieux du service. Ai-je besoin de dire que je n'ai jamais pensé un seul moment à priver l'armée de tous les anormaux? Non. Constater l'existence d'un fait est une chose, et l'interpréter est une autre chose! Cela est bien évident, il en est ainsi pour les anormaux.

Nous avons constaté leur existence, comment maintenant, à notre point de vue militaire, devons-nous pratiquement l'interpréter? Autrement dit que devons-nous penser d'eux au point de vue de leur utilisation?

Nous pensons qu'il y a **anormal et anormal** tout simplement et **qu'en tout cas tous les anormaux éducables et adaptables peuvent faire des soldats.**

Nous pensons que, si par exemple pour les débiles, certains sont des faibles d'esprit à un degré marqué, sortes de minus habens que les unités traînent après elles comme un poids mort, d'autres sont moins nigauds, moins timides, moins incapables. Nous pensons que si quelques-uns le sont au point de gêner l'instruction par leur difficulté à apprendre, retardataires éternels qui font attraper tous les gradés par leur négligence, leur saleté, leur incapacité et dont les chefs d'unité sont les premiers à demander d'être débarrassés, il en est beaucoup d'autres d'esprit moins lourd. Si certains s'offusquent, s'étonnent ou bien s'effrayent des ordres brusques et des plaisanteries, et à plus forte raison des brimades auxquelles les exposent leur faiblesse d'esprit et leur naïveté, étant d'autant plus sensibles aux moqueries et aux rebuffades inévitables que jusqu'alors ils ont été élevés et choyés dans le cercle étroit d'une famille qui s'est toujours ingéniée à protéger leur faiblesse —, tous ne sont pas ainsi, heureusement. Nous n'avons pas à dire que nous pensons que le plus grand nombre des débiles peuvent faire d'excellents soldats mais à certaines conditions, puisque ce ne serait que constater un fait que l'expérience, la pratique, prouvent tous les jours surabondamment. N'avons nous pas l'exemple des contingents bretons pour preuve suprême de ce fait, contingents qui sont pour certains cantons tout au moins un véritable contingent de débiles à tous les degrés et qui, passés les premiers mois d'inévitable désarroi, font des soldats assez sortables pour la plupart. Oh ! ce ne sont pas de fines intelligences, bien entendu, surtout s'ils ne savent pas parler français, mais comme ils ont sur la plupart des autres débiles de France l'avantage, appréciable pour eux, d'arriver en groupe compact dans un régiment — au lieu que les autres sont perdus de-ci de-là dans la foule anonyme du rang —, on a bien été obligé de s'occuper d'eux attentivement et spécialement. On les a alors reconnus, eux, pour des débiles, et on les a traités comme tels. On leur donne des gradés bretons qu'on laisse diriger les détails de leur instruction. On les ménage dans la rapidité de leur instruction elle-même ; on est beaucoup moins exigeant en tout envers eux. Bref, on les traite avec une bienveillance toute spéciale, la bienveillance qu'on leur doit. Il en est sans doute de même vis-à-vis de tous les débiles qui arrivent ainsi groupés, qu'ils viennent de la montagne ou de la plaine et que l'on connaît par habitude pour être d'un contingent de simples.

Nous pensons que **le service militaire peut être profitable à tous ceux qui sont suffisamment peu atteints pour pouvoir s'adapter à de nouvelles conditions d'existence.** *Il suffira qu'à tous ceux-là on leur accorde d'être traités avec bienveillance et même avec affectuosité, et que, dans la conduite journalière, on mesure à la valeur stricte de leur intelligence la gravité des fautes qu'ils peuvent commettre pour qu'on en tire un excellent parti le plus souvent.*

Nous savons aussi qu'étant des individus d'une qualité cérébrale au-dessous de la moyenne, ils ne rendront de service qu'autant que leur faible intelligence ne sera pas soumise à une trop rude épreuve, mais qui pourront — si on sait leur éviter les à-coups de la transplantation dans le milieu militaire, doser progressivement leur instruction en la réduisant à leur capacité, — être encore capables de tenir petitement leur place.

Nous n'oublions pas cependant le mot d'un professeur allemand « qu'en Allemagne les brimades diminueront le jour où il y aura dans l'armée moins de débiles pour en être la cause et l'objet », et nous l'appliquant en France nous saurons mieux nous souvenir de la sollicitude attentive dont ce genre d'insuffisants intellectuels a besoin d'être entouré.

**Car il y a une véritable thérapeutique militaire des anormaux** : elle se résume en deux mots : « *surveillance et protection* ».

A. — Pour les débiles, surtout les **débiles dociles**, nous saurons que nous devons les **protéger contre les autres, et aussi contre eux-mêmes**, comme enfin contre l'alcool et toutes les infections qui leur feraient vite perdre la tête et délirer.

α) Il faut les protéger *contre les autres* s'ils sont de la catégorie des « bons débiles », des débiles doux, dociles, car nous savons que leur qualité même a un revers très malheureux : cette qualité de docilité qui leur permet d'obéir si aisément à toute discipline et à la discipline militaire en particulier, les livre tout entiers, avec leur absence de sens critique et leur crédulité, à la première des suggestions mauvaises, et, d'honnêtes gens qu'ils étaient, ils courent vite le risque de devenir pour certains d'entre eux aussi bien indisciplinés par soumission invincible à la première forte-tête, au premier meneur qui se donnera la peine de le vouloir. Certains peuvent de cette façon devenir tout aussi bien voleurs, mais surtout alcooliques malgré eux, sans le faire exprès peut-on dire, par pure obéissance (les locaux disciplinaires et leurs mauvais contacts leur sont préjudiciables).

Il faut aussi les protéger contre les autres pour les aider à supporter les difficultés de l'acclimatement, de l'adaptation au service militaire où ils se trouvent en présence de cette complication si étrange pour eux de tant de choses nouvelles à apprendre ! Les autres ont eu vite fait de s'apercevoir du tourment que cette adaptation leur cause, ils ont eu vite fait surtout de reconnaître en eux les « nigauds », les *peu* dégourdis, les bêtas qu'ils sont et ils ont bientôt commencé à en faire leur jouet, même le plus innocemment du monde. Il faut justement qu'on les protège contre ces tracasseries — même les plus anodines — qui pour eux risquent de leur apparaître comme des persécutions épouvantables. Car ces pauvres gens qui risquent de devenir de malheureux pâtira, de malheureux souffre-douleurs de tout le monde risquent aussi (et justement à raison de ces vexations et par conséquent à plus forte raison des brimades qui ont encore cours trop souvent au régiment hélas!) de verser dans l'aliénation mentale la plus caractérisée. Et c'est l'histoire du débile qui se croit persécuté et que nous avons rapportée précédemment et qui, soit sombre peu à peu dans la mélancolie ou dans la confusion mentale, troubles de l'esprit qui sont à la porte même de la démence, soit se révolte et devient tout à coup bêtement méchant et qui se livre à une action stupidement brutale, comme nous en montrerons des exemples et, devenu violent, agité, peut aller jusqu'à l'agression la plus malheureuse sous l'influence de ces idées de persécution. Mais parfois aussi — et le cas est encore classique chez les jeunes soldats — le pauvre malade tourne et retourne des idées noires dans sa tête, et, n'obéissant plus qu'à ses idées délirantes de désespoir, il se tue (suicides des recrues).

Parfois les troubles de son esprit ne sont pas aussi profonds et le pauvre débile n'a qu'une invincible **nostalgie**, qu'un désir obsédant de revenir chez lui, dans son pays, auprès des siens, pour fuir le milieu tumultueux qu'il croit lui être hostile. Les cas de nostalgie étaient beaucoup plus fréquents autrefois avant le recrutement régional et aussi, il faut bien le dire, avant également la suppression des brimades ou du moins leur atténuation, en un mot avant toute l'amélioration qui a été apportée pour l'adoucissement du milieu militaire[1]. On en voit moins souvent

---

1. Car c'est pour le débile surtout que l'amélioration du milieu militaire, qui est une chose réelle depuis un certain nombre d'années, est une réalité extrêmement importante.

aujourd'hui ; on n'en voit même presque plus, depuis que la sollicitude accordée par les chefs à leurs hommes va en augmentant et que la caserne ne laisse plus aux hommes de souvenirs aussi rudes. Il ne faudrait pas cependant beaucoup de faits comme celui qui est arrivé récemment dans une garnison de l'Est, où un jeune soldat est mort pour avoir été précipité trop brutalement en bas de son lit par ses camarades, pour faire craindre que si les brimades ne sont pas aussi fréquentes qu'autrefois, elles sont loin encore d'avoir disparu de la caserne. On ne se doute pas du retentissement d'un fait pareil dans les familles qui ont quelques sujets de crainte pour un de leurs garçons peu dégourdi et qui, au lieu d'être encouragé par elles à supporter les exigences nécessaires du métier militaire, va se trouver imprégné de leurs appréhensions longtemps avant son arrivée au régiment et peut-être tout aussi longtemps après. Et tout cela au détriment de son adaptation personnelle, à laquelle il sera aussi mal préparé que possible par tous les commentaires qu'aura inspiré aux siens pendant de longues conversations cette tragique aventure !

β) Il faut *les protéger contre eux-mêmes,* et cela se comprend, leur éviter ce découragement trop facile à venir, les consoler, les entourer, il faut prendre soin d'eux en un mot tout comme de malades dont il faut s'occuper et qu'on a le devoir de connaître évidemment. Vis-à-vis d'eux la bienveillance est une véritable thérapeutique, c'est plus que de la simple sollicitude, c'est une sorte de traitement médical. Il faut s'intéresser à leurs relations avec leur famille, les obliger à écrire à leurs parents, et si, dans la dépression du début, ils perdent un peu le moral, faire écrire par quelque camarade s'ils sont illettrés, à la rigueur écrire soi-même à leurs parents, ainsi que le font bien des capitaines dans leur sollicitude délibérée pour leurs hommes. Il faut aussi choisir leur place à la compagnie, les confier à un aide intelligent et patient que l'autre écoutera et imitera tout au moins, les mettre dans une escouade tranquille, avec un caporal ou un brigadier dont on soit sûr et à qui on fait connaître l'homme et ses besoins.

γ) Il faut les protéger *contre le poison-alcool,* l'alcool, le poison de la discipline on le sait. Leur cerveau faible craint tout, surtout les intoxications. C'est le débile pervers, le débile actif, remuant, qui va plutôt vers l'alcool ou le vice. Le débile docile s'y laisse simplement entraîner. Est-il besoin de dire quel danger c'est pour eux ? non.

Mais en tout cas et souvent, tout cela étant su, on peut sauver les débiles et les utiliser. Nous avons eu déjà l'occasion de le faire maintes fois.

Nous avons eu par exemple au groupe des zouaves de Sathonay un homme du service auxiliaire qui a fait un accès mélancolique à son arrivée au corps, et auquel nous avons sûrement épargné une aggravation dangereuse en le traitant physiquement et moralement à ce moment : C'était un gros campagnard, d'apparence solide, un peu pâle, qui était venu geindre sans raison apparente les premiers jours de son arrivée au corps (Tous les médecins de régiment connaissent ce type de jeune soldat qui vient les premiers temps presque régulièrement à la visite chaque matin, sans trop savoir de quoi se plaindre, et qu'il faut savoir reconnaître, qu'on reconnaît vite au fait, et auquel des suggestions bienveillantes et opportunes redonnent parfois plus vite qu'on ne croit le courage nécessaire à son adaptation). Mis à l'infirmerie, on ne lui trouvait aucun symptôme apparent organique, mais on s'apercevait bientôt que son intelligence médiocre avait subi le choc de son arrivée au régiment.

Il était affaissé, sombre, préoccupé, ne répondait pas aux questions et pratiquait toute la journée un onanisme effréné, dont tout le monde s'était aperçu, vu qu'il le pratiquait avec une absence de conscience évidente. Douché, bromuré, protégé, remis à sa compagnie, il continuait encore, même sur les rangs. Son capitaine s'intéressa à lui et voulut bien l'emmener partout à tous les déplacements de la compagnie, malgré qu'il fût (sans raison physique visible du reste) du service auxiliaire. Il venait à la visite le matin pour son traitement physique et moral, et l'après-midi on l'emmenait à l'exercice sans armes, sans sac, et il suivait. Il guérit bientôt et put alors être mis à l'armurerie où il rendit des services, étant gai, docile et jamais puni ; il s'intéressait à son nouveau métier. Malgré sa bonne santé générale, nous avons pu obtenir de la commission de réforme à laquelle il avait dû être présenté (ayant été ajourné précédemment) qu'il soit maintenu dans le service auxiliaire, après qu'elle eut accepté les raisons que nous lui avons exposées : à savoir la nécessité d'éviter à l'intelligence faible de ce garçon une adaptation impossible qui risquerait de le faire sombrer une seconde fois et peut-être plus gravement, si, comme l'idée pouvait en venir en le voyant vigoureux, on avait voulu le faire passer au service armé.

Voilà pour le débile docile.

Pour le débile pervers il faut s'occuper de lui pour le protéger plus étroitement contre lui même, étant donné que c'est encore un actif, un entreprenant, qui ne connaît ni obstacle ni frein. Lui est beaucoup moins éducable que l'autre, il n'y a pas de comparaison. Il est même parfois très dangereux.

B. — Voyons maintenant notre seconde catégorie d'anormaux. Il faut, **pour les déséquilibrés, protéger les autres contre eux, mais aussi également les protéger contre eux-mêmes.**

α) Irréductibles, mauvaises têtes par définition, étant donné leur activité cérébrale déréglée, incapables de persévérance et d'application comme aussi malheureusement d'esprit de soumission, les déséquilibrés risquent avant tout d'être un danger sérieux pour les éléments sains qui les entourent. On voit surtout de ce fait combien on aurait tort de ne pas les rechercher d'emblée, de les laisser se confondre avec les soldats normaux, si l'on veut éviter qu'ils ne nuisent pas autour d'eux. C'est vis-à-vis d'eux, vis-à-vis de ces défectueux, que l'œuvre d'assistance est surtout nécessaire. L'autorité morale de l'officier trouvera à s'y employer complètement. La thérapeutique mentale dont ils ont besoin est absolument la même que celle que prodigue chaque officier dans le dressage de sa troupe, en employant vis-à-vis de la majorité une persuasion persévérante, vis-à-vis de quelques-uns et rarement la contrainte, et vis-à-vis de tous une bienveillance plus attentive à éviter les fautes qu'à les réprimer. C'est la même méthode qu'il faut employer, mais au maximum pour ainsi dire. Il faut les considérer comme des gens envers qui le dressage exige au superlatif les qualités d'attention, de patience, de bienveillance et d'abnégation dont tous les gradés donnent des preuves journalières, vis-à-vis de tous les autres soldats. Il faudra moins les classer selon leur instruction antérieure que d'après leur dominante morale, et s'attacher longuement à leur éducation sans s'illusionner trop cependant, sachant bien que par définition anatomique peut-on dire, un trop grand nombre hélas ! est inéducable.

Donc plus incapables d'éducation que d'instruction, c'est leur conduite qu'il faudra attentivement surveiller. Il faut aussi bien les encadrer dans le rang, bien choisir leurs gradés, mais moins les confier aux cadres que les surveiller par soi-même parce qu'ils exigent une compréhension de leur état mental plus délicate parfois. A ce propos, je me demande s'il n'y aurait pas lieu de prévoir une sorte de *fractionnement convenable des anormaux* pour ceux de cette sorte tout au moins. Le hasard du recrutement a pu les réunir en plus ou moins grand nombre dans une même unité (compagnie, escadron, batterie), dans un même groupement (bataillon), dans un même régiment, et enfin dans un même corps d'armée. Par exemple, certains arrondissements de Paris déversent un recrutement qui n'est pas toujours enviable dans certains régiments et là des déséquilibrés peuvent, en plus ou moins grand nombre, se trouver groupés par hasard.

On devrait pouvoir fragmenter au plus tôt, dès qu'ils sont reconnus, ce groupement de « non désirables », avant même qu'ils n'aient eu le temps de devenir des nuisibles. Il y a là certainement quelque chose à faire dans ce sens.

Car c'est une vérité que les anormaux ont toujours tôt fait de se retrouver dans un régiment ou dans une unité quelconque. Il y a en effet comme *une attirance des anormaux entre eux*. C'est comme une loi, *loi de clinique médicale comme de clinique sociale*, qui fait que ces individus se recherchent entre eux. Il y a entre eux comme une affinité qui les fait se découvrir à distance dans un régiment, affinité d'instincts plus que de sentiments bien entendu, affinité de mauvais instincts trop souvent, mais affinité indéniable. « Qui se ressemble s'assemble », dit le vieux proverbe résumant l'expérience des âges : il est vrai surtout pour eux.

Mais comme ce qu'ils ont à mettre en commun ne fait qu'exalter en eux leurs mauvaises tendances personnelles on peut juger du danger couru par chacun d'eux comme par tous et aussi les conséquences communes de désordre, d'ivrognerie, d'indiscipline.

Aux corps d'épreuve, Jude nous dit qu'ils forment deux bandes ennemies ; il faut éviter que dans un régiment ils ne se forment justement aussi en bandes. Les bons éléments d'un régiment sont vite terrorisés par l'existence trop fréquente de ces gens qui se prêtent un mutuel appui pour faire régner la crainte tout autour d'eux dans les unités, et même dans tout le régiment, où ils ont des « copains » qui sont de connivence avec eux pour exploiter la terreur ainsi créée. Il y en a qui arrivent ainsi à l'insu des chefs à exercer une véritable autorité occulte, mais qui surtout sont dangereux par l'esprit de révolte qu'ils propagent et entretiennent tout autour d'eux.

Le fractionnement des anormaux peut éviter tout cela. Mais il faudrait qu'il vienne du chef de la plus grande unité qui peut seul prendre les mesures générales nécessaires pour cela, tandis que le capitaine qui ne voit que ceux qu'il possède dans sa troupe n'a pas toujours l'espace nécessaire pour les disséminer.

Cette digression faite, nous dirons que c'est avec les déséquilibrés qu'il faut autant de souplesse et de doigté que d'attention et de justice. Ce sont des natures à comprendre : Si on veut en tirer quelque chose il faut évidemment savoir ne leur demander que ce qu'ils peuvent donner. C'est avec eux, plus qu'avec tous, qu'il faut savoir notamment apprécier les fautes qu'ils commettent à la valeur, non pas de leur intelligence cette fois comme les débiles, mais de leurs instincts. Il faut, dans la mesure du possible, ne pas attacher plus d'importance qu'elles n'en ont pour eux et pour la discipline, et peut-être aussi qu'elles n'en ont en réalité, à des fautes qui ne sont pas de première gravité ; par exemple sauter le mur ou découcher est une faute qui n'a pas la même portée pour eux que pour les normaux. Ce peut être une faute sérieuse pour un homme comme tous les autres qui sait tous ses devoirs et qui est capable de les remplir, qui peut par conséquent obéir à tous les ordres et respecter toutes les défenses. Ce peut être une faute tout à fait insignifiante pour tel déséquilibré, dont on connaît les passions vives et impérieuses, qui va de temps en temps retrouver une femme et revient le lendemain reprendre sa place, s'efforçant visiblement ensuite de faire son service mieux que jamais il ne l'avait fait. Il faut donc savoir, quand il le faut, fermer les yeux de temps à autre, mais aussi à temps.

β) Car il faut les protéger *contre eux-mêmes* par une discipline souple, compréhensive de leur nature, par une discipline qui doit être un peu comme personnelle à eux.

Il ne faut pas vouloir obtenir d'eux une obéissance ponctuelle, que leur caractère inégal ne saurait donner. Il faut savoir rendre la main à temps.

La permission de minuit ou de la nuit entière est parfois une bonne soupape de sûreté de la discipline. Mais, par contre, c'est quand une permission semblable et surtout de plus longue durée (par exemple au moment des fêtes de Noël et du Jour de l'an) leur a été refusée, qu'il faut mettre en pratique le principe de surveiller pendant quelques jours tout homme qui vient de subir ce refus, si l'on veut éviter parfois à eux comme à la discipline, et aussi au bon renom de l'unité, des fautes possibles. Que d'individus semblables ont fait des absences illégales et même des désertions qu'on aurait pu éviter sans doute !

Il faut aussi savoir respecter leur désir de changement. Ils ont l'humeur mobile, on le sait. Mais d'abord pourquoi ne pas prononcer tout simplement leur changement de compagnie, et même de bataillon dans le même régiment, quand on voit qu'ils ont de la peine à s'adapter à une unité donnée. Le capitaine dont ils sont les soldats ne saurait voir une marque de mésestime dans le fait que si (pour des raisons qui peuvent ne pas lui être personnelles à lui, chef) un déséquilibré n'arrive pas à bien se tenir dans sa compagnie, on le place dans une autre où il trouvera peut-être un milieu plus approprié à sa nature : tous les chefs ne se ressemblent pas, toutes les unités non plus.

Pourquoi ne pas, avant qu'ils aient épuisé toutes les punitions, profiter d'un bataillon détaché pour les y envoyer, surtout si le bataillon ou cette unité est en pleine campagne, dans un fort, dans un camp, dans une petite bourgade où il y a moins de cafés et d'autres choses qu'à la grande ville ou même à la petite ville?

Enfin pourquoi ne pas accepter leur demande de changement de corps et même leur demande de départ en Algérie ou aux colonies ? Trop souvent on le leur refuse « parce qu'ils ne méritent pas cette faveur » leur dit-on. Mais je ne vois pas que dans un régiment donné beaucoup de soldats autres qu'eux la demandent, cette faveur-là !

Puis je ne saurais trop dire ici que cette faveur n'irait que dans le sens d'une nécessité impérieuse de leur être morbide. Bien des fois j'ai entendu des prévenus de Conseil de guerre donner comme cause de leur décision l'état d'exaspération de leur esprit maladif à recommencer les mêmes marches militaires, le même service en campagne, les mêmes exercices, sur la même place d'armes, dans un pays où tout leur était connu depuis trop longtemps, à eux à qui l'espace fait défaut parfois et dont l'activité d'une intelligence dévoyée fait rêver inductablement d'inconnu. Car beaucoup de déséquilibrés peuvent se tenir tranquilles pendant 4, 5 ou 6 mois, pendant un an même quelque part, tant qu'ils ont pour ainsi dire à acquérir du nouveau, à recevoir des impressions nouvelles ; puis un beau jour ils n'en peuvent plus : leur instabilité reprend le dessus ; ils partent, après qu'on leur a refusé d'aller ailleurs. Il est exact qu'*ils se tiennent tranquilles dans tout nouveau milieu* jusqu'à ce qu'ils soient adaptés définitivement... ou qu'ils aient perdu pied, bien entendu.

On retrouve ce fait tout pareil dans de très nombreuses observations de déséquilibrés, ce qui prouve bien l'authenticité médicale du fait. Cela étant, pourquoi n'accepterait-on pas un départ qu'ils ambitionnent ? On a besoin de soldats partout, et tous les petits soldats de France ne demandent pas à risquer leur vie aux colonies ! Pourquoi ne leur accorderait-on pas plus souvent ce qu'ils demandent, en le considérant, non pas comme uniquement une faveur, mais plutôt comme une meilleure utilisation de leur activité, mode d'activité dont on devrait se dire tout au moins qu'ils le reconnaissent d'eux-mêmes comme le meilleur pour eux puisqu'ils le demandent. Il ne s'agit pas seulement de leur faire plaisir, je le répète; il s'agit de les utiliser au mieux des intérêts du pays. Et je ne vois pas ce que la discipline gagne à ces désertions qu'on aurait pu éviter et dont l'exemple n'a pas besoin d'être multiplié davantage pour être contagieux, comme je vois aussi ce que l'armée perd en ne leur évitant pas le Conseil de guerre et l'oisiveté corruptible de la prison militaire.

Nous avons en passant évoqué tout à l'heure la notion de l'amélioration réelle du milieu militaire lui-même depuis un certain nombre d'années.

« Il est indéniable » écrivions-nous (V. La psychiatrie dans l'armée, *Rev. de méd.*, n° du 10 mars 1910), « que beaucoup de débiles sont sauvés journellement par la bienveillance naturelle de leurs chefs comme d'autres l'ont été par l'application des circulaires ministérielles qui ont modifié le milieu militaire (comme par la suppression des brimades). Il est indéniable aussi que des déséquilibrés légers ont échappé à des répressions sévères grâce à la perspicacité de leurs capitaines, qui ont mis tout en œuvre pour leur éviter les occasions de fautes toujours trop nombreuses pour eux. » Nous demandons la permission d'ajouter aujourd'hui qu'il est regrettable que le milieu militaire ne soit pas encore plus modifié : certains faits d'indiscipline par exemple ont pour point de départ des habitudes déplorables qui persévèrent et contre lesquelles il ne semble pas qu'on ait assez sévi.

Nous avons rencontré plusieurs fois des engagés qui avaient abandonné leur régiment à cause des brimades, des vexations de tous ordres dont ils avaient été l'objet de la part de camarades qui s'autorisaient de leur ancienneté pour leur imposer des dépenses ou des travaux ou leur faire faire leur propre besogne.

Dans beaucoup d'affaires de Conseil de guerre où ils sont mêlés, on peut d'autre part relever souvent le fait que leur indiscipline a eu parfois pour point de départ des provocations très blessantes, à eux adressées par les uns ou par les autres de leurs camarades. Je veux parler du terme de mépris de « vendu » qui est si couramment employé contre eux, comme du reste contre tous les rengagés également, et est quasi l'insulte la plus constante qu'on leur adresse, sans compter toutes les autres. Il semblerait qu'on devrait, si on veut garder à l'engagement et au rengagement toute sa valeur, le relever par tous les moyens aux yeux des autres soldats comme aux propres yeux de ceux qui viennent de cette façon au régiment ; mais en tout cas on devrait punir énergiquement toute insulte de ce genre adressée à ces jeunes gens qui sont bien loin de mériter toujours pareille épithète.

*Cette utilisation des anormaux a donc ses conditions* qui sont : 1° la nécessité de chefs justes et bienveillants en même temps qu'éclairés sur les phénomènes et états mentaux qu'on peut rencontrer chez ces anormaux et que capables de leur aider en toute occasion avec efficacité.

2° La suppression des vexations de tous ordres, c'est-à-dire l'amélioration du milieu militaire.

*Elle a aussi ses limites.* — Comme Chavigny le dit excellemment pour les débiles, il ne faut pas encombrer l'armée d'individus inutilisables ; on a le devoir d'éloigner de l'armée les gens dont la bêtise dépasse une certaine mesure. « On doit éloigner, dit-il, d'une part, tous ceux qui sont insuffisants pour satisfaire aux obligations du service en temps de paix et qui en temps de guerre, pour un service bien minime, risqueraient d'être un embarras considérable, et, d'une autre part, ceux auxquels aucune peine disciplinaire ne pourrait être infligée, parce que ces soldats, s'ils passaient au conseil de guerre, seraient acquittés d'emblée comme irresponsables. »

De leur côté les Allemands, eux, d'après leur code, considèrent comme irresponsable « tout homme dont l'intelligence est bien au-dessous de l'intelligence moyenne des individus normaux du même degré d'éducation ». Disons seulement que le médecin est là qui étudiera leur niveau intellectuel et les fera réformer quand il le trouvera vraiment trop bas.

Qu'on mette maintenant en parallèle tout le mal que tous dans une unité se donnent à l'occasion pour faire un soldat à peine présentable de certains bêtas et l'on verra si le gain est justifié ! Certes. Mais il semble indéniable que le service auxiliaire avec une utilisation meilleure d'emblée de leurs faibles moyens permettrait très simplement d'en garder un très grand nombre.

Qu'en est-il maintenant pour les déséquilibrés ?

*Tous les déséquilibrés qui sont encore suggestibles, c'est-à-dire encore influençables, intimidables par la crainte de l'autorité et qui n'ont pas de réactions trop violentes, c'est-à-dire qui ne sont pas trop impulsifs, sont utilisables.* C'est entre ces deux données que se trouve la mesure de l'utilisation des déséquilibrés. On voit de suite ceux qui peuvent y échapper. Les autres, ceux que la société ne peut arriver à maintenir dans le bien par les procédés de répression, les autres en effet sont condamnés à ne pouvoir être utilisés sans dommage et sans danger ; les premiers, *ceux seuls qui sont amendables sous une sévère surveillance et notamment par la menace de la sanction, peuvent rendre et rendent d'excellents services.*

Ils ont des fonctions psychiques et surtout musculaires qui sont très utilisables, surtout les dernières. Disons-le en quelques mots. Ils ont d'abord des qualités d'endurance et de courage auxquelles chacun, à l'occasion, a rendu hommage (Les corps d'épreuves qui sont leur lieu de groupement le plus compact par le fait de la sélection causée par leur délinquance, et la légion étrangère où leurs tendances spéciales dans la société moderne leur fait se donner pour ainsi dire tout naturellement rendez-vous, sont bien connus pour cela !) Ce ne sont pas seulement des soldats endurants et courageux, admirables au feu ; ils ont même des qualités d'intelligence véritables qu'ils savent montrer à l'occasion. Tout le monde est également d'accord là-dessus (V. Jude, Rebierre).

Mais la vie de caserne n'est pas leur fait : celle d'aventure leur convient au maximum. Qui n'a pas connu dans les régiments de France de ces « toujours punis », braves types au fond, qui ne satisfont leurs chefs qu'aux manœuvres !

Tous ces anormaux-là sont instables, une vie de colonnes presque continuelle, où l'on voit du pays, est la seule qui convienne bien à leur mentalité, nous dit Jude. Elle rendrait même plus dociles ces friands d'aventures, à la condition que leur chef, qui les connaisse bien, leur évite tout autant les centres habités que les occasions de boire ; la fatigue ni les privations ne les gêneraient pas. La fatigue même les gênerait si peu, ces hommes habitués à la route, qu'ils font des kilomètres parfois pour le plaisir (J'ai connu à Lyon un instable de cette sorte qui en était à sa 3ᵉ désertion et voyageait continuellement, faisant des lieues et des lieues. V. p. 292.

Pour ceux d'entre eux qui ont une altération marquée des facultés morales, pour ceux qu'on appelle en un mot des *fous moraux*, il semblerait qu'il ne devrait pas y avoir de doute à leur sujet et que tous devraient être exclus de l'armée à priori (ainsi que l'a demandé le Dʳ Pactet au Congrès international d'assistance des aliénés de Berlin, octobre 1910). Mais chaque cas est peut-on dire un cas d'espèce ; chaque cas soulève en quelque sorte un problème particulier, sans qu'il soit discutable évidemment que les plus atteints doivent être éliminés de l'armée, surtout quand on sait le danger de corruption qu'ils sont partout où ils se trouvent.

On se rappellera en tous cas à l'occasion qu'ils sont, pour certains, accessibles à la crainte, comme aussi pour quelques autres sensibles à la fermeté, et, quand on veut en venir à bout, on ne doit pas à l'occasion négliger de leur montrer que l'on n'a pas peur d'eux.

Il ne faut pas oublier non plus que l'armée n'est pas un couvent et que si quelques-uns peuvent être éliminés à cause de leurs tares et du danger de les garder, d'autres peuvent y trouver l'emploi de leurs *défauts sociaux* qui sont dans l'espèce parfois des vertus militaires ou qui *peuvent* à l'occasion le devenir.

Nous terminerons ce chapitre en disant des anormaux qu'on peut utiliser *la plus grande majorité des anormaux au mieux des intérêts du service.*

1° *En apprenant à les reconnaître et à les comprendre.*

2° *En adaptant l'éducation et le service militaire à leur niveau et à leur nature.*

*On cherchera donc à les utiliser le plus qu'on le peut.*

Pour cela, une fois les éliminations urgentes faites, *il n'y a qu'à les prendre tous pour ainsi dire en observation à leur place même dans le rang.* En surveillant leur instruction militaire et leur conduite, en se tenant au courant de toutes leurs réactions, on arrivera peu à peu à faire les distinctions nécessaires.

Car il faut bien dire ici une chose importante, c'est que l'habitude qu'on arrive à avoir de tous ces anormaux, mais surtout des déséquilibrés, nous oblige à reconnaître que *c'est encore le plus souvent uniquement à l'expérience, mais à une expérience éclairée et surveillée, qu'il faut s'en remettre du soin de décider si tel ou tel anormal pourra être utilisé.*

Si nous jetons un coup d'œil d'ensemble sur ce que nous savons déjà d'eux et sur ce que nous venons de dire de l'utilisation possible des anormaux, si nous nous rappelons leur fragilité cérébrale, les précautions qui sont à prendre pour une utilisation rationnelle de leurs facultés, encore si positives pour la plupart, nous sommes amenés à cette conclusion générale : *On peut les perdre facilement, mais on peut aussi facilement les sauver.*

*On peut les perdre.* Nous l'avons vu, le forçage du cerveau est un fait indéniable, et pour tous débiles et déséquilibrés. Tous peuvent tourner, on peut tous les faire tourner; il n'y a aucun doute possible là-dessus.

*Mais on peut les sauver.* L'intelligence, éclairée par la science, de chefs bienveillants et justes, une amélioration réelle du milieu militaire, tant au point de vue matériel que moral (suppression des brimades, des vexations aux jeunes soldats, comme aux engagés, avec disparition des termes insultants employés contre ces derniers), peut-être une meilleure répartition des anormaux dans les régiments ou les régions, et enfin, la poursuite de la lutte entreprise si courageusement dans l'armée contre l'alcoolisme, tout cela concourra à éviter bien des misères pénibles ou de définitifs malheurs à nos anormaux. L'affectif mieux compris ne versera plus dans la mélancolie ; le débile encouragé et protégé ne deviendra plus nostalgique, évitera la confusion mentale et peut être aussi parfois la démence ; le déséquilibré sera sauvé du délire ou de l'indiscipline. Tous pourront être sauvés de la rébellion, de l'agression ou du suicide quand on aura prévenu à temps ces idées de persécution que fait si souvent naître chez eux l'action de l'homme sur l'homme. A beaucoup enfin on épargnera l'asile et la démence terminale. Le régiment conservera des unités utilisables de plus, la société aura des malades ou des nuisibles de moins, et l'armée pourra se défendre de n'avoir rien fait que du bien à des individus qu'elle aura essayé d'utiliser en les améliorant.

Ne pourrait-on pour cela se préoccuper de l'adaptation de certains anormaux à certaines fonctions afin de faciliter leur utilisation par exemple?

Le service habituel des corps de troupes comporte des emplois qui s'accommoderaient très bien de certaines des anomalies qu'on peut rencontrer chez le troupier. Il y a dans les régiments beaucoup de situations qu'ils pourraient remplir : tailleurs, cordonniers, tambours, clairons, sapeurs, ouvriers en fer, armuriers, garde-caisses, garde-réfectoires, garde-magasins, manipulateurs, gardes d'écurie, plantons, vélocipédistes, ordonnances, cuisiniers, employés aux filtres, dérouilleurs et secrétaires même, etc., etc., situations d' « embusqués » bien connues de tout le monde où l'homme est à l'abri de la discipline du rang et qui ressemblent beaucoup à des occupations que certains pouvaient avoir tous les jours dans la vie civile.

Il y a dans l'intérieur même du corps tout un jeu de situations que peuvent occuper des anormaux de différents degrés au mieux de leur anomalie mentale. Un petit déséquilibré peut faire un excellent bicycliste, débrouillard et actif, que sa fonction d'embusqué sauvera de l'exactitude de la soumission du rang, etc., etc.

Un débile docile fait parfois un merveilleux ordonnance ; nous le savons tous. Souvent c'est parmi eux que les officiers choisissent de préférence, comptant trouver en lui la discrétion du meilleur des domestiques. Cette discrétion est sans doute le résultat de son insuffisance intellectuelle, mais ses qualités de fidélité à toute épreuve comme aussi celles de garçon probe et laborieux l'ont fait apprécier de tous et le rendront encore plus appréciable quand il aura trouvé dans le milieu où il est appelé à vivre la vie restreinte, bien réglée, et comme mécanique qui lui convient si bien à tous égards, qu'il y trouve en outre de l'affection et cet homme qui dans le rang pouvait être un guerrier médiocre sera un ordonnance modèle, étant vraiment si j'ose dire comme l'expriment les Anglais « The right man in the right place ! »

Je n'ignore pas que cette utilisation se fait d'elle-même pour ainsi dire dans les régiments pour les débiles et je n'ai pas la prétention de l'avoir inventée. Mais peut-être pourrait-elle être régularisée, étendue, perfectionnée pour ainsi dire si l'on voulait simplement ne pas confier les divers emplois du régiment à des hommes choisis parfois par le hasard des circonstances ou même par celui des recommandations.

J'irai même plus loin et je dirai que le service n'ayant pas la même complexité dans tous les corps on pourrait mettre de préférence les débiles dans certaines armes (train des équipages) et aussi par exemple dans certains services (fermes hippiques, dépôts de certaines armes, petits détachements, etc...). On devrait pouvoir répartir les débiles légers proportionnellement aux complications et aux exigences de chaque arme.

Enfin il y a le *service auxiliaire* où l'on devrait pouvoir mettre sans difficulté toutes les demi-valeurs mentales, débiles ou déséquilibrés, n'importe.

Il faudrait faciliter ce versement : qui serait mieux placé pour faire les corvées, faire les travaux de propreté d'une caserne par exemple, que l'un d'entre eux ?

Beaucoup de fonctions subalternes d'un régiment pourraient avantageusement être tenues par eux (à l'infirmerie où nous en avions un en observation, il tenait nos salles dans un état de propreté remarquable ; il y mettait toute sa pauvre intelligence, mais aussi tout son zèle).

# XII

## LE DÉPISTAGE DES ANORMAUX
## PSYCHIQUES

On commence aujourd'hui à s'inquiéter de la constitution psycho-pathologique du milieu militaire. Et c'est l'opinion publique qui semble s'en préoccuper le plus fortement. Elle est parfois en effet subitement, et longuement, émue par des histoires retentissantes qui attirent tout à coup l'attention sur certains soldats que l'uniforme avait jusque-là recélés dans son anonymat et qu'on s'étonne de découvrir dans les rangs. Des crimes sont commis par des « **apaches** » en tenue ; des délits tout militaires ont pour auteurs des récidivistes de l'indiscipline sociale ou régimentaire.

Les lois organiques de l'armée pensaient avoir tout fait quand après avoir exclu du service les individus condamnés soit à une peine afflictive et infamante, soit à une peine correctionnelle de deux ans de prison et frappés d'interdiction, elle avait incorporé d'emblée dans un corps spécial appelé les bataillons d'Afrique, les condamnés de droit commun à une peine d'au moins six mois de prison sans sursis. L'expérience de tous les jours ayant montré que le taux de la peine minimum était encore trop élevé et qu'il laissait dans les régiments de France des tarés en trop grand nombre, une loi complémentaire du 11 avril 1910 l'a abaissé à trois mois pour les délits ordinaires, mais a supprimé tout tarif minimum de peine pour les souteneurs et pour tous les récidivistes. De plus, d'après cette loi, tout condamné à moins de trois mois qui se conduira mal au régiment pendant son premier trimestre de service sera lui aussi envoyé aux bataillons d'Afrique. Enfin cette même loi du 11 avril supprimait les compagnies de discipline, ces corps de correction militaire (où étaient envoyés les soldats qui avaient commis des fautes répétées contre la discipline militaire, mais pas de délits de droit commun) ; elle les remplaçait par des **sections spéciales d'amendement**. Celles-ci, mieux adaptées à leur but d'assistance et de surveillance morales, doivent comprendre des divisions selon la catégorisation des soldats qu'elles reçoivent, et comporter des sections spéciales de répression pour les incorrigibles, comme aussi des sections spéciales de transition pour isoler les meilleurs éléments qui se montreraient capables d'être reversés plus tard dans les corps du service général. Enfin les disciplinaires provenant des bataillons d'Afrique ou des régiments étrangers (légion étrangère) comme aussi ceux de la marine et des colonies doivent former des sections à part.

Toutes ces mesures sont en principe excellentes et on peut en escompter le bon effet. Elles nous montrent en tout cas qu'un grand mouvement se dessine dans le but d'assainir le milieu régimentaire, puisque les nouvelles lois ont pour but d'éloigner au plus vite les tarés qui risqueraient de contaminer la jeunesse saine, laquelle vient accomplir un devoir dont elle ne doit pas risquer de sortir diminuée.

Or, depuis cette loi, tous les individus condamnés avant de venir au régiment, mais à qui leurs fautes permettaient de faire cependant leur service dans les régiments de la métropole, s'y sont si mal conduit qu'ils ont appelé l'attention du public sur eux. Ils ont créé une question des « apaches dans l'armée » qui est sur le point de recevoir sa solution ces jours-ci. Un projet de loi est déposé actuellement sur le bureau de la Chambre pour rejeter des rangs tous ces individus et les envoyer probablement aux bataillons d'Afrique.

On rejette aussi le rebut social, c'est-à-dire qu'on retranche de l'armée la partie reconnue par tout le monde malsaine et pourrie :

c'est une opération de première urgence. On pourrait même s'étonner que sous l'influence de fausses idées d'humanitarisme — que n'avait nullement sanctifiées la médecine, tout au contraire, est-il besoin de le dire ? — on ait autant tardé à accomplir cette opération de première nécessité qui paraissait s'imposer d'elle-même. Mais les idées sont un peu comme le vent, qui souffle où il veut ; peut être aussi qu'on n'avait pas suivi assez longtemps dans leur vie médicale, ces tarés, pour savoir exactement de quel ordre et de quelle gravité étaient leurs tares. Car c'était pour cela qu'on leur faisait crédit de confiance.

*On ne savait pas suffisamment le danger qu'ils représentaient parce qu'on ne les connaissait qu'imparfaitement.* La vie régimentaire révélait simplement des troubles du caractère qu'on pouvait croire bienveillamment réformables.

Et une sympathie exagérée avait fait oublier le devoir naturel envers les autres éléments sains de la collectivité : on avait trop oublié de consulter la clinique d'asile !

Celle-ci permettait de les retrouver à différents moments de leur existence : on retrouvait ces individus en effet internés par suite de l'apparition de diverses psychoses, c'est à-dire de folies aiguës survenues comme de simples épisodes dans leur vie mentale, ou bien du développement graduel de différentes mais très souvent définitives folies. Et c'est cela qui permettait seulement de comprendre complètement ce qu'ils étaient vraiment quand, avant d'être des aliénés, ils n'étaient encore que des anormaux. Or, les aliénistes étaient seuls bien placés pour définir et catégoriser ces individus que la vie régimentaire dressait le plus souvent en irréductibles, mais que l'examen clinique dans le temps et dans l'espace faisait seul apparaître tels qu'ils sont, c'est-à-dire comme des infirmes cérébraux de tous les degrés mais dont le plus grand nombre a plus à faire souvent avec le médecin qu'avec le juge.

C'est dire que leur éloignement de l'armée ne peut être qu'avantageux, cela va de soi. Ceux que rejettent ainsi (peut-être sans nuances suffisantes cependant) les lois militaires que nous avons indiquées étaient un danger pour l'armée puisqu'ils avaient déjà été un danger pour la société. Mais en les rejetant on n'a éloigné que ce qu'il y avait de plus visiblement mauvais pour le recrutement de l'armée, et il reste beaucoup à faire encore pour améliorer le milieu militaire.

L'œuvre entreprise ainsi était en effet une œuvre d'assainissement : elle est utile et urgente, mais si elle est bornée à ce but de rejeter les apaches, c'est-à-dire les tarés notoires, elle ne peut être qu'incomplète pour l'amélioration rationnelle du milieu militaire. Elle ne vise en effet uniquement que le côté le plus grossièrement visible, — mais il est vrai le plus impressionnant — du problème psychiatrique de l'éloignement de l'armée des malades mentaux ou des tarés moraux.

Les congrès successifs des aliénistes et neurologistes de France sous l'impulsion si généreuse du P[r] Régis (et surtout le Congrès de Nantes qui, en 1909, avec les beaux rapports des Drs Granjux[1] et Rayneau, a posé en son entier le problème de l'aliénation mentale dans l'armée), se sont accordés à reconnaître et à établir que, dans la recherche de la prophylaxie à opposer à ce mal qui se présente le plus souvent au régiment comme une maladie de la discipline, il fallait non seulement 1° fermer la porte aux aliénés ; 2° éliminer ceux qui ont pu entrer ; mais et surtout 3° tarir leur recrutement. Sans entrer dans le débat de la question entière nous pouvons dire en passant ceci, qu'on fermera la porte aux aliénés quand on fera du Conseil de revision autre chose que ce qu'il est toujours (à savoir un tribunal administratif avec un expert, comme nous l'avons écrit ailleurs[2]), qu'on l'aura rendu plus médical et qu'on lui aura donné le moyen d'être renseigné sur le passé mental de tous les jeunes gens qui lui sont présentés, et quand d'autre part aussi, au bureau de recrutement, les candidats à l'engagement seront « vérifiés cérébralement » selon

1. Le Dr Granjux s'est attaché depuis longtemps dans de nombreuses publications à signaler les différents aspects de la question.

2. Le *Caducée* (n° du 5 juin 1909), Les maladies mentales dans l'armée suisse.

le mot du Pᵣ Régis. Enfin on éliminera les aliénés qui ont pu rentrer dans l'armée, quand on saura les reconnaître là où ils se trouvent. Mais surtout on tarira leur recrutement, dirons-nous, quand on fera délibérément *le dépistage des anomalies psychiques qui sont la menue monnaie de l'aliénation mentale* et que, les ayant reconnues, on les traitera comme il convient. Dans ces deux derniers buts, la collaboration de l'officier et du médecin s'impose d'elle-même, cela va de soi. Les anormaux mentaux sont des aliénés en puissance, peut-on dire, des candidats perpétuels à l'aliénation, mais des candidats qui réussissent malheureusement trop souvent. Et c'est ce dépistage sur l'importance duquel nous avons insisté ailleurs[1] que nous voulons justement envisager ici parce qu'il aura l'avantage, non seulement de faire reconnaître au plus tôt les candidats toujours trop possibles à une aliénation ou à une indiscipline qui les guettent, mais encore de leur faire accorder l'aide et l'assistance efficaces qui pourront les empêcher d'y verser, œuvre d'une haute portée à la fois morale et sociale.

Il est avéré aujourd'hui que l'attention du médecin de troupe comme celle de l'officier doit se porter tout naturellement sur certaines catégories de soldats, de préférence à tous les autres et ce sont elles que nous allons étudier.

*Comment reconnaître les anormaux au régiment ?*

Car il ne faut pas attendre que le danger qu'ils courent d'être des malades ou des mauvais soldats, les classe de lui-même.

I. — *Les uns se présentent d'eux-mêmes.*

II. — *Les autres ont besoin d'être recherchés.*

I. — Les uns se présentent d'eux-mêmes.

*Les premiers arrivent au régiment avec une étiquette que l'on*

---

[1]. Voir *Archives d'Anthropologie criminelle et de Médecine légale*, nᵒ de juin-juillet 1910 : « Le dépistage des anormaux psychiques ». Étude mentale d'une catégorie de délinquants militaires « Les Bons absents ».

trouve dans les pièces d'incorporation et qui peut mettre en éveil, avant même d'avoir vu les hommes.

1° Cette étiquette est **sociale** chez :

*a*) ceux qui arrivent au régiment avec des condamnations ;

*b*) les illettrés ;

*c*) les enfants assistés.

2° Cette étiquette est **militaire** chez :

*a*) les bons absents ;

*b*) les engagés volontaires ;

*c*) les insoumis.

3° Un peu plus tard, à la visite d'incorporation, on peut voir que certains portent sur leur corps

A. — une *étiquette physique,* qu'il faudra soigneusement vérifier. Je veux parler de ceux que le médecin trouvera porteurs d'un grand nombre de *stigmates physiques dits de dégénérescence.*

B. — D'autres y portent écrite d'une manière indélébile une *étiquette mentale,* si l'on me permet cette façon toute métaphorique de m'exprimer. Je veux parler des hommes qui ont des *tatouages,* lesquels sont parfois de vrais *stigmates mentaux.*

Voyons ces différentes catégories de soldats :

1° Hommes a étiquette sociale. — A. *Les condamnés antérieurement.* — Un certain nombre d'hommes arrivent avec un casier judiciaire où sont inscrites une ou plusieurs condamnations. Ces jeunes gens qui portent l'estampille d'une action judiciaire d'où résulte une flétrissure précoce, se désignent d'eux-mêmes évidemment à notre attention. Mais ces délinquants sont d'ordres bien divers, comme leur étude nous le montrera. Il en est, d'abord, qui n'ont qu'une condamnation. Parmi ceux-là, il en est, par exemple, qui sont devenus délinquants par accident, pour ainsi dire, grâce à la surprise d'un hasard un soir de fête et de beuverie qui les aura fait se battre, être violents et en rébellion avec l'autorité. Ils ont une condamnation à quelques jours de prison. Ceux-là peuvent faire de bons soldats, si cette bataille et l'ivresse qui l'a causée, n'est pas le fait d'un alcoolisme naissant et qui aura besoin d'être surveillé de près. D'autres ont également commis une seule faute, mais plus sérieuse, avec condamnation à un ou plusieurs mois de prison (qu'elle soit ou non accompagnée du sursis) pour vol, par exemple, faute plus grave, mais également unique, qu'elle soit survenue tôt et qu'elle ait été rachetée par une conduite irréprochable par la suite, ou qu'au contraire, elle soit survenue tardivement mais après une existence jusque-là parfaite. Il y aura lieu de voir si ce délinquant n'a pas été la victime pardonnable de circonstances, auxquelles il a mal pu échapper, s'il n'a pas été en un mot un *délinquant d'occasion*, avec sa faute isolée, qu'il peut avoir le désir ardent de faire oublier. Tous ceux-là peuvent vivre au milieu de leurs camarades, sans aucun danger.

L'autre catégorie est celle des récidivistes. Récidivistes des délits simples (d'ivresse, par exemple), de contravention à la police des chemins de fer, de vagabondage, récidivistes de tous les autres délits, vol, attentats divers, etc... Leur valeur est très différente de celle de l'individu de la première catégorie. C'est parmi eux que nous allons trouver tous les anormaux des régiments.

Tous ces *délinquants d'habitude* sont suspects évidemment. Ils ont besoin d'être étudiés séparément. L'ivrogne peut être un bon garçon qui tient de ses parents ce penchant naturel à la boisson ; comme il peut être aussi un homme déjà alcoolisé, sinon même un alcoolique déjà fortement touché par le poison et en ayant déjà le caractère d'irritabilité, de méchanceté, de violence qui, nous le verrons plus loin, est fréquent chez eux.

Le vagabond d'habitude a des chances d'être un extra-social, c'est-à-dire un anormal ; le simple condamné pour vagabondage peut très bien ne pas être tout à fait perdu encore. Le condamné pour délit de vol, comme pour tous les autres délits peut être un vicieux, comme aussi bien un anormal c'est une chose à étudier.

Une remarque importante est celle qui résulte de l'effet de l'ancienneté des mauvaises habitudes. Elle apparaît nettement dans une constatation faite par le médecin militaire italien Funaioli. Il a montré, en étudiant 200 « condamnés antérieurement », que ceux qui n'avaient pas pu s'adapter par la suite au régiment étaient tous des délinquants précoces — c'est-à-dire des individus qui avaient commis leurs premières fautes à un très jeune âge — et qu'ils étaient tous coupables de fautes graves (vols qualifiés, tentative d'homicide, filouterie, faux, etc.). Ce sont ces récidivistes que nous appelons les délinquants d'habitude. Par contre, ceux qui avaient pu s'adapter provenaient de jeunes gens qui n'avaient commis leur faute que tard dans la vie, toujours après 18 ans, ou qui n'avaient à leur passif qu'une faute généralement légère (coups et blessures, rebellion, vol simple, etc.). C'étaient nos délinquants occasionnels ou accidentels. C'est ce fait qui lui a permis de dire que déjà par le seul fait de la connaissance des antécédents des hommes, on pouvait avoir une opinion sommaire déjà très intéressante sur son adaptation probable, mais qui lui faisait ajouter immédiatement qu'il ne fallait pas mettre ces sortes d'individus ensemble si l'on ne voulait pas que les plus tarés ne corrompissent les autres, bien entendu.

Mais, quoi qu'il en soit, cette classe de condamnés antérieurement à l'arrivée du corps, a bien des chances de contenir de multiples anormaux.

B. *Les illettrés*. — Est-il besoin de développer cette notion qu'aujourd'hui, avec les facilités de l'instruction et le développement qu'elle a prise, le fait d'être illettré plus ou moins complètement à l'arrivée au régiment implique quasi-forcément l'idée d'une absence de moyens intellectuels ! Non, n'est-ce pas ? Il faudra cependant faire la distinction entre les vrais débiles et les arriérés scolaires, c'est-à-dire les jeunes gens dont l'instruction a été insuffisante parce qu'ils ont dû laisser l'école très tôt, après y être allé très peu de temps, en raison de la misère familiale qui exigeait d'eux un travail hâtif.

Il y aura donc lieu de les étudier tous.

C. *Enfants assistés, enfants naturels*. — La qualité d'enfant assisté, et celle d'enfant naturel que nous apprendra tout à l'heure l'interrogatoire, exigent également cette étude, car généralement elles révèlent dans le mystère social de l'origine de l'individu tout un passé spécial de misère probable, d'éducation absente ou incomplète, sans compter toute l'hérédité inconnue qu'il doit à ses ascendants. C'est dire quelle étiquette elle est pour nous et combien ces jeunes gens ont besoin d'être étudiés de près.

Dirons-nous pour prouver la vérité de cette notion que Boigey a trouvé 232 *enfants naturels,* 28 *pupilles de l'assistance publique,* sur 600 condamnés aux travaux publics, pris au hasard pendant le cours d'une année? Ce fait souligne l'importance considérable de l'éducation dans le développement moral de l'individu. L'absence de toute éducation et la mauvaise influence de la famille sont choses bien connues, et le mot du Pr Lacassagne est toujours vrai que « la criminalité de l'adolescent vient de l'enfance abandonnée ».

2° HOMMES A ÉTIQUETTE MILITAIRE. — A. *Les Bons-absents* sont les jeunes recrues qui se sont abstenues de paraître à la revision, se dispensant ainsi de subir l'examen du médecin et empêchant aussi qu'on puisse les affecter à telle ou telle arme suivant leurs aptitudes physiques et leur constitution. On les prend *d'office* et, depuis la circulaire du 6 septembre 1909, on les convoque le 1er octobre, c'est-à-dire 5 ou 6 jours avant leurs autres camarades régulièrement appelés, afin de les punir par cet appel anticipé. Car ils sont nombreux, puisqu'en 1905, ils étaient déjà 10 000, masse énorme, qui portait un dommage sérieux à l'œuvre du recrutement pour les armes spéciales. Et ils augmentent chaque année. Or, à part quelques malades et quelques *détenus*[1], ils étaient presque tous sans excuse valable de ne pas être venus à la revision. Quand on les interrogeait, certains — qu'on croyait les plus nombreux, — alléguaient qu'ils avaient « voulu être soldats » malgré une infirmité véritable, plus ou moins légère (hernie, varices, etc.) comme c'était le cas quelquefois, ou malgré une défectuosité — sur laquelle ils étaient mal fixés et qu'ils s'exagéraient bien souvent. — D'autres disaient qu'ils redoutaient

_________

1. Il est bien évident que cette catégorie-là se souligne d'elle-même à l'attention de l'officier.

l'ajournement à cause de leur mauvaise constitution. La nouvelle loi du 21 mars 1905 (contrairement à l'ancienne loi de 1889), ne décomptant plus en effet l'ajournement du temps de service à accomplir, en venant ainsi d'office au régiment ils étaient sûrs de faire de suite leurs deux ans, si même ils n'escomptaient pas qu'à leur arrivée au corps on les réformerait tout à fait ou qu'on les mettrait dans le service auxiliaire.

Mais, parmi ces bons-absents, un très grand nombre s'était abstenu de venir à la revision *sans aucune raison*, par insouciance, par indifférence pour une obligation qui leur paraissait absolument inutile et superflue. Or, quand on les étudiait d'un peu près, on s'apercevait que ces jeunes gens avaient été des bons-absents parce qu'ils étaient incapables d'admettre ou de comprendre bien d'autres nécessités légales. Cela tout simplement pour la bonne raison qu'ils n'étaient pas normaux au point de vue intellectuel. Et on retrouvait parmi eux toutes les catégories les plus diverses de nos anormaux.

Aussi n'est-il pas étonnant qu'on s'aperçût au bout de peu de temps de la vie régimentaire, du grand nombre de bons-absents qui tournaient mal. En effet, dans la plupart des dossiers des hommes qui finissent à l'asile ou qui passent devant le conseil de guerre, on retrouve la mention de cette qualité de bons-absents à la revision, si bien que les médecins de régiment s'étaient rendus compte de ce que la qualité de bon-absent était une étiquette qui avait plus de signification qu'il n'y paraissait au premier abord. Le Dr Cranjux, le Pr Régis, le Pr Simonin et divers congrès de médecins aliénistes, avaient insisté sur la nécessité qu'il y aurait à soumettre à l'expertise mentale ces bons-absents. C'est ce que nous avons fait et nous avons, à l'arrivée de la classe de 1909, examiné les 246 bons-absents de la garnison de Lyon (camp de Sathonay compris) et nous avons trouvé parmi eux 73 anormaux, soit une proportion de près de 30 pour 100, c'est-à-dire de presque un tiers de leur ensemble[1]. L'examen détaillé de cha-

---

1. Une tentative de défense sociale dans l'armée : *Le Dépistage des anor-*

cun d'eux nous a permis de relever parmi eux 23 débiles (dont 14 grands débiles et 9 débiles légers), 31 déséquilibrés (dont 19 déséquilibrés marqués et 12 moins fortement), 15 prédisposés, 3 alcooliques et 1 épileptique (j'ajoute que 7 de ces déséquilibrés étaient alcooliques, tandis que les débiles ne l'étaient pas — fait intéressant qui souligne une petite différence, facile à comprendre, dans la tendance à l'activité, même vers le poison, plus grande chez le déséquilibré que chez le débile).

Nous avons voulu ensuite nous rendre compte :

1° Des raisons que ces jeunes gens invoquaient comme excuses ;

2° De leur véracité. C'est ce que l'étude de chaque homme nous a révélé.

Il est évident d'abord que parmi ceux qui n'en invoquaient pas, la proportion des anormaux devait être assez forte. C'est ce qui existait, puisqu'il y en avait un tiers parmi ceux qui avouaient leur négligence personnelle (jeunes gens qui travaillant loin de chez eux le plus souvent, avaient fait trop tardivement leur demande pour passer la revision là où ils se trouvaient). Il y en avait la moitié exactement parmi ceux qui reconnaissaient leur insouciance absolue. (On pouvait évidemment s'attendre à pareil résultat chez ces oublieux des obligations sociales).

Mais, parmi la catégorie de ceux qui invoquaient des excuses, on trouve des anormaux là où on ne se serait peut-être pas attendu à en trouver. Disons d'abord que, contrairement à ce qu'une enquête superficielle aurait pu laisser croire, le nombre véritable de ceux qui avaient évité la visite médicale pour être à toute force soldats et de ceux qui avaient redouté en s'y présentant d'être ajournés à cause de leur mauvaise constitution, ce nombre, — contrairement aux données classiques — est peu élevé : il y en avait seulement 8 dans le premier cas et 19 dans le second, au total 27 sur 246 soit la proportion très faible de 9 pour 100. Or,

maux psychiques. Étude mentale d'une catégorie de délinquants militaires. *Les Bons absents* (*Archives d'anthropologie criminelle et de médecine légale*, juin-juillet 1910).

même parmi eux, on trouve des anormaux : 4 sur 8 soit 50 pour 100, c'est-à-dire la moitié, dans la première classe, et 4 sur 19 soit 21 pour 100, c'est-à-dire près d'un quart dans la deuxième. Cela ne doit pas étonner, étant donné que ceux qui redoutent l'examen médical ou bien s'avouent d'une santé douteuse (et la débilité physique peut s'accompagner de débilité mentale) ou bien s'exagèrent morbidement l'importance de quelques défectuosités ou d'une faiblesse de développement générale, toute chose qui est l'indice d'un état mental plus pathologique qu'on ne serait peut-être tenté de l'admettre. Le simple fait suivant en est, en effet, la meilleure des preuves : Un jeune homme du 22ᵉ régiment d'infanterie, fils d'un tuberculeux, avait toujours été un peu inquiet de santé; mais il avait surtout été préoccupé par une petite hernie inguinale dont il était porteur. A cause d'elle, il avait demandé à passer la revision au chef-lieu pour ne pas avoir à se déshabiller devant les camarades. Mais, ajourné, il dut la repasser une seconde fois. Il refait la même demande, on la repousse : il se laisse prendre bon-absent. Et c'est ce bon-absent-là qui, continuant ses préoccupations maladives sur son état de santé et cette hernie, se fait opérer en janvier, mais ne cesse de se tourmenter, et, finalement, tombe dans un mutisme absolu qui commence un long accès de mélancolie délirante qui le mena rapidement à l'asile de Bron. — On peut dire que chez lui toute son aliénation n'a pas été autre chose que l'amplification de l'anomalie mentale qui l'avait empêché de se rendre à la revision.

On trouve des anormaux (14 pour 100) parmi ceux « qui étaient à l'étranger » et cela est compréhensible si l'on songe qu'il est bien connu que certains ont un besoin pathologique de se déplacer et de courir le monde. On en trouve presque un quart aussi parmi ceux qui « s'étaient dits malades » au moment de la revision (ce qui tendrait à faire croire que leur allégation n'est pas exacte pour beaucoup). Cette supposition paraît être confirmée par le fait que parmi ceux qui invoquaient seulement un mauvais état tout à fait passager de leur santé, c'est-à-dire une maladie beaucoup moins sérieuse, plus hypothétique encore, le nombre des anormaux grossit soudain beaucoup et devient alors trois fois plus grand (62 pour 100).'

On en trouve 33 pour 100 chez ceux qui mettent la faute sur leur « manque de relations avec leur famille » et 27 pour 100 chez ceux qui la mettent sur la « négligence de leurs parents », proportion qui souligne la plus grande importance, à notre point de vue, de la première catégorie sur la seconde (la rupture avec leurs parents, l'état d'indifférence affective vis-à-vis des siens étant certainement plus significative qu'une négligence, qui n'est pas toujours démontrée, de la part de ces derniers).

On en trouve la proportion plus forte encore de 66 pour 100, c'est-à-dire des deux tiers, parmi ceux qui sont « arrivés trop tard à la revision ». Cela n'a rien qui surprenne, car on devine vite que ces jeunes gens sont restés à boire quelque part. Or qui dit facilité à boire dit alcoolisme existant ou à craindre !

Par contre, c'est dans la catégorie de ceux qui n'ont pas voulu perdre leur journée de travail (40 sujets) qu'on en trouve le moins, 17 pour 100. Ici encore tout concorde, les chiffres et l'examen, et cette faible proportion nous donne pleinement le droit de continuer notre confiance à cette classe spéciale de bons-absents.

Mais tout au contraire, les catégories suivantes en comportent davantage, car le motif invoqué n'est souvent qu'un aveu de préoccupations déjà maladives. D'abord 5 sur les 17 qui avaient « la crainte de se montrer » sont des anormaux (71 pour 100) : l'un « avait peur d'être avec les autres » (*sic*), un autre « avait honte de se montrer devant les autres » (*sic*), etc. Puis trois jeunes gens avaient une crainte particulière, qui est une véritable maladie mentale qu'on appelle une *phobie*. Deux avaient la *phobie du cheval*. C'étaient deux garçons un peu simples, timides, dont l'un avait été épouvanté à l'avance par d'extravagants récits de coups de pied de cheval que lui avaient faits d'anciens soldats ; l'autre avait cette peur depuis sa première enfance, et bien que de la campagne et habitué à voir des chevaux, il ne passait jamais derrière un cheval à cause de cela. Le troisième enfin avait eu « peur d'être mis dans les alpins à cause de la neige » ; il était, depuis deux jours qu'il était arrivé, tout à fait inquiet de son sort et véritablement nostalgique. Son avenir militaire est inquiétant.

On voit par cela que les bons-absents méritent bien leur réputation de jeunes gens suspects d'être des anormaux à plus d'un titre. On voit ce qu'on peut trouver parmi eux qui justifie la surveillance dont ils doivent être l'objet de la part de leurs chefs.

B. — *Engagés volontaires.* — La mentalité défectueuse des engagés volontaires est devenue une de ces vérités qui n'ont plus besoin d'être démontrées. Il n'est plus besoin aujourd'hui, en effet, d'expliquer comment il se fait qu'ils contiennent beaucoup de tarés cérébraux. C'est un fait admis de tous que d'abord les engagés dits volontaires sont souvent des engagés « involontaires ». Il est de tradition nationale (je dirai même internationale, car on trouve le fait dans tous les pays où l'engagement existe et les travaux allemands répètent nos plaintes à ce sujet), il est de tradition, dis-je, que les familles obligent discrètement ou non à s'engager bien des jeunes gens dont elles ne savent que faire. Et cela qu'il s'agisse d'un débile, d'un « nigaud » que les parents, qui n'en ont rien pu faire, veulent débrouiller ou d'un déséquilibré qui a tous les vices, qui a eu dans sa vie les histoires les plus variées et que les siens poussent à se réhabiliter par l'engagement, en vertu de l'idée théorique et fausse du relèvement moral par le métier des armes. C'est pour cela que l'armée devient le refuge des individus dont elle aurait le plus à se garer : « jeunes délinquants libérés, pupilles difficiles et vicieux de l'Assistance publique, dégénérés sortis des asiles d'aliénés, des maisons de correction, des maisons de réforme, d'établissements d'anormaux, autour desquels est allé jusqu'à s'organiser un patronage de l'engagement volontaire » (Régis).

Le meilleur exemple du mauvais candidat à l'engagement que des parents peuvent amener au bureau de recrutement est bien le suivant : Un jour j'ai à examiner entre plusieurs un grand jeune homme assez bien constitué, suffisamment solide pour être pris pour l'infanterie qu'il demandait. Il eût été certainement pris, je le crois, par un médecin non averti des choses de la psychiatrie. Il se présentait bien, s'exprimait très poliment, d'une voix légèrement basse mais avec une certaine aisance, appelant les officiers présents par leur grade et cela avec une satisfaction visible. Il aurait paru suffisamment intelligent pour faire un soldat. Si en avait recherché les stigmates physiques dits de dégénérescence, *on n'en aurait trouvé aucun*. Il n'avait notamment aucune asymétrie faciale; à peine avait-il du prognathisme, mais les dents se rejoignaient bien quand la bouche était fermée. Donc même cette recherche n'aurait pas fait naître l'idée de se méfier de quoi que ce soit. Cependant plusieurs choses frappaient en lui : d'abord un air un peu « godiche », outre une légère faiblesse du développement crânien, puis, et surtout, en une certaine manière son sourire qui rappelait « le sourire du débile » (Chavigny). Interrogé, il répondait cependant d'une manière qui aurait pu largement satisfaire « qu'il voulait faire sa carrière », mais il ajoutait qu'il avait « toujours aimé être avec les soldats ». Bref, on continue l'examen et le diagnostic de débilité s'affirmait. Mais on était en présence d'un débile actif qui trompait aisément sur sa propre valeur, qui aurait aisément trompé le médecin du recrutement sur lui-même, parce qu'il avait du « bagoût » et de la mémoire. Son père qui l'accompagnait disait qu'il « était très intelligent ». Il avait en effet un ensemble de notions dont il savait se servir, reconnaissait les images du recrutement, décr'ait les régiments. Son père disait fièrement qu'il savait « la place de la plupart des régiments de France ». En réalité j'eus vite la preuve que mon diagnostic était exact : le père l'avait amené d'un asile d'infirmes pour le faire engager ! Ce jeune garçon y était enfermé (dans la ville même) depuis huit mois à cause de ses instincts de vagabondage et c'étaient ses parents qui l'y avaient fait mettre et qui payaient pour cela. Son histoire était la suivante :

Enfant bien portant, il avait été très difficile à élever. Il ne rentrait jamais chez lui après la classe où il se montrait un élève très insuffisant; il fallait toujours aller le chercher, surtout à la gare. A 10 ans et demi il fit sa première vraie fugue, elle dura peu ; à 13 ans et demi il partit à pied de chez lui à Châlons (30 kilomètres) où il a un oncle « qu'il voulait voir » : celui-ci était absent. On le retrouva à la gare. Peu après, même fugue : son oncle le reçoit. A 16 ans, il va ainsi de Vitry à Châlons, puis à Epernay et à Dormans où il a des parents qui le ramènent. Six mois plus tard, il reste neuf semaines absent : son père finit par apprendre qu'il est au camp de Mailly où il travaillait dans une cantine. Il va le chercher et le retrouve seulement à Toul, où il avait suivi un régiment. Il ne peut le garder à travailler chez lui et le place à Châlons chez un boulanger. Six semaines après, il est de nouveau à Dormans « à se promener ». Toutes ses fugues ont le caractère capricieux et puéril des fugues d'enfant attiré par le plaisir de voir le monde ; il part toujours sans un sou (il n'a cependant jamais été arrêté et n'a pas volé).

— Mais il avait fait bien d'autres escapades semblables ; il restait chez son père trois, quatre, cinq mois et, tout d'un coup, il partait sans prévenir. Bien que travaillant à côté de son père, il ne lui a jamais rien dit de ses projets. Plusieurs fois on put le rattraper à bicyclette. Quand on lui demandait des explications il ne disait rien, ou parfois cherchait à dire « qu'il partait parce qu'on l'avait attrapé », ce qui était faux. « C'est l'idée de voyager avec les soldats », dit le père. Il est bon marcheur : une fois en six jours il fit une grande tournée à pied de Vitry à Reims, Châlons, Epernay, Dormans, faisant de nombreux kilomètres dans la journée. — Tel est ce débile, — dont la débilité était manifeste quand on cherchait à l'établir, — débile actif, qui serait pervers bientôt plus qu'il ne l'est encore, si les occasions de boire ne lui étaient refusées par le fait de son internement. Et ce sont les parents qui l'avaient fait interner eux-mêmes qui l'amenaient à l'engagement ! Et le père n'a pas compris pourquoi je ne le prenais pas pour faire un soldat (pourtant il l'aurait bien voulu, parce qu'il était las de payer sa pension).

Tous les engagés ne sont pas tels — je m'empresse de le dire, —car si l'engagement fournit à l'armée ce qu'elle a de pire, il lui fournit aussi ce qu'elle a de meilleur et il en est un certain nombre qui font d'excellents soldats et sont même la pépinière de très bons sous-officiers comme parfois aussi d'officiers de grande valeur (l'école de Saint-Maixent a habituellement 80 pour 100 d'engagés parmi les élèves officiers). Personne n'en doute, et cela va de soi. Ce n'est pas d'eux que je parle ici.

Mais s'il y a des jeunes gens pour lesquels l'engagement est le commencement d'une carrière qui ne peut être qu'heureuse, il y en a beaucoup trop d'autres, malheureusement, pour lesquels il n'est que la dernière étape d'une vie de mésaventures qui ne peuvent plus terminer. Leurs histoires retentissantes, comme celles qui défraient les journaux à tout bout de champ, apprennent trop tardivement à leurs familles qu'elles ont eu tort de les pousser vers l'armée comme vers un asile, *l'armée ayant bien certainement, comme cela est prouvé, une vertu moralisatrice,* mais ne pouvant réfréner par la sévérité de son code spécial que les instincts anti-sociaux des « arriérés moraux » seulement, c'est-à-dire de ceux dont le développement moral est encore incomplet, mais non pas des malades.

Qu'ils soient d'intelligence insuffisante ou qu'ils soient trop jeunes physiquement, et surtout trop jeunes moralement, tous sont vite désenchantés d'un métier qu'ils s'étaient représenté sous des couleurs uniquement riantes. C'est un débile, vu par Chavigny, qui s'était engagé dans l'artillerie parce qu' « on s'y fait promener en voiture ». J'ai publié l'observation d'un fou moral qui s'était engagé pour « accompagner son frère qui partait pour son sort », mais aussi et surtout parce qu'il n'avait rien pu faire de bon jusque-là et qui finit à l'asile de Genève après avoir déserté à l'étranger. Beaucoup sont attirés par l'uniforme brillant de la cavalerie pour l'avoir vu triompher dans quelques concours hippiques. Tous, ou presque tous, sont des citadins, l'ouvrier des champs s'engageant plus rarement et faisant alors un bon soldat. L'ouvrier des villes s'engage lui parce qu'il n'a pu rester dans aucun atelier, en raison de son tempérament instable ou de sa valeur professionnelle ou intellectuelle insuffisante, et quelquefois de ses habitudes alcooliques ou de sa mauvaise conduite. Les sans-travail, eux, sont souvent poussés à l'engagement à la fois par la misère, la débauche et l'alcoolisme, ajoutons aussi que l'appât des primes les attire tous [1], avec, pour quelques-uns parmi eux, la possibilité de faire immédiatement, grâce à cet argent, la noce plus ou moins longtemps (C'est aussi cet argent qui leur brûle la poche et leur donne aussi trop souvent l'idée, et les moyens surtout, de déserter). L'armée coloniale comme aussi les troupes d'Algérie qui ont en plus l'attrait du costume pour elles [2] leur offrent également l'attrait tout spécial de pays nouveaux, avec une vie plus libre et des plaisirs plus nombreux. Mais il n'y a pas que ceux-là qui s'engagent, l'engagement tente encore tous ces jeunes gens qui ne sont plus des ouvriers vrais, les fils de bourgeois : fruits secs de toutes les écoles, enfants gâtés rebutés de la bonne éducation, qu'ils n'ont pas manqué de recevoir, eux sont encore plus vite désillusionnés par la monotonie de la vie de caserne, en même temps que dégoûtés par un coude à coude que leur vanité trouve insupportable (nous en avons vu un exemple dans cet engagé, étudiant en lettres, qui se suicida, d'un coup de feu, par dégoût de la vie du simple soldat).

Tous ces engagés ont souvent vite assez de l'essai qu'ils font de la vie régimentaire de tous les jours et cherchent bientôt le moyen de rompre leur engagement. On les voit bientôt à la visite, puis à l'infirmerie et à l'hôpital. Parfois on est même obligé de les réformer. Mais ils ont parfois de véritables raisons de venir voir le médecin, leurs tares mentales qui font qu'ils s'acclimatent mal s'aggravent parfois assez vite. Je dirai même qu'il est courant de voir tout engagé présenter une sorte de crise, les premiers temps de son arrivée au service. Mais alors qu'un individu normal la surmontera vite, celui qui ne l'est pas ne le peut pas.

1. Les corps de cavalerie frontière, où la prime est la plus forte, regorgent d'engagés. C'est ainsi qu'à Saint-Mihiel il y a des quantités d'engagés, mais aussi de cas de conseil de guerre...

2. C'est ainsi que tous les jours, au recrutement, des engagés viennent se présenter pour les zouaves ou les chasseurs d'Afrique même en dehors des périodes de campagne possible.

Les uns tombent dans cette dépression que j'appelle **la dépression mentale de l'engagé volontaire**; mais le plus souvent ils tombent dans l'indiscipline et dans la criminalité militaire. Certains se suicident; d'autres aboutissent à l'aliénation mentale plus ou moins rapidement. Beaucoup enfin s'abandonnent à leur penchant naturel vers la boisson et trompent leur ennui d'être soldat en s'alcoolisant (Simonin).

Finalement ils entrent presque tous en conflit avec la discipline; aussi n'est-il pas étonnant qu'on trouve dans l'infanterie 2 fois plus et dans la cavalerie près de 4 fois plus d'engagés volontaires que d'appelés parmi les déserteurs et ceux qui passent en conseil de guerre. Ils sont coutumiers encore de l'absence illégale répétée, de la désertion, du refus d'obéissance, des outrages et des voies de fait envers les supérieurs.

Au reste, leur nombre considérable, leur prédominance véritable parmi les corps d'épreuves et les établissements pénitentiaires, est la meilleure preuve de leurs tares. Les compagnies de discipline contenaient dans leurs effectifs couramment 60 pour 100 d'engagés, les actuelles sections d'amendement ne doivent pas en contenir moins et peut-être même bien plus, si l'on en juge en tout cas par celle de Cézembre qui était destinée aux coloniaux et aux marins et qui a contenu jusqu'à 98 pour 100 d'engagés.

Tous ce que nous disons là des engagés est vrai aussi hors de France pour les armées étrangères où l'engagement est de règle. C'est ainsi que Cosparic et Tempelmans Plat, qui ont exposé les mauvais résultats de l'établissement disciplinaire de Vlissingen où l'on envoie des soldats difficiles et pervers — et ce sont les engagés volontaires qui les fournissent surtout, disent-ils — pour essayer d'en faire, par des méthodes un peu spéciales, des soldats utilisables, disent que dans 80 pour 100 seulement des cas les résultats ont été quelque peu encourageants. Et les auteurs demandent que tous les malades soient bien vite éliminés; et ils insistent pour que les indisciplinés et délinquants non aliénés soient placés dans un établissement de travail pour une durée équivalente à celle qu'ils devaient passer au service « *afin, disent-ils, que cette mesure prévienne de plus en plus efficacement l'engagement volontaire des déséquilibrés* ». Ces mots sont un aveu à retenir.

D'ailleurs on sait encore, d'une façon générale, que le rendement des engagés au point de vue militaire est loin de ce qu'on serait tenté de croire *a priori* : sur 50 engagés qu'ont reçus 3 régiments, 10 seulement sont gradés l'année suivante, et encore sont-ils seulement caporaux ; 5 ont été réformés ; 2 sont morts ; 2 ont été condamnés par un conseil de guerre et 1 a déserté. Donc déchet énorme qui paraît bien tenir à l'insuffisance physique et intellectuelle de ces jeunes gens trop peu développés et trop peu mûris pour faire de bons militaires. Autre preuve de leurs tares : leur insuffisance mentale s'établit une fois de plus aussi dans le fait bien connu que le nombre est grand parmi eux de ceux qui deviennent aliénés. En France, par exemple, il y avait 8 fois et demi plus d'aliénés dans les anciennes compagnies de discipline que dans un régiment ordinaire (ces compagnies se composaient en parties égales seulement pour quelques-unes d'appelés et d'engagés). D'autre part, les désertions sont 5 fois plus fréquentes, et les délits 8 fois plus fréquents chez les engagés volontaires que chez les appelés d'après le calcul que nous avons fait sur les 5 dernières années statistiques parues, 1905-1909, (sur 164 condamnés du 18ᵉ corps d'armée en 1908-1909. Régis a même trouvé 100 engagés contre 64 appelés).

En résumé, si un engagé n'est pas toujours forcément un anormal, il y a parmi eux beaucoup d'anormaux de tous ordres.

C. *Les insoumis.* — Un rebelle à une loi aussi couramment obéie que la loi militaire sur la conscription, peut très bien être un anormal ou même un malade, cela va de soi. Ce sont les insoumis de tout le service que j'envisage ici, les autres insoumis ayant beaucoup moins de chance de l'être et étant aussi moins nombreux que les premiers. Tout insoumis devra donc être étudié.

3ᵒ HOMMES AYANT UNE ÉTIQUETTE PHYSIQUE. — A. *Stigmates dits de dégénérescence.* — Un doute sur la valeur mentale d'un individu naît souvent, disent les médecins aliénistes, du seul examen physique de l'homme. Les malformations corporelles en effet s'accordent assez souvent avec les malformations cérébrales.

Mais les individus qui ont ce genre de malformations physiques si marquées n'arrivent généralement pas jusqu'au régiment; on a donc assez peu de chances d'en rencontrer de bien manifestes. Celles qu'on rencontre sont seulement des malformations plus ou moins légères. Et c'est ici qu'il faut répéter ce que nous avons eu l'occasion de dire plus haut : à savoir que ces prétendus stigmates de dégénérescence sont parfois de *simples imperfections anatomiques* qui attirent et retiennent parfois l'attention bien outre mesure, je dois le dire.

Les imperfections physiques les plus visibles de tout le corps sont évidemment celles de la figure et de la tête ! Et c'est justement parce qu'elles sont très visibles et frappent tout le monde qu'on y a attaché tant et peut-être trop d'importance ! Quand on y prête attention, on est frappé en effet du nombre considérable de gens, tout autour de nous, dont les traits n'ont pas l'harmonie, la symétrie qu'on leur voudrait et qu'on serait tenté de croire qu'ils ont... (l'asymétrie de la face est la règle chez plus de 5o pour 1oo des honnêtes gens) (Lebars).

Mais parce que des lésions du cerveau (méningites, par exemple) survenues à un âge où le corps de l'individu n'a pas atteint son complet développement, déterminent un arrêt de développement physique, il ne faudrait pas croire que toute imperfection physique a eu et a cette cause, nous l'avons déjà exposé. Beaucoup d'entre elles sont dues à des troubles de développement local : une oreille est-elle plus basse que l'autre, plus petite, moins bien faite, ou sont-elles même toutes les deux un peu écartées du crâne, n'en concluez pas que l'homme qui les porte est un aliéné, bien entendu, pas plus qu'un candidat certain à la folie, ni même forcément un dégénéré.

Les médecins ne croient plus aujourd'hui, par exemple, à ces signes de prédestination physique aux grands crimes que le célèbre professeur italien Lombroso avait cru relever chez les criminels et qu'il avait mis en vogue ! On a même dit en riant qu'il n'était pas rare de voir les juges eux-mêmes présenter plus de stigmates physiques dits de dégénérescence que l'accusé et le médecin-expert plus que son propre client ! En effet le corps seul a pu être atteint et le cerveau a pu rester parfaitement indemne. Mais inversement aussi, ainsi que nous l'avons dit, — et il ne faudrait certes pas l'oublier, — on peut naître avec un cerveau très malade et un corps tout à fait sain. Et c'est cela qui est important!

Il faut donc tout d'abord en face d'eux se rappeler que ces vices de conformation peuvent tout simplement n'être qu'une *anomalie* plus ou moins locale de développement, c'est-à-dire une manière d'être un peu différente de celle qui est normale et qu'on voit chez tout le monde, mais n'est pas du tout due à une tare. Donc en présence d'une de ces imperfections physiques, analysez l'homme davantage. Lui trouvez-vous d'autres imperfections analogues, un strabisme par exemple (c'est-à-dire une loucherie), par exemple aussi une différence marquée dans les deux côtés de la figure (l'un étant plus développé que l'autre, avec des traits qui ne sont pas à la même hauteur de chaque côté) disposition qu'on nomme *asymétrie faciale?* Lui voyez-vous des dents toutes de travers? Pensez seulement alors que ces déformations sont dues à un trouble de nutrition (c'est-à-dire à un trouble originel dans la vie locale de cette partie de son corps), pendant qu'il se développait. Pensez seulement alors aussi, si vous voulez, que ce trouble a pu être dû à une altération de la surface de son cerveau. Pensez que cet homme est *sans doute* un prédisposé. Mais n'allez pas plus loin pour le moment! *Présumez que cet homme est un anormal, mais ne faites pas plus.* L'étude de sa vie mentale seule peut vous en donner la certitude. Par contre, un homme a-t-il le crâne trop petit ou trop grand ou difforme, alors vous pourrez avec raison penser sans craindre trop de vous tromper, que la cause en approche ici sûrement le cerveau lui-même et lui est due.

Les premières imperfections physiques que vous avez constatées vous autorisaient à penser que le développement *cérébral* de l'homme avait *pu* souffrir. Les dernières seules vous autorisent à dire que ce même développement cérébral *a été* ici irrégulier, anormal, en un mot.

Il en est de même pour ceux qui ont des *tics,* qui *bégaient* ou *parlent mal.* Mais alors ici, il ne s'agit plus d'une apparence, d'une *présomption,* comme dans la plupart des cas précédents, il s'agit d'une certitude puisqu'il y a maladie. Le *tic,* le *bégaiement,* les défectuosités de la parole sont des maladies, de vraies infirmités d'origine nerveuse.

Il en est une autre aussi qui, je le dis en passant, se trouve assez fréquente au régiment, c'est l'*incontinence d'urine.* Un homme vous dit qu'il pisse au lit la nuit ; ne le prenez pas d'emblée pour un simulateur ; prenez-le plutôt d'emblée pour un malade. Pour avoir une vessie faible comme cela, il faut être un nerveux et peut-être un anormal, et vous vous apercevrez bientôt que votre pisseur au lit en est probablement un, et probablement un débile.

En résumé, les vices de conformation corporelle n'ont donc une valeur incontestable que quand ils sont *très nombreux.* Autrement il ne faut pas s'exagérer leur importance, puisqu'on peut être mal fait corporellement et avoir un cerveau bien équilibré. Du reste, en médecine, on ne s'arrête jamais à un seul signe et on cherche toujours à contrôler celui qu'on a trouvé par tous ceux qu'on doit trouver en même temps pour être sûr de ne pas se tromper, c'est une loi qui régit la conduite de tout médecin. Le médecin qui soupçonne la prédisposition chez un homme qui a quelques vices de conformation doit aller jusqu'à l'étude de la mentalité même de l'homme, s'il veut avoir une opinion solide sur lui. Et c'est toujours ce que vous devrez faire quand vous vous trouverez devant un homme qui présentera quelques-uns de ces soi-disant signes de dégénérescence.

Il est par contre quelque chose de très visible dont on parle moins et qui cependant pourrait vous servir tout autant peut-être que la vue de ces déformations physiques des oreilles ou de la figure, pour vous mettre sur la route du dépistage d'un anormal. C'est le mode d'expression de la physionomie d'un homme. Quand un homme parle, son visage parle lui aussi par l'intermédiaire des traits qui se déforment pour exprimer, c'est-à-dire pour traduire, ses sentiments et ses pensées. Comme il est bien probable que l'homme a exprimé ses sentiments par ses gestes bien avant d'avoir su traduire sa pensée par le langage, il y a des chances pour que la mimique soit beaucoup plus ancienne chez l'homme que la parole.

Par un phénomène très naturel, le sens le plus récemment mis en usage a supplanté l'autre. Et habituellement on fait très peu attention à la mimique, à l'expression de physionomie des gens, parce qu'on est trop uniquement accoutumé à les écouter, ou plutôt en réalité à prêter l'oreille mécaniquement à ce qu'ils disent. L'oreille arrive à ne plus travailler que toute seule à l'exclusion de toute autre sens, sans que les yeux lui aident en même temps dans la tâche de savoir la véritable pensée de l'interlocuteur. Beaucoup de conversations ont lieu sans que ceux qui se parlent se regardent vraiment. Ils se répondent d'oreille à oreille presque sans se voir, tout comme s'ils se parlaient au téléphone.

Et l'on se prive ainsi dans la vie courante d'une faculté remarquable ; on se prive ainsi de tout un sens pour la perception de la vérité et le jugement des hommes.

Cela dit revenons à nos anormaux.

Chez un homme ordinaire les traits remuent de la même façon et de la même quantité de chaque côté de la figure, de sorte que son visage garde toujours son équilibre, qu'il soit au repos, qu'il parle, qu'il pleure ou qu'il rie. Chez les anormaux il n'en est pas toujours ainsi : quand ils parlent leurs traits se déforment plus d'un côté que de l'autre, leur figure devient inharmonieuse, asymétrique. Chez beaucoup les traits ne bougent que d'un côté de la figure, depuis la bouche jusqu'au menton lui-même, ou, s'ils bougent des deux côtés, ils le font plus d'un côté que de l'autre. On dit de ceux-là, dont la mimique ne se fait que d'un côté ou est surtout unilatérale, qui n'expriment leurs sentiments qu'avec un côté de leurs traits, que leur mimique est *latéralisée* à droite ou à gauche, on dit qu'ils ont du *latéralisme expressif*. Oubliez le mot et retenez la chose. Ce latéralisme est dû en effet à ce qu'un côté de leur cerveau travaille seulement, ou travaille plus que l'autre. N'est-ce pas là un phénomène susceptible à juste titre, on le comprend, de retenir l'attention, puisqu'on n'a qu'à regarder pour lire sur un visage et y voir le plus facilement du monde qu'on est en face d'un cerveau dont une seule moitié travaille, ou dont une moitié travaille beaucoup plus que l'autre ?

Il ne s'agit plus ici d'une imperfection plus ou moins certaine du corps, il s'agit en réalité d'une traduction fidèle du fonctionnement du cerveau lui-même, quoi de plus intéressant ! Quand on les regarde, on voit que ces gens qui ont déjà au repos, du fait de l'asymétrie faciale qu'ils possèdent souvent, une physionomie curieuse et comme compliquée à cause du désordre anatomique des parties de leur visage, ces gens, avec la déformation que prennent en outre leurs traits dans la mimique, arrivent à avoir une physionomie encore plus déconcertante. Quand on n'analyse pas bien, on n'arrive pas à s'expliquer l'impression d'étrangeté que leur figure vous produit. Si l'on y regarde de plus près et qu'on remarque cette dissemblance des deux côtés de leur figure, on est encore plus troublé, car on se demande alors avec étonnement lequel des deux côtés est le vrai, lequel, peut-on dire, est le vraiment « ressemblant » à l'individu. Et cette impression déroutante et trouble que vous produit leur visage, on la trouve souvent toute pareille dans leur vie ou dans leur esprit !

Regardons donc nos soldats parler, rire, et nous serons surpris de ce que nous verrons ! Mais, comme il y en a qui n'ont leur vraie figure que par moment et en dehors du service seulement, j'estime qu'un homme ne peut être bien compris à cause de cela que quand on l'a vu rire, c'est-à-dire être tout à fait lui-même et détendu. Vous verrez ainsi qu'il y en a certains dont la bouche rit à gauche pendant que le front se plisse à droite : ce déséquilibre traducteur du déséquilibre de son cerveau vous apparaîtra comme une anomalie qui vous permettra d'en constater bien d'autres très probablement.

B. — *Hommes ayant une étiquette mentale : tatouage.* — Des hommes arrivent au régiment le corps plus ou moins couvert de *tatouages*. Les uns en ont d'insignifiants sur les avant-bras, comportant par exemple seulement les instruments de leur métier ou l'année de leur classe, tatouages qu'ils se sont fait faire souvent juste avant de venir au régiment. Dans ce dernier cas, ils ne veulent pas dire grand chose, sinon que l'homme a obéi à une mode idiote et qu'il s'est laissé faire. Certains ont un dessin de fleur, une pensée (avec ou non un nom de femme ou les mots de « à ma mère ») qu'ils se sont fait faire par désœuvrement ou par caprice étant enfants : ils regrettent aujourd'hui d'être ainsi marqués pour toute leur vie ou bien n'y pensent plus, surtout si le tatouage est peu étendu. Mais quelques hommes en ont d'autres beaucoup plus intéressants qu'ils se sont fait faire dans le but et avec l'idée de se distinguer, de se singulariser, de ne pas être comme tout le monde. Alors ces tatouages sont instructifs, parce qu'il suffit parfois de les regarder pour savoir quels sont d'une manière naturelle, habituelle, leurs goûts, leurs préférences, leurs désirs, le sens de leurs tendances, de leurs penchants et de leurs instincts.

Il en est ainsi pour ceux qui portent sur le corps des images libidineuses (têtes ou corps de femmes aux poses lascives, etc...) qui ont dessiné sur le bras des instruments de jeu (dés, cartes, des verres à boire avec des bouteilles à côté). A plus forte raison, un tatouage est-il plus significatif s'il est toute une profession de foi ou un aveu : profession de foi de paresse et du goût de la débauche (paroles écrites vantant le plaisir et les femmes, etc...); profession de foi d'individu qui en veut à la société quand les paroles sont des injures à l'adresse des policiers (« mort aux vaches ») ou à celle des officiers par exemple ; aveu, quand il est fait des mots bien connus d' « Enfant du malheur » que tout le monde a vu sur le front de quelque vaurien, comme aussi de « Né sous une mauvaise étoile » et tant d'autres. Significatifs aussi les tatouages qui servent aux apaches à se reconnaître et qu'ils portent soit à la joue soit à la main entre le pouce et l'index.

Quelques tatouages, bien que très nombreux, sont purement décoratifs et indiquent seulement un goût de sauvage pour les dessins sur sa propre peau.

On a dit des tatouages, en les comparant avec les stigmates physiques de la dégénérescence et en voyant qu'on les rencontre souvent chez les mêmes anormaux, qu'ils étaient parfois de véritables *stigmates mentaux* de la dégénérescence. En tout cas ce sont des **stigmates physiques volontaires** (Cavasse). Il est vrai que tous signifient que l'homme qui s'est fait tatouer a oublié pour un moment qu'il était de son siècle. Il est exact aussi que ceux d'entre les tatoués qui sont des vauriens ont oublié surtout que la plus élémentaire prudence aurait voulu qu'ils n'augmentassent pas ainsi les chances qu'ils avaient d'être plus aisément reconnus par la police. Il est exact en un mot que tous ont traversé une sorte de *crise mentale*, à savoir celle pendant laquelle ils se sont fait tatouer et où ils ont eu ce désir de se singulariser sur tout le monde. (Cette crise mentale d'autres gens l'ont traversée puisqu'il a été de mode parmi les petits princes de porter ainsi quelques tatouages « très distingués. ») *Mais cette crise mentale a pu chez quelques-uns,* — chez les premiers des tatoués dont nous parlions par exemple —, *être de courte durée. Cette crise a pu être passée depuis longtemps et ne jamais plus revenir.* Pour les autres cette crise a été plus sérieuse et peut être dure-t-elle encore ! *C'est une affaire à voir* et qui n'est pas toujours démontrée, ainsi que le prouve le grand nombre de ceux qui demandent au médecin qu'il leur enlève quelque sot ou trop apparent tatouage dont la présence les gêne aujourd'hui, qu'ils regrettent toutes leurs bêtises. Cette réserve faite, examinez les tatoués et surtout ceux qui ont des tatouages significatifs, vous avez bien des chances de trouver des anormaux parmi eux, surtout, par définition même peut-on dire, des déséquilibrés, c'est-à-dire des actifs.

Il faut se souvenir cependant en présence d'un tatouage du fait

non négligeable que le tatoué a pu ne pas avoir le choix du tatouage. Nous avons vu à la prison de Châlons toute une série de
prévenus qui portaient la même guirlande de roses sur le devant
de la poitrine et pourtant, nous qui les connaissions pour les avoir
à l'examen mental, nous les savions bien différents les uns des
autres, et parmi eux certains étaient loin d'être des tendres ni des
efféminés ! Un vent de mode avait passé par là et le tatoueur (un
ancien caporal cassé) ne savait débiter que cette marchandise,
tous en avaient pris la même longueur, simplement par désœuvrement, mais s'il avait su faire autre chose, il est probable que
les goûts se seraient montrés plus variés !

II. — **Les autres ont besoin d'être recherchés et peuvent
être découverts dès l'arrivée au régiment.** — Comment ? D'abord *par l'interrogatoire*. Le petit entretien que les officiers ont
et doivent avoir avec chacun d'eux à ce moment, — s'il porte sur
tous les éléments d'information qu'ils doivent chercher à obtenir
de l'homme —, leur fournira des données très intéressantes sur
tous[1].

Une des premières questions et la plus naturelle qu'on puisse
poser à un homme, quand il vous a dit son nom et son prénom,
c'est celle-ci : « Quel est votre métier ? » Eh bien ! cette question
peut amener une réponse qui sera parfois pour nous un véritable
titre à notre intérêt. Apprenons-nous, par exemple, qu'il a un
de ces métiers qui n'en sont pas comme colporteur, marchand
ambulant, chanteur de carrefour, camelot, commissionnaire,
etc., etc., nous sommes en droit de supposer que cette simili-
profession souligne la répulsion instinctive d'un malade mental
*pour tout métier* qui demande de l'application, de la stabilité, de
la continuité d'attention ou de gros efforts. A plus forte raison
l'est-on encore plus si on obtient l'aveu que le jeune homme n'a
pas du tout de métier. (Sur 692 détenus d'un atelier des travaux

---

1. Voir, à la fin du livre, à ce sujet le « Plan d'examen pour la Recherche
des Anormaux ».

publics Boigey a relevé que 327 étaient des « sans profession », des « sans métier ». C'est tout dire, car ils avaient jusque-là vécu dans la débauche et subsisté grâce au produit de la prostitution.) Vous l'êtes encore si, en ayant donné un banal et si simple ! — comme celui de manouvrier ou terrassier, ou jardinier, domestique de culture par exemple —, après que vous avez insisté en lui demandant « s'il a toujours travaillé et régulièrement, s'il n'a pas chômé », il vous avoue qu'il a vagabondé plus ou moins souvent. Vous devez alors craindre chez lui un goût démesuré d'indépendance et, par contre-coup, une insociabilité qui se révélera probablement bien vite dans la suite.

Dans cet interrogatoire, quand vous en avez été aux chapitres des maladies (des siens comme de lui-même), il pourra vous être d'abord révélé quelques tares originelles qui attireront votre attention sur le système nerveux du jeune homme : parents internés, ou morts à l'asile, ou suicidés, ou mal équilibrés qui ont mal réussi dans leurs affaires ou qui avaient un caractère épouvantable, ou décédés d'affection des nerfs ou du cerveau (d'attaque de paralysie par exemple, et cela jeunes), ou parents alcooliques ou morts jeunes syphilitiques (famille autrefois nombreuse ou qui aurait pu l'être, mais qui a été vite fauchée en herbe par la mort). Il y a toujours lieu de demander le métier des parents en songeant à leur alcoolisme toujours possible, surtout s'ils ont un de ces « métiers où l'on boit » : cafetier, aubergiste, voyageur de commerce, etc.

Vous pourrez apprendre des tares personnelles intéressantes pour ce qui nous occupe : s'il dit avoir eu la méningite ou des convulsions dans l'enfance, avoir pissé au lit la nuit alors qu'il était déjà un garçon de 5, 6, 7, 10 ans et plus, être tombé sur la tête et être resté sans connaissance assez longtemps ou bien avoir eu des crises nerveuses, etc., etc... Tous renseignements intéressants à relever pour nous.

Ne pas oublier que son temps d'écolage vous fera connaître s'il a été dans les conditions suffisantes pour apprendre, et que si vous apprenez qu'il a fait souvent l'école buissonnière, qu'il a changé souvent d'école, qu'il était un mauvais élève et avait une mauvaise conduite, vous devez vous méfier de son équilibre mental (à plus forte raison s'il a été dans une maison de correction, bien entendu).

Il en sera de même pour les changements de patrons d'abord, de métier ensuite : il les expliquera le plus souvent en disant qu'« il ne pouvait pas rester renfermé », que le métier qu'il a laissé était « trop salissant » ou encore « trop fatigant pour lui » souvent aussi qu'« il ne gagnait pas assez », etc... Demandez-lui surtout s'il a souvent chômé. Le gain qu'il avait vous sera aussi un indice précieux pour savoir s'il gagnait autant que ses camarades d'âge ou d'atelier : souvent les débiles n'arrivent pas à avoir un gain suffisant, ou en tout cas égal à celui des autres jeunes gens de leur condition.

N'allez pas oublier de l'interroger sur son alcoolisme et ses entraînements, et aussi sur les délits qu'il a pu commettre et les condamnations qu'il a pu encourir. Tout cela est bien précieux et c'est bien loin d'être de la curiosité banale ; son passé personnel, mental et social, vous éclairera souvent d'emblée sur son avenir régimentaire. Il faut savoir en effet que pour tous les prédisposés, pour tous les anormaux, pour tous ceux qu'on appelle plus couramment du terme de dégénérés, il y a **une véritable loi biologique qui est celle-ci : toute nouvelle phase de vie n'est pour les anormaux que la reproduction d'une ou de toutes les phases de vie précédentes.** Et il est bien facile de comprendre qu'un cerveau taré n'a pu agir que d'une ou de plusieurs certaines façons personnelles à lui, dépendant de sa tare, — c'est-à-dire des lésions de ses cellules cérébrales. — Comme il n'est pas capable de se mieux porter par définition (un homme qui a eu une jambe atrophiée de naissance l'aura toujours), dans de certaines limites il n'est pas capable par conséquent de se mieux conduire ou de se conduire autrement qu'il ne l'a fait jusqu'à ce jour. Par conséquent la connaissance des antécédents de vie d'un prédisposé ou d'un anormal donné vous fera connaître le plus souvent d'une façon très exacte l'avenir qui lui est réservé. Il faut évidemment tenir compte des circonstances occasionnelles dans la mesure où elles sont intervenues, cela va de soi ; mais les dominantes de sa conduite vous seront connues ; les déterminantes de ses actions, vous les posséderez ; vous saurez dans quel sens il agira. A vous de modifier les circonstances selon votre possibilité ou d'essayer d'éviter que celles qui lui sont défavorables ne se présentent. Mais retenez ce fait qu'un interrogatoire bien conduit, complet, et où l'homme ne vous cache rien de lui-même (comme c'est le cas dans ce moment des confidences si on y met le doigté suffisant et la sollicitude bienveillante qui force les aveux), un interrogatoire pareil vous donnera tout le passé d'un homme et vous éclairera sur son avenir en même temps qu'il sera entre vous deux un lien de sympathie que vous pourrez par la suite vous attacher à rendre de plus en plus solide par l'intérêt que vous continuerez à lui porter.

D'autre part, dans votre interrogatoire, n'étudiez pas seulement l'intelligence de votre homme, mais interrogez aussi sa manière d'être, ses sentiments, sa manière de sentir, d'éprouver les impressions et les émotions, c'est-à-dire en un mot sa nature affective à côté de sa nature intellectuelle ; c'est ainsi que vous découvrirez vite les timides, les émotifs, les sensibles, les nerveux, etc. tous jeunes gens qui ont besoin d'être assistés et surveillés comme nous le verrons.

Cet interrogatoire sera donc très précieux, car, si l'officier s'en souvient plus tard à l'occasion d'une faute ou d'une série de fautes, il se rappellera qu'il avait bien mis par avance en relief le fait que les racines de la maladie ou des défauts de la conduite qui conduisirent plus tard à la faute sous les armes, remontaient jusqu'au temps de l'adolescence ou même de la prime jeunesse de cet homme. Vous vous le rappellerez avec fruit plus tard encore quand vous aurez vu, par l'expérience, que la période de vie militaire de certains est soulignée de manquements disciplinaires toujours plus fréquents et toujours plus graves, ce qui alors déposera *a posteriori* en faveur de leur constitution mentale anormale, surtout quand vous opposerez la conduite de ces jeunes gens avec celle si différente de la masse de leurs autres camarades.

Il est évident, maintenant, que si l'on apprend qu'un homme a été interné (chose qui arrive : il y a un an j'ai reçu deux hommes à la classe dans ces conditions) son examen complet et détaillé s'impose par la mise en observation à l'hôpital, on devrait même dire sa réforme, ce qui ne serait qu'une mesure de prévoyance et de sagesse. — Disons de suite que cette mesure serait prise facilement à la faveur d'une sanction réglementaire ; car, outre qu'il est avéré que l'aliénation mentale même complètement guérie (ce qui est loin d'être l'habitude) est toujours à la veille de récidiver, une circulaire ministérielle du 3 juin 1897 dit qu'en principe « tout homme atteint d'aliénation mentale doit être réformé, alors même que son état n'est pas reconnu incurable ». Cette circulaire a pour corollaire évident que si l'aliénation mentale est guérie, la réforme s'impose quand même. Donc tout homme qui a été interné pour aliénation mentale *caractérisée* doit être réformé.

# XIII

## L'OFFICIER ET L'ÉTAT MENTAL
## DU SOLDAT

*Dans le but du dressage militaire, le devoir pour l'officier est de connaître la mentalité de ses hommes.* Ce devoir est d'autant plus réel nous l'avons dit que, s'ils ont, à la revision d'abord, à la visite d'incorporation ensuite, subi une sérieuse sélection physique, ils n'ont subi aucune sélection mentale, aucune sélection basée sur leur valeur cérébrale. Tous arrivent donc confondus, bons et mauvais, normaux et anormaux, entre les mains du chef à qui incombe le soin de les étudier et de les dresser.

« *Connais-toi toi-même* » nous disaient les anciens. Leur maxime voulait formuler ainsi la meilleure méthode pour être heureux. Elle nous enseignait à chercher ce qu'il fallait contenter en nous pour y parvenir. Ceux qui sont chargés de conduire les autres hommes, de leur commander, s'appliquent eux, la devise contraire : « *Connais les autres !* »... Telle est en effet la meilleure des maximes que tout éducateur se propose de mettre en pratique pour faciliter sa tâche, puisque ce sont des « *autres* » dont il a le noble devoir de s'occuper !

On ne peut bien conduire les individus qu'en les comprenant, et on ne peut bien les comprendre qu'en les connaissant tous. Or les individus d'une collectivité sont très divers ; on ne l'ignore pas.

*L'officier ne doit pas attendre et n'attend pas,* j'aime à le dire, *qu'un incident de la vie militaire souligne un individu,* un soldat, parmi la masse anonyme des autres, pour connaître ce qu'il vaut.

Tous les officiers, capitaines et lieutenants, ont pour première préoccupation à l'arrivée de la classe de *connaître leurs hommes*. Ils sont curieux de savoir ce qu'ils sont, d'où ils viennent, ce qu'ils valent, par comparaison surtout avec « la classe » que ceux-ci viennent remplacer et avec laquelle les officiers viennent de vivre pendant de longs jours aux manœuvres, — ce moment si vivant de la cohésion et du coude à coude.

C'est ce qu'ils font. Le capitaine fait appeler successivement les hommes au bureau, les interroge sur eux et leur famille, leurs occupations, leurs goûts, essaie en un mot de se faire une idée sur chacun d'eux. Comme il sait que tout s'oublie, il prend des notes, s'efforçant d'établir ainsi, — sommairement, bien sûr, — la psychologie de chacun de ses soldats en laissant aux occasions qui vont bientôt naître en foule le soin de les compléter.

Cet examen psychologique (car c'est un véritable examen psychologique et que certains officiers font avec une habileté, une compétence pratiques de psychologues avertis, auxquels j'aime à rendre en passant l'hommage qu'ils méritent véritablement), cet examen psychologique porte et doit porter pour être complet sur l'homme en lui même et aussi sur ses origines, son milieu, son existence antérieure, son éducation, sa conduite, ses actes passés, ses maladies elles mêmes. Cela va de soi. Il n'y a que cette façon de pouvoir apprécier l'état physique, intellectuel, et moral d'un homme. Un homme est naturellement non pas seulement le fils de son père et de sa mère, le petit fils de ses grands-pères et grand'mères ; il est encore au même titre le produit d'un milieu social, d'un entourage, de circonstances ; et c'est tout cela qu'il faut rapidement analyser à ce moment. Pour cela certains capitaines établissent une vraie *fiche psychologique*.

La distinction que fait d'emblée dans son esprit le capitaine entre citadins et ouvriers des villes d'un côté et ouvriers des campagnes de l'autre est bien la preuve la plus convaincante de sa connaissance de cette influence du milieu qui fait que les premiers, plus intelligents, plus développés intellectuellement, lui donneront, il le sait, bien plus de fil à retordre peut-être que les seconds (moins dégourdis, mais plus sérieux), mais par contre aussi sans aucun doute lui apporteront plus de satisfactions.

*Après avoir étudié l'homme comme individu, l'officier l'étudiera peu à peu comme être collectif,* comme agrégat d'une collectivité. Comment s'adapte-t-il ? Quel rôle y joue t-il ?

*Comment s'adapte t-il ?* — Prend il vite l'esprit du milieu ? accepte t il bien les indications de ses anciens, les observations de ses gradés, les remontrances de ses chefs ? Est il souple ? S'accommode t il vite à son nouveau milieu ? Prend-il part avec bonne humeur à tout ce qui se présente d'agréable et d'heureux ? Joue t il avec tout le monde, avec entrain ? A-t il l'air d'être en confiance ? Ou est il renfrogné, boudeur, a-t il mauvais caractère ? ou paraît il mettre quelque distance dans ses rapports avec ses camarades ? etc., etc. Met il une évidente bonne volonté dans ce qu'il fait ? A t il l'air de comprendre et de progresser ? etc., etc.

*Quel rôle y joue t-il ?* — Est-il du bon troupeau de ceux qui trouvent tout toujours bien, est-il de ceux qui ne demandent qu'à passer inaperçus, à faire leur métier tranquillement avec plus ou moins d'indifférence, ou au contraire de ceux qui veulent l'accomplir avec cordialité et bonne humeur ? Est-il en arrière de la main ? A t-on toujours à le pousser pour le faire agir ? etc., etc.

Mais surtout quelle influence a t il sur ses camarades ? (une unité, un groupe militaire quel qu'il soit est une petite foule qui a les mêmes manières d'être qu'elle, les mêmes meneurs et les mêmes menés). Est-ce une forte tête dont on aura difficilement raison, dont les paroles autoritaires et tranchantes frisent à chaque instant le mauvais esprit ? Comment est-il écouté et comment aussi est il obéi ? Qui sont ses amis, ses camarades ? Jusqu'où s'étend le cercle de son influence ? Qui l'écoute, qui lui obéit ?

Car le chef sait bien que c'est sur de pareilles hommes qu'il devra veiller pour la conduite du groupe qui lui est confié. Cela étudié, l'officier sait qu'il a reçu dans son contingent de recrues des jeunes gens très différents.

Des gens lui arrivent avec des condamnations, d'autres ont

tâté de la maison de correction. Nous avons développé précédemment la notion que certains hommes arrivent (outre cette catégorie trop connue de ceux qui viennent avec des tares sociales déjà inscrites) avec, les uns une étiquette sociale, telle que les *enfants naturels ou assistés*, les *illettrés* ; une étiquette militaire, telle que les *bons-absents*, les *insoumis* (sans compter ceux qui viennent en dehors de la classe : les *engagés*). Nous avons parlé de ceux qui portent sur leurs corps les uns une étiquette mentale (gens à imperfections physiques et gens tatoués). Nous avons parlé de tous ceux que révèle en outre l'interrogatoire[1].

Ces notions aident puissamment au triage des débuts, si nécessaire immédiatement, si l'on songe que la besogne du dressage militaire commence dès le premier jour et qu'il est bon de savoir séparer tout de suite l'ivraie du bon grain, comme aussi de savoir profiter des si bonnes dispositions morales dans lesquelles presque tous arrivent au régiment. Il y a en effet les premiers jours de l'arrivée de la classe une *atmosphère morale de confiance* qui ne se retrouvera plus pareille à aucun moment de l'année. Est-il besoin d'insister sur elle ? La bienveillance toute acquise des chefs aux jeunes recrues répond naturellement à la bonne volonté pleine des plus nobles sentiments qui anime presque l'unanimité des recrues à leur premier contact avec la caserne. Ce moment d'émotion du jeune soldat est le moment favorable pour les confidences... On apprend à l'officier, — aujourd'hui que tout se discute et est discuté, — la nécessité de prendre le cœur du soldat le plus tôt possible et de le convaincre rapidement de la suprême nécessité de la discipline, en acquerrant sur

---

1. J'ajoute qu'une remarque à faire est celle-ci :

Parmi les hommes, les plus intelligents seuls ont plus de chances d'être épluchés que les autres, car comme ils sont la pépinière des gradés, ils doivent bientôt former le groupe des élèves-caporaux ou brigadiers. Aussi sont-ils l'objet de la sollicitude de tous.

Les autres, les humbles, disparaissent dans le rang et on fait moins pour eux. On doit se le rappeler à l'occasion pour se dire que c'est parmi eux au contraire qu'on a toutes les chances de rencontrer des pierres d'achoppement à la besogne qui commence.

lui un ascendant absolu, en accaparant le plus tôt possible toute son âme. Et on leur dit que pour cela l'unique moyen est de s'appliquer à le connaître en étudiant son caractère, ses tendances, son degré d'intelligence, « l'étude psychologique du soldat étant la mission la plus élevée des officiers ». Tout cela est très justement dit, j'ajoute qu'il faut le faire de suite pour la raison naturelle de plus grande facilité de la tâche future.

Puis il y a autre chose : la raideur écarte, la bienveillance seule rapproche, dit-on, c'est surtout vrai de cette bienveillance qui n'exclut en aucune façon la fermeté et même l'énergie et qui est la plus belle vertu d'un caractère en même temps que la meilleure des sauvegardes dans la conduite de la troupe. Or, à ce moment-là la discipline s'est relâchée et comme à tout autre moment elle court le risque de tendre beaucoup plus à éloigner qu'à rapprocher les soldats du chef, jamais ne se rencontreront des meilleures conditions d'étude des hommes que les premiers jours.

D'autre part ce moment est des plus propices à un autre point de vue encore : chacun des hommes garde ses habitudes personnelles devant la vie. Et il ne faudrait pas attendre qu'il se soit fait — comme cela arrivera bientôt — une personnalité artificielle en prenant « le pli du soldat », qu'il ait subi cette déformation professionnelle que chacun de nous subit après quelque temps (plus ou moins court, plus ou moins long selon les individus) de l'exercice d'un métier quelconque, mais que là tout va concourir exprès à déterminer rapidement, il ne faut pas attendre cela : il faut étudier les hommes tout de suite.

Pour apprendre à connaître ses hommes l'officier devra savoir distinguer les sains des tarés, les normaux des anormaux, disions-nous, mais il devra aussi savoir surveiller leur état mental pour leur tendre une main secourable à l'occasion s'il le faut. Mais on me permettra de ne pas lui dissimuler que sa tâche est rendue difficile par son éducation elle-même. On va tout de suite le comprendre.

*Difficultés.* — L'officier doit se mettre en garde contre le danger qui lui vient de l'éducation intellectuelle qu'il a reçue.

Un professeur à l'école de Saint-Cyr, le commandant Simon, en a fait l'aveu courageux dans un beau livre[1]. Il reconnaît que l'officier a besoin de se défendre contre cette tendance générale, — très générale même, universelle même, peut-on dire — à ne voir dans chaque homme que ce qu'il a de commun avec tous les autres. Il reconnaît qu'il lui est très nécessaire de prendre garde à ne pas considérer tous les soldats uniquement comme des unités arithmétiques identiques, interchangeables, qu'on peut traiter de la même manière sans tenir compte des particularités de lieu, de personne, de moment. Et, parlant de l'application des punitions, il fait l'aveu à retenir pour nous, que « l'idée que le soldat coupable peut être amené à commettre telle ou telle faute sous des influences déterminées, indépendantes de sa volonté, ne vient pas naturellement à l'esprit des officiers ». Il disait textuellement en 1904 « notre entraînement intellectuel ne porte presque exclusivement que sur les sciences abstraites et les sciences concrètes inorganiques (mathématiques, physique, chimie, histoire, géographie, littérature), jamais on ne nous a dit un mot de la science des êtres vivants, de la biologie, de la psychologie, de la sociologie... La masse d'entre les officiers n'apprennent ainsi à raisonner que sur des êtres simples et nullement sur les êtres et les faits infiniment complexes du monde vivant et du monde social. » Et il souligne vigoureusement la nécessité de préparer logiquement et raisonnablement tous les officiers à leur métier d'entraîneurs d'hommes, de professeurs d'énergie, en un mot, par l'étude de l'homme lui-même et de son mécanisme. — Ces pages peuvent y aider.

L'officier doit aussi se mettre en garde contre un autre écueil qui lui est commun avec tout le monde et j'espère que l'universalité de son cas le rendra plus prêt à accepter plus favorablement ma remarque :

En présence d'un fait, nous avons une habitude instantanée

---

1. « L'instruction de la troupe, l'éducation de l'officier et la puissance nationale » (1904).

qui nous vient de notre besoin nécessaire de nous faire une opinion immédiate de sa valeur, pour savoir à quoi nous en tenir sur lui et savoir s'il nous est utile ou non, au sens le plus général du terme utilité. Nous le jugeons tout de suite en un mot : cet acte est bon, cet acte est mauvais. Nous le déclarons bon ou mauvais, nous le décrétons tel, immédiatement. Personne, devant un fait, devant un phénomène, ne se borne à le prendre avant tout pour ce qu'il est, à le regarder en lui même. Il n'y a que le médecin, que le savant, qui le fasse par habitude de l'observation purement objective. Tout le monde « juge », c'est-à-dire décide de la moralité d'un acte, condamne ou absout.

C'est pour cela que souvent on condamne avant d'avoir entendu, c'est-à-dire observé. On a vite fait de juger M. X... ou Mme Z... sans rien savoir ni même chercher à savoir des mobiles qui les ont poussés en réalité à agir. Nous ne pouvons voir un acte sans lui attribuer aussitôt une idée de valeur morale.

Il y a aussi ce fait que tout le monde juge les autres et leurs actes en rapprochant tout à soi, c'est-à-dire en se prenant comme unité de mesure, et aussi de raison.

C'est pour cela que l'officier est facilement excusable devant un acte contraire à la discipline, contraire à la règle, d'avoir beaucoup plus souvent que le médecin l'idée de culpabilité a priori. Tel soldat, par exemple, se fait porter malade dans telles conditions que l'officier croit bien connaître, au moment où tel exercice est commandé par exemple, l'officier pense assez aisément qu'il se fait porter malade pour éviter ce service, parce que lui, dans ces circonstances, n'aurait pas agi comme lui et aurait continué son service. L'officier agit ainsi parce qu'*il veut toujours expliquer les actes des hommes qu'il commande avec ses propres mobiles psychologiques*, comme on dit.

C'est justement cela qui explique le fait, avéré pour tout médecin militaire, que *les officiers ont beaucoup plus souvent que le médecin l'opinion de la simulation a priori chez leurs hommes* et que l'idée ne leur vient pas naturellement de chercher les raisons de l'acte, ni de penser que ces raisons peuvent être maladives.

C'est cependant une précaution que l'officier ne devra pas oublier dorénavant, quand il se trouvera en présence de ces malades qu'on peut rencontrer chaque jour parmi nos hommes et dont toute la maladie est la faute elle-même ou dont la vie peut n'avoir été qu'une succession ininterrompue de fautes, comme nous l'avons déjà vu pour les déséquilibrés et comme nous en verrons des exemples encore.

Donc, le but proposé nous le connaissons tous : connaître les hommes avec leurs mentalités saines ou morbides, la difficulté nous l'avons envisagée (elle est née de l'éducation et des habitudes intellectuelles), le moyen nous allons l'étudier. Le moyen c'est *d'observer*.

*Le Moyen.* — *Observer les hommes*, leur caractère, leur conduite, etc. Je me rends compte que c'est un conseil difficile à suivre pour beaucoup de personnes. Je le dis, comme je le pense, tout simplement, et comme j'ai pu le constater depuis tant d'années que je vis au milieu de la troupe !

D'ailleurs, il ne faut pas se le dissimuler ; observer est difficile et difficile pour tout le monde, pour la raison bien simple qu'on ne nous l'a jamais appris la plupart du temps. C'est qu'en effet l'enseignement que nous avons reçu nous a dispensé de cet effort et a tendu plutôt à nous en rendre incapables. On nous a accoutumé uniquement toute notre jeunesse à recevoir notre pâture intellectuelle toute préparée à l'avance, à croire les vérités qu'on nous affirmait sur parole, au lieu de nous enseigner à les découvrir difficilement au sein même des choses. *On ne nous a jamais dit : « Cherchez-les ! Je vous y aiderai !... »* On aurait dû nous apprendre à voir par nous-même, à observer les faits et les phénomènes un à un, au lieu de cela, on a pu dire avec juste raison que la plupart des hommes « passaient dans la vie sans rien voir autour d'eux »... (Toulouse) ce qui n'est que trop vrai, hélas ! pour beaucoup d'entre nous.

Puis, on a cultivé en nous dès la naissance l'abstraction et la généralisation. Aussi n'est-il pas étonnant que nous soyions enclins à ne voir dans chaque homme, dans chaque objet, plutôt ce qu'il a de commun avec tous les autres, que ce qu'il a de particulier, à voir les ressemblances plutôt que les dissemblances. C'est cette disposition d'esprit qui nous incline à croire tous les hommes faits sur le même modèle ou, en tout cas, avec des variantes insignifiantes et sans intérêt le plus souvent.

Observer est donc difficile : il y faut une préparation, un entraînement. Il faut y être porté, aidé, encouragé, soutenu : on ne l'est pas. Et l'officier peut croire en outre aisément que l'habitude d'une autorité qui doit être indiscutée est en opposition formelle, flagrante avec le souci de l'observation. Qui dit observation, dit étude objective des faits, c'est-à-dire étude impersonnelle, examen attentif et minutieux en dehors de toute interprétation. Qui dit autorité, commandement, dit au contraire intervention personnelle, constante, action immédiate et directe d'une volonté sur les autres, conséquemment — semble-t-il — mépris absolu des volontés individuelles qu'on doit assouplir, dresser, forger dans un but donné.

Étudier au contraire, c'est être attentif, c'est écouter et regarder en se tenant en dehors des phénomènes que l'on étudie, sans y participer le moins du monde afin de ne pas troubler la série des actes qui les constituent. Comme observer paraît loin de commander ! Pas si loin en réalité puisque l'officier le fait tous les jours sans s'en douter dans l'exercice même de son commandement.

Puis, observer n'est ici, au régiment, que le moyen, et commander reste toujours la loi suprême, bien entendu, ai-je même besoin de le dire. Et ce n'est pas au moment où l'on commande « qu'on observe », pas plus que ce n'est au moment où l'on se sert d'un fusil qu'on en apprend le maniement. C'est avant de s'en servir qu'on l'a monté et démonté bien des fois pour posséder à fond son mécanisme, pour être un bon ouvrier avec un instrument qu'on connaît bien. Il en est de même de l'officier vis-à-vis du soldat. C'est au début de l'instruction que se place ce « temps d'observation »; plus tard on n'y ajoute que ce que les circonstances vous apportent. Commander, c'est-à-dire exiger, ne peut venir qu'après qu'on se sera rendu compte de ce qu'on est en droit d'exiger et des procédés à employer pour y arriver, cela va de soi.

Je dois ajouter encore ceci qu'il est bien évident que l'officier aura de la peine à voir les faits de l'esprit, les faits cérébraux, comme un psychiâtre, personne ne peut s'en étonner et personne ne lui en voudra. Il faut cependant qu'il se mette en garde contre le danger de conserver trop souvent les habitudes courantes. Pour prendre un exemple, on a dans le monde l'habitude de catégoriser les individus d'après des qualificatifs auxquels il ne faudrait pas s'arrêter exclusivement. C'est ainsi qu'on dit couramment qu'il est *bête* d'un individu dont les facultés intellectuelles sont peu développées ; on dit qu'il est un *mauvais sujet* d'un individu dont le cerveau n'est pas susceptible d'accepter les lois morales. On dit qu'il est un *paresseux* d'un homme dont la volonté est lente, etc. On porte là évidemment des jugements qui ne tiennent compte que des conséquences sociales de leur état cérébral. On peut les accepter couramment : ils sont vrais socialement en effet. Mais l'officier dans sa situation de professeur, d'éducateur, ne doit pas se contenter de ces *jugements sociaux* ; il doit, s'il veut être véridique et consciencieux, chercher à pénétrer la constitution psychique du sujet qui est en question. C'est alors seulement qu'il pourra se rendre compte jusqu'à quel point il peut influencer la constitution de ces sujets avec les moyens dont il dispose et, par contre, se rendre compte aussi de la nécessité d'éloigner ceux qu'elle rend absolument rebelles à toute espèce d'influence éducative.

Il faut enfin, bien entendu, que l'officier dont le rôle d'éducateur s'affirme chaque jour, soit le premier à bien se rendre compte de cette remarque que l'habitude d'une autorité constamment obéie est bien faite pour diminuer au maximum le souci et le goût de l'observation qui seuls cependant permettent de traiter chaque soldat selon son mérite et selon sa nature.

# XIV

## L'OFFICIER ET LA SURVEILLANCE
## MENTALE DE LA TROUPE

*En surveillant ses hommes que verra l'officier ?* Il verra entre les hommes des différences dont les unes seront normales et les autres maladives. Et il verra cela : 1° à l'arrivée ; 2° peu après l'arrivée ; 3° **en cours de service.**

I. **A l'arrivée.** — Les jeunes soldats se classent de suite d'eux-mêmes dès les premiers jours, au point de vue intellectuel comme au point de vue manuel, en deux catégories de *suffisants* et d'*in-suffisants.*

A. *Intellectuellement.* — Les *suffisants* nous n'en dirons rien.

Les *insuffisants* apparaissent d'eux-mêmes à cause de leur manque de compréhension aux premières théories faites, comme aux premiers ordres donnés : gens qui comprennent mal, qui répètent mal, qui exécutent un ordre tout de travers. Le plus souvent il s'agit d'*illettrés* complètement (déjà repérés) ou d'illettrés qu'on repérera lors de l'examen de la page d'écriture. Parfois aussi il s'agit de faibles d'esprit, de débiles, qui ont reçu quand même une instruction encore suffisante, mais qui ne peuvent comprendre plusieurs choses à la fois, qui ont de la peine à suivre une théorie longue parce qu'ils ont une attention qui n'est pas bonne et qu'ils sont incapables d'écouter une leçon qui dure plus de quelques minutes. Parfois il s'agit de craintifs, de timides, qui se troublent et bredouillent bientôt, brouillant les mots et les idées ou se taisent par émotion.

Chose à voir, diagnostic à faire par l'officier entre ce qui est normal et ce qui est pathologique, dans cette insuffisance intellectuelle réelle ou apparente.

B. *Manuellement.* — La majorité sera manuellement suffisante, deviendra habile rapidement à la manœuvre du fusil, du mousqueton ou du sabre, du cheval ou du canon. Un certain nombre sera *insuffisant manuellement.* Il y en a qui sont gauches, malhabiles, qui ne savent tenir une arme, ni apprendre à faire un mouvement, maladroits partout, à toutes les manœuvres, qui sont en un mot dans l'incapacité physique de suivre l'instruction et d'y réussir. Certains ne peuvent, comme j'en ai vu, apprendre à faire le demi-tour. Ce sont des *débiles* mentaux. Prenez-les en particulier et vous vous rendrez compte de l'insuffisance de leur intelligence. Car cette insuffisance qui se traduit dans la conception des actes, dans leur compréhension, se traduit tout aussi bien, évidemment, dans leur exécution. L'inhabilité manuelle va souvent avec la faiblesse intellectuelle, la débilité motrice — comme on dit — avec la débilité mentale; débilité motrice voulant dire non pas faiblesse de développement musculaire, non pas insuffisance de force musculaire, mais une sorte d'incapacité du cerveau à commander comme il faut aux membres pour l'accomplissement des mouvements. Il y a bien quelques personnes intelligentes qui sont inhabiles, mais c'est beaucoup plus rare; le plus souvent il s'agit d'insuffisants cérébraux, tels ces débiles que l'on rencontre dans les régiments, et qui sont incapables de faire tout seuls la plus petite partie de leur besogne. Un de ces débiles dont j'ai parlé plus haut était tel qu'il fallait s'en occuper *comme d'un enfant*; on l'habillait, on le chaussait, on le boutonnait, on l'emmenait pour qu'il soit exact au moindre rassemblement, on le plaçait au pied de son lit pour l'appel, etc... Il était maladroit partout et ses moindres actes militaires « nécessitaient la présence d'un gradé attaché à sa personne », disaient ses officiers.

Quelques-uns qui exécutent comme tous les autres tous les

exercices, aussi bien la gymnastique que la manœuvre du fusil sont particulièrement maladroits dans un certain exercice, comme le tir par exemple. Les mauvais tireurs sont souvent des émotifs, des émotionnables que leur émotion trouble et rend tremblant, et empêche de mettre jamais une seule balle dans la cible, et qui peuvent même être quelquefois dangereux pour leurs voisins, mais qu'on peut guérir par des moyens appropriés (les débiles, eux, sont de mauvais tireurs parce qu'ils ne comprennent pas les règles du tir). Dans les troupes à cheval, c'est le cheval qui en effraie certains pour des raisons variées mais semblables.

C. Les hommes se classent également d'eux-mêmes au point de vue du *caractère*.

La grande masse a un caractère égal, est souple, vive, obéissante et pleine de bonne volonté, tandis que certains ont un caractère tout particulier qu'il faut connaître. Ils ont une *particularité dominante du caractère* qui attire plus ou moins vite l'attention sur eux. Les hommes sont en effet très différents les uns des autres dans leur égalité comme dans leur inégalité d'humeur. L'un est par exemple tout remué par un fait peu important, pendant que de grands événements en laissent d'autres absolument indifférents : notre caractère, c'est-à-dire notre manière d'être personnelle, dépend beaucoup de notre humeur habituelle, laquelle dépend de raisons extrêmement nombreuses, extérieures ou intérieures à nous, mais en fin de compte la disposition d'esprit, l'*humeur* en un mot, est une fonction cérébrale comme les autres. Nous allons voir que certaines maladies mentales apparaissent, se traduisent, par des troubles de cette humeur, par des *changements d'humeur*. C'est donc une notion extrêmement importante que tout chef doit bien connaître.

Disons d'abord deux mots des *dispositions d'humeur qu'on rencontre plus fréquemment chez les hommes et qui sont intéressantes à notre point de vue* :

Parmi les hommes qui tranchent sur les autres, les uns sont plutôt des « excités », c'est-à-dire qu'ils ont une certaine vivacité de caractère, qu'ils sont nerveux, toujours bondissants, toujours dans le mouvement en avant, toujours sous tension pour ainsi dire, prêts à agir, à faire preuve d'initiative.

Les autres sont plutôt des « *apathiques* », des hommes mous, sans tendance par eux-mêmes à l'action, sans aucune initiative bien entendu. Ils suivent, ils ne précèdent pas. Ils semblent toujours sur le point d'être en « arrière de la main ». On les dit « endormis » et on les traite souvent de paresseux et de « faibles de caractère ». En tous cas, ils se montrent sans volonté, sans pouvoir d'action.

A côté de ceux-là, et leur ressemblant à première vue par le résultat négatif de leur activité parfois, sont les *timides*[1]. Il faut bien se garder de les confondre avec les apathiques, et on va voir qu'ils sont très différents d'eux. Les timides sont en effet d'un naturel scrupuleux, parlent peu, pleureraient s'ils osaient ou pleurent même pour un rien. Ils sont parfois peu sociables par timidité, se tiennent à l'écart des autres. Ils sont portés au noir, à la tristesse, se faisant toujours des soucis pour des riens. Ils sont animés d'une grande bonne volonté cependant, mais ils ont une sorte de sentiment d'incapacité et d'insuffisance personnelles qui les annihile. Ce sont des humbles qui sont toujours portés à s'humilier toujours davantage pour ainsi dire. Aussi risquent-ils d'être vite oubliés dans leur coin et même de passer pour paresseux ou indolents, ou mieux encore pour indifférents et pour ne pas porter un intérêt suffisant à ce qu'ils ont à faire. Chez eux ils ont été des écoliers tranquilles, réservés, taciturnes. Le plus souvent ils sont de la campagne et ne sont jamais sortis de leur village. Ce sont des *affectifs*, c'est-à-dire des individus aimants et tendres, qu'un rien brusque et fait se renfermer en eux-mêmes et qui souffrent beaucoup d'une vie qui est à peine rude pour les autres. Ajoutons que nos débiles mentaux, nos débiles dociles sont souvent de ces timides-là.

Il en est d'autres qui paraissent tantôt ressembler naturelle-

---

1. Timides si bien étudiés par le D$^r$ Hartenberg dans son beau livre « Le Timides et la Timidité » (F. Alcan, 1901).

ment à ces « excités » et tantôt à ces « apathiques », cela parce que leur caractère subit, dans les limites de la bonne santé de tous les jours, des hauts et des bas où leur nature se montre parfois avec cette double face. Ce sont les sensibles, les sensitifs, les *émotifs*, qui perçoivent fortement tout, ressentent d'une manière extrême les émotions, qu'un rien affecte, trouble, abat, qu'un rien remonte aussi facilement. L'émotif est en effet un individu chez lequel les moindres causes physiques ou morales déterminent une réaction absolument hors de proportion avec la cause elle-même. Et cette réaction excessive peut être ou positive ou négative, c'est-à-dire peut déchaîner un état d'excitation ou son contraire, je veux dire un état de dépression également exagérée. C'est chez ces sortes de personnes que les plus petites causes paraissent engendrer les plus grands effets. Le plus petit événement malheureux devient une épouvantable catastrophe, la moindre sensation un peu désagréable devient la cause de lamentations à n'en plus finir, de précautions intarissables sur la santé. La moindre contrariété, une simple contradiction, déterminent une réaction bruyante, qui augmente peu à peu d'elle-même jusqu'à la colère la plus violente et va entraîner l'individu à des voies de fait absolument déraisonnables et tout aussi immotivées, ou bien à des propos tout aussi injustement grossiers et injurieux.

C'est si bien le caractère de l'émotif d'avoir des hauts et des bas, qu'il en a de lui-même spontanément et même indépendamment de toutes circonstances de milieu. Son organisme oscille en effet, comme un pendule, de la dépression à l'excitation pour ainsi dire naturellement et cela quelquefois sans aucune transition, comme aussi parfois après une période intermédiaire d'apparence normale.

J'ajoute que les émotifs sont facilement des gens inquiets, des coupeurs de cheveux en quatre, qui se préoccupent maladivement des choses comme des gens. Et j'ajoute aussi que ce sont surtout des déséquilibrés qui présentent cette émotivité anormale au degré le plus marqué.

D'autres sont *entêtés* (voir plus loin le refus d'obéissance, page 257). Certains le sont par orgueil, par esprit de contradiction, etc., mais un grand nombre l'est par débilité intellectuelle. Les débiles ont une telle pauvreté d'idées qu'ils n'ont rien à opposer au premier motif d'action venu, auquel ils ont obéi parfois immédiatement par sottise. Aucune idée antagoniste n'est venue se mettre en travers de l'idée de l'acte à accomplir, comme cela aurait eu lieu chez un homme normal. Et une fois l'action faite, ils s'y entêtent par absence d'idées nouvelles, et par suite de leur impossibilité à s'adapter aux circonstances quand elles ont changé.

D'autres sont des *coléreux* (voir plus loin la colère pathologique, page 268). La colère, on le sait, n'est pas autre chose que la forme offensive de l'instinct de la conservation et le coléreux un individu chez qui existe amplifiée cette tendance à l'entrée en lutte immédiate contre tout ce qui se présente, dont le premier mouvement est un mouvement de défense.

D'autres sont de « *mauvaises têtes* », parce que leur premier mouvement, à eux, est un mouvement de refus. Ils commencent toujours par rechigner et ont plus ou moins un esprit constant de contradiction. Ce qu'on trouve chez eux, hypertrophiée jusqu'à devenir un défaut, c'est cette tendance si heureuse qui nous permet, en présence d'une sollicitation quelconque, de nous opposer à son attraction pour que le jugement et la réflexion ayant le temps d'intervenir, nous puissions nous décider raisonnablement.

Toutes ces manières d'être qui sortent de l'ordinaire, qui se distinguent de la masse, sont des manières d'être des natures très légèrement anormales (cela évidemment selon le degré qu'elles atteignent chez l'individu en question.)

Toutes ces natures si différentes ont une manière personnelle à chacune d'elles de réagir devant la discipline et de devenir malades et chacune aussi exige un traitement particulier.

Nous ne faisons pas ici de psychologie bien entendu, nous voulons indiquer seulement des faits de pratique psychiatrique intéressants à connaître.

*Devant un « excité »*, devant un homme toujours en mouvement, il faudra définir le degré de cette tendance à l'excitation et, avant tout, s'assurer qu'on n'a pas affaire à un malade comme à un alcoolique, ou à un anormal caractérisé comme un déséquilibré, un impulsif ou même plus, s'assurer qu'on n'est pas devant un vrai malade mental.

*Devant un apathique* s'assurer qu'on n'a pas affaire 1° à un malade, nerveux ou physique, par exemple à un neurasthénique (lui demander s'il a toujours été comme ça, s'il a le sentiment d'être épuisé, etc...) et le montrer au moindre doute au médecin ; 2° un homme qui fait de la tuberculose (lui demander s'il mange et dort bien, s'assurer qu'il n'a pas maigri et qu'il ne tousse pas, qu'il ne se réveille pas tout en sueur le matin et l'envoyer au médecin par précaution). (Voir plus loin la paresse pathologique, page 233).

*Devant un émotif, un timide, un entêté, un coléreux, une mauvaise tête*, s'assurer qu'ils ont toujours été ainsi et qu'il n'y a pas là quelque chose de nouveau pour eux. Les traiter alors comme chacun d'eux en a besoin.

II. PEU APRÈS L'ARRIVÉE. — Les premiers jours de l'incorporation sont écoulés ; l'instruction avance ; les caractères vont se dessiner et risquent de s'aggraver et de devenir malades. Mais avant que nous envisagions ce que deviennent ou risquent de devenir les diverses natures de soldats, il est nécessaire de rappeler ici une fois de plus que le cerveau préside à toutes les fonctions, que ces fonctions ne sont pas seulement intellectuelles, c'est à dire du domaine de la raison, de la froide raison, du jugement, mais aussi sentimentales, c'est à-dire du domaine du sentiment, de l'affection, de la sensibilité, et aussi, enfin, morales et sociales, c'est-à-dire du domaine des bonnes pensées et des bonnes mœurs, de l'attitude correcte, des gestes convenables et de la bonne conduite. En un mot le cerveau commande non seulement à la raison, aux sentiments, à la volonté, mais aussi à la morale et à la décence. Rappelons nous également en passant que le trouble de

ces diverses fonctions cérébrales se traduit par des symptômes
qui sont justement les symptômes mentaux.

Un illustre aliéniste, Lasègue, a dit très à propos « *qu'on ne
délire qu'avec le cerveau qu'on a* », c'est-à-dire que chacun a sa
façon à lui de délirer, que chaque cerveau a sa façon à lui de
se troubler, de devenir malade, comme il avait sa façon à lui et
à lui seul, de se bien porter. *Un homme ne fait que la folie qu'il
peut*, peut-on dire, et cela se comprend : on tombe toujours du
côté où l'on penchait. Un autre aliéniste célèbre, Falret, a dit
aussi que « *la folie est une maladie de la sensibilité, du sentiment,
beaucoup plus que de l'intelligence.* » Et ce sont ces axiomes bien
connus qui vont nous servir à mieux comprendre la nature du
trouble que risquent de subir les timides, ceux qu'on appelle les
affectifs, au régiment, comme aussi bien tous les autres.

Car, pour bien réussir dans cette tâche de la surveillance mentale du soldat, l'officier ne doit pas seulement reconnaître ce
qu'il peut demander à son intelligence, mais bien savoir apprécier
aussi ce qu'il peut obtenir de sa nature d'homme et de sa manière
de sentir, **la nature affective du soldat étant aussi intéressante à connaître pour un éducateur que sa nature intellectuelle.** Tout le monde sait qu'habituellement, **on agit tout
autant, sinon plus, comme on sent que comme on pense** : il y a
si peu de siècles que l'homme raisonne, tandis qu'il y en a tant
et tant auparavant pendant lesquels il n'avait que des sensations !

En effet, dit Hartenberg « dans l'évolution des êtres on voit
toujours la vie végétative, la vie organique, apparaître avant
la vie animale. Or cette vie obscure de nos organes s'exprime
par les appétits, les besoins, les émotions, en un mot par tout ce
qui est uniquement la matière de la vie que nous avons appelée la
*vie affective*, alors que la vie animale s'exprime, elle, par les sensations et les représentations, matière de la vie intellectuelle.
Chez les êtres inférieurs la vie organique, qui consiste à se nourrir, à se défendre, à se reproduire, existe à peu près seule ; du
reste, il en est de même chez l'homme pendant une certaine période de sa vie, puisqu'à l'état fœtal et dans les premiers mois de

l'existence, les besoins, les désirs représentent également à peu près toute l'activité psychique. Au point de vue physiologique, la vie organique et affec.ive est donc nettement antérieure à la vie intellectuelle ».

Le P<sup>r</sup> Déjerine ne répétait-il pas encore dernièrement, dans la leçon inaugurale de son cours, que chez l'homme le sentiment est tout et la raison peu de chose? Et le P<sup>r</sup> Gilbert-Ballet ne disait-il pas en même temps que c'était vrai non seulement de l'homme normal, de l'homme bien portant du cerveau, mais tout autant de l'homme malade, et que les maladies qu'il soignait tous les jours lui, professeur de maladies mentales, étaient surtout des maladies de l'affectivité bien plus que des maladies de l'intelligence.

Il faudra donc à l'officier accorder dans la pratique aux troubles dans le mode de sentir et de rendre ses sensations, tout l'intérêt qu'ils ont en réalité. Il faut bien comprendre ces troubles, qui se traduisent par des changements de l'humeur, et surtout aussi bien les accepter comme un trouble vrai, comme un trouble tout à fait équivalent du trouble intellectuel. Il ne faudrait pas se borner à y voir seulement — bien entendu — une différence personnelle du caractère ni rien qu'une manière d'être, résultat le plus souvent de l'éducation bonne ou mauvaise et de la manière habituelle de supporter les difficultés journalières. Ce serait une grande erreur de ne pas voir en lui le trouble morbide qu'il traduit et qui est en train de se produire dans l'intégrité des facultés de l'homme.

Cela dit, passons à *ce que l'officier peut voir survenir* chez ses hommes.

**Il peut voir d'abord survenir chez quelques-uns un changement d'humeur.** Tel devient triste, tel devient gai, tel devient insupportable, tel passe successivement par ces différents états, etc.

En présence d'un fait semblable, il faut que l'officier se rappelle ce que nous avons dit précédemment, à savoir qu'il ne doit pas se contenter d'essayer de comprendre les changements d'humeur de ses soldats avec sa propre disposition d'esprit. Il ne doit pas surtout les expliquer uniquement par des faits extérieurs (tel est triste parce qu'il est fatigué par l'exercice de la veille, etc., etc.) ce qui lui laisserait échapper plus d'un fait frappant et typique.

Il lui faut toujours se rappeler *les rapports entre les troubles de l'humeur et les troubles de l'esprit* et bien savoir que *les états d'esprit anormaux causés par l'aliénation mentale peuvent se traduire ou commencer par des troubles de l'humeur.*

Le trouble de l'humeur le plus connu du public est la *mélancolie*; on dit encore *dépression mélancolique,* ce qui dit tout. L'homme est en effet déprimé, affaissé, et, bien qu'il ne les exprime pas, il a des « idées noires ». Il n'en parle pas ; et cependant cet homme est en train de délirer. On voit seulement qu'il s'enfonce de plus en plus dans la tristesse. En effet il perd d'abord sa gaieté habituelle, s'intéresse de moins en moins à ce qu'il fait, vit comme une machine, ne parle que quand on lui parle, puis de moins en moins, reste replié sur lui-même, s'isolant de ses camarades, ne sortant plus, s'assombrissant de plus en plus.

Cette dépression peut passer inaperçue. Il est facile de laisser tranquille un homme qui ne vous dit rien ; il n'y a rien de plus facile au monde que d'oublier celui qui ne se rappelle pas à vous par quoi que ce soit et de le laisser dans son coin où il s'enfonce dans son silence.

Parfois on ne s'étonne pas trop du fait, surtout si le fait arrive à un moment où il y a une raison apparente ou même très plausible qui l'explique. Il n'est pas du tout surprenant qu'on voie à l'arrivée de la classe quelques jeunes recrues, dans les premiers temps de leur séparation d'avec leur pays, leur famille, devenir tristes, paraître déprimées, perdre l'intérêt pour ce qui les entoure, se montrer préoccupées, sombres. On pense que comme cela a lieu généralement, le commerce avec les camarades rétablira l'équilibre au bout de peu de jours. C'est exact la plupart du temps, mais pas toujours ; et il y a des recrues qui ne se sont pas relevées de cet état de dépression (qu'on peut appeler « *la dépression mentale de la recrue* »).

A plus forte raison d'officier a-t-il le devoir de s'inquiéter de ce fait si cette dépression apparaît au cours de l'année de service, à un moment où cette cause d'affaissement n'existe plus. Et cela d'autant plus que les soldats chez lesquels on observe cette forme de changement d'humeur sont surtout **des timides, des affectifs** — qu'ils soient de simples prédisposés ou qu'ils soient des débiles, des intellectuellement insuffisants, et alors par conséquent des **débiles dociles** que tourmente jour et nuit le surmenage inhabituel à leur cerveau dont nous avons parlé. Ils risquent de se laisser aller au suicide quand ils ne trouvent pas d'autres moyens de se soustraire au tourment qui les ronge. — Mais ce fait, que ces jeunes gens qui s'angoissent jusqu'à désirer la mort et se la donner, sont quelquefois tout simplement des affectifs c'est-à-dire uniquement des tendres (qui avaient passé inaperçus jusque-là), qu'ils sont des jeunes gens intelligents sur qui on avait de la prise et pas du tout des débiles, ce fait doit donner à réfléchir à l'officier en lui montrant ce qu'il peut redouter dans la surveillance des anormaux, petits ou grands, et des anormaux affectifs tout particulièrement.

Raison nouvelle pour l'officier d'apprendre à bien connaître de pareils hommes et à les surveiller. Et que l'on songe à la facilité avec laquelle un homme peut se tuer, mais aussi à la facilité avec laquelle on peut l'en empêcher par une attention accordée suffisamment, et donnée bien à temps. Quelques jours d'exemption accordés fort à propos, une bienveillance manifeste qui arrive à son heure, font plus pour éviter le surmenage physique ou moral à un homme que tout ce qu'on pourra tenter plus tard, trop tard !

Aussi le chef observera-t-il et fera-t-il observer l'homme qui lui paraît suspect de ce changement d'humeur. Un homme s'éloigne-t-il, s'isole-t-il de ses camarades, ne prend-il plus part aux conversations, mange-t-il moins, ne répond-il plus guère aux questions, parlant tout bas, il faut le faire tenir pour suspect.

J'insiste sur ce signe du *mutisme,* sur ce que l'homme devient muet. Parfois le mutisme ne survient qu'après que l'homme s'est plaint plus ou moins longuement d'être indigne, d'être un mauvais soldat, d'être un misérable, de ne pas mériter qu'on s'intéresse à lui, ou encore s'être accusé de sottises que personne ne songe à lui reprocher. Parfois encore sa tristesse devient active, inquiète, agitée. Le malade est *anxieux,* se plaint de tout, demande du secours, ou bien simplement pleure, la nuit d'abord, puis sans se cacher, se lamente interminablement sur lui-même son passé, ses fautes, ses maladies, parle de sa mort et cherche à se suicider. Interrogez le premier de ces malades, si malgré toutes vos questions, il se renferme dans le mutisme, méfiez-vous-en.

Une des formes de cette dépression mélancolique que l'on voit uniquement à l'arrivée de la classe c'est la **nostalgie.** Elle était très fréquente autrefois. Aujourd'hui elle est beaucoup plus rare, c'est une sorte d'idée fixe qui obsède absolument, mais très tristement, l'homme débile qui en souffre (car c'est toujours un individu borné qui est en cause). Il pense et rêve uniquement à son chez soi ; toute sa conscience est envahie par cette seule et unique idée ; il devient incapable de s'intéresser à rien autre, rien ne peut l'en distraire, ni les ordres ni les punitions. Depuis que les brimades ont disparu, que le recrutement est régional, qu'ils sont par conséquent moins éloignés de chez eux, et que le milieu militaire s'est adouci, on en voit de moins en moins (mais on en voit cependant encore chez ceux que les nécessités du recrutement envoient loin de leur région, comme c'est le cas pour les Bretons qui viennent dans l'Est). C'est très heureux, parce que d'une part la nostalgie est une forme de mélancolie qui conduisait bien plus souvent au suicide qu'à l'asile (Naville) et que, d'autre part, c'était une folie des plus contagieuse, puisqu'on l'a vue procéder par épidémie sur les soldats d'une même localité (Boismont).

Ajoutons enfin que *la mélancolie n'est pas seulement un simple changement d'humeur,* mais que c'est une maladie sérieuse, une folie aiguë, curable encore, mais qui durera peut-être des mois et des mois, comme elle est parfois aussi le début d'une folie chronique incurable et qui emportera peu à peu toute l'intelligence de l'homme et qu'on appelle la *démence précoce*, ainsi nommée parce que la démence — qui est la mort complète du cerveau — arrive vite dans cette maladie.

*Voici donc ce premier changement d'humeur, la mélancolie, dans lequel tombe l'affectif seul, débile ou non.*

B. — Un autre changement d'humeur est celui qu'on appelle la *confusion mentale* et qui se voit pour ainsi dire uniquement chez le débile cette fois-ci. C'est le cas d'un individu dont l'intelligence va se troubler, s'engourdir tout à coup plus ou moins lentement, dont l'activité diminue peu à peu jusqu'à le laisser dans une véritable torpeur. L'individu devient ici peu à peu d'abord lent, puis indifférent à tout, absolument apathique. Il passe pour un paresseux, un être sans énergie, pour un distrait, pour quelqu'un qui ne s'intéresse plus à son métier. Il n'a pas l'air d'entendre ce qu'on lui dit, il paraît tout à fait hébété, il a tout à fait l'air absent, *l'air d'être dans la lune*; son visage n'exprime plus rien, il ne se souvient plus de rien. Il obéit encore, mais automatiquement seulement, et seulement aussi aux ordres les plus simples, et il n'agit plus par lui-même; il est tout à fait inerte. On risque de le prendre pour ce qu'il n'est pas, témoin l'histoire d'un confus que j'ai eu au groupe de zouaves de Sathonay et qui est bien la plus intéressante observation qui soit à notre point de vue (v. page 313).

Disons de suite que cette *confusion mentale* est une maladie grave, souvent incurable, parce qu'elle se change plus ou moins vite en démence précoce tout comme la mélancolie.

Il y a d'autres changements d'humeur qui sont le signe qu'une maladie mentale débute. Par opposition avec ces deux sortes de maladies, les mélancoliques qui s'abîment dans la tristesse et les confus qui s'enfoncent dans l'inaction, — et en contraste frappant avec eux, — il y a ceux qui ont une gaieté folle (c'est le cas de le dire) ou mieux une activité débordante.

Un soldat jusque-là très naturel, même plutôt lent et réservé, devient-il tout à coup causeur, bavard à n'en plus finir, n'écoutant rien que lui-même, parlant sur les rangs, se mêlant de tout, s'occupant de tout, levé le premier, couché le dernier, toujours prêt à tout faire, s'offrant pour tout, réclamant pour tout la monde, faisant toujours la mouche du coche ? Méfiez-vous, se machine cérébrale est faussée. Vous apprendrez qu'il ne dort presque plus depuis quelque temps, qu'il chante à tue-tête à la chambrée (sans avoir bu), qu'on a toutes les peines du monde à le faire taire, qu'il travaille comme un enragé, raconte toutes sortes d'histoires où il a le plus souvent le beau rôle, qu'il a commis tel ou tel acte d'extravagance. Interrogez-le et faites-le surveiller surtout de près, car il est capable de commettre des actes *sots*, *violents*, *indélicats* (insultes, violences, résistance ou vol). Il a de la MANIE, **c'est un excité maniaque** (un cavalier que j'ai eu à expertiser se promenait en chemise dans la cour du quartier le soir ; étant de garde, il avait loué une bicyclette pour aller plus vite d'un bout à l'autre de l'écurie pour détacher les chevaux qui s'embarraient, etc., etc.). Un tel homme pour le dire en passant a une véritable folie de *la volonté* : contrairement aux autres malades qui avaient une diminution de la leur, ce maniaque, lui, a une suractivité extrême de la sienne : il veut, il veut, il veut... il veut toutes sortes de choses à la fois ; il exprime toutes sortes de pensées à la queue leu leu, qu'elles s'enchaînent bien ou mal, peu lui importe !... Il *faut* qu'il agisse, il faut qu'il parle : sa pensée va d'abord plus vite que ses actes d'où la série orageuse, trouble, d'actions multiples sans utilité, puis plus tard plus vite que la parole (d'où une volubilité de conceptions hétéroclites absolument incompréhensibles parfois).

Il y a aussi **quelques autres malades mentaux** que l'officier court le risque, dès l'arrivée de la classe, de rencontrer parmi ses hommes. Ce sont : 1° les hystériques ; 2° les neurasthéniques ; 3° les épileptiques ; 4° les déments précoces. Nous en parlons tout de suite parce que leur existence peut soulever des problèmes difficiles à résoudre dès les premiers jours de leur présence au régiment.

1° On rencontre au régiment un certain nombre d'individus connus sous le nom d'**hystériques**.

Ces malades appartiennent à la catégorie des déséquilibrés : En effet chez eux le déséquilibre des facultés mentales est extrêmement visible.

Ils se présentent avec une mobilité excessive des idées qui fait que ces sujets n'ont aucun esprit de suite et sont incapables de mener à bien une chose sérieuse, tout en étant parfois intelligents et cultivés (instabilité mentale). Ils ont une tendance à avoir les opinions et à soutenir toutes les théories qui pourront les mettre en évidence (vanité des déséquilibrés). Ils sont suggestibles, c'est-à-dire influençables à un degré parfois extrême et imitent volontiers tout ce qu'ils voient faire autour d'eux. Moralement, ils ont les mêmes particularités désharmoniques : ils ont un caractère bizarre, capricieux, fantasque, mobile à l'excès. Ce sont des *émotifs* : ils ont une sensibilité très vive, hors de proportion avec les événements, ils changent à tout instant d'amis et d'amitiés, et d'emballements. Leur imagination absolument déréglée et désordonnée les porte tout naturellement à mentir, à tromper, à forger des histoires, à en inventer, à simuler (mythomanie de Dupré). Ils ont ce mélange de bon et de mauvais que nous avons signalé chez nos déséquilibrés, avec ce besoin de se donner en spectacle et d'occuper les autres d'eux-mêmes. Donc, en résumé, leur état mental est fait de *mobilité* et de *contraste*.

Certains d'entre eux ont des « crises de nerfs » et le mot est juste, car les crises convulsives qu'ils présentent ne sont pas autre chose (quand elles sont sincères, et qu'en ayant eu une fois, ils ne les répètent pas indéfiniment, par plaisir d'occuper l'attention d'un entourage qui y porte toujours trop d'intérêt), ne sont pas autre chose, dis-je, qu'une traduction musculaire de leur émotivité.

Ces malades étaient beaucoup plus nombreux autrefois quand, les prenant pour des malades physiques, on s'inquiétait beaucoup de leur maladie. Depuis qu'on sait que ce ne sont que des malades mentaux et qu'il n'y a pas lieu de s'appesantir longuement sur les phénomènes physiques qu'ils peuvent présenter, on rencontre de moins en moins de ces troubles physiques eux-mêmes (ils avaient une partie du corps qui ne sentait plus ou qui était paralysée ou encore contracturée, c'est-à-dire raidie à demeure dans une posture déterminée).

Et comme ce sont des sujets très influençables qui avaient vite fait de recueillir tout ce qu'on disait d'eux pour cultiver à plaisir leur état mental, aujourd'hui qu'on s'occupe moins de les rechercher, on en voit de moins en moins dans les hôpitaux et dans les régiments.

Moins on s'inquiétera d'eux dans les rangs et moins on aura d'ennuis avec eux. Mais il faut savoir les reconnaître cependant parmi les déséquilibrés, puisque nous savons qu'ils sont influençables au suprême degré et que c'est chez eux que la suggestion des encouragements énergiques ou de vigoureux conseils aura son maximum d'effet. Il faut en effet leur donner l'énergie dont ils peuvent avoir besoin et ils sont très capables de la recevoir bien plus de la manière ferme que de toute autre. Mais il faut aussi les connaître pour savoir les accidents qu'ils peuvent présenter à l'occasion et dont il faut être cependant prévenu.

Un de ces accidents-là, qui est dû aux troubles psychiques qu'on voit quelquefois chez eux, c'est le *somnambulisme*. Nous savons que ce sont des êtres d'imagination, que cette imagination est vraiment leur défaut caractéristique et leur dominante intellectuelle, avec le caractère de superfluité dans l'emploi qu'ils en font. Aussi ne peut-on être étonné qu'elle ne leur joue des tours : c'est elle qui donne à leurs souvenirs une intensité parfois égale à celle de la réalité, qui leur fait subir dans le sommeil les images trop vives de ce qu'ils ont déjà vécu et qui leur fait naître un souvenir tellement vivace de faits disparus qu'ils les vivent de nouveau vraiment. C'est elle enfin qui, à un degré de plus, leur met à l'esprit des images de mouvement, leur représente des actes qu'alors tout en dormant ils jouent, parlent et exécutent : le sujet fait du *somnambulisme*, c'est-à-dire qu'il se lève la nuit et vit ses rêves. Bien plus, si ces images mentales sont assez puissamment impulsives, il fait alors une fugue: il a de l'*auto-matisme ambulatoire hystérique*. Tous ces phénomènes ressemblent absolument aux visions et aux actes du rêve, d'où le nom que Régis leur a donné si justement de représentations oniriques, de délire onirique, c'est-à-dire de délire de rêve. L'hystérie chez eux n'a fait en somme qu'exagérer au maximum ce qui se passe normalement chez chacun de nous. Tous, nous avons, quand nous repassons en souvenir des événements émouvants, ressenti en nous-mêmes ces émotions de nouveau. Tous, fortement absorbés par un discours intérieur, une intention d'acte, tous, dit Hartenberg, nous avons prononcé à voix basse et du bout des lèvres ce discours, commencé par des secousses de nos muscles, l'acte que nous nous proposions d'exécuter. Seulement chez l'individu normal, ces rêves, ce somnambulisme, demeurent à l'état naissant, ne vont pas jusqu'au bout de leur réalisation, ne s'objectivent pas en gestes et en actes réels. Tandis que chez certains sujets qui sont des hystériques, ces phénomènes acquièrent une intensité, une perfection de développement qui va jusqu'à la réalisation la plus complète, et même la plus invraisemblable, puisqu'on sait avec quelle précision automatique certains somnambules agissent dans leurs rêves vécus.

Et c'est bien un rêve que l'hystérique vit ainsi, et un rêve qui est parfois le même chaque fois, et a pour point de départ une émotion vive antérieure, plus ou moins lointaine, mais qui aussi peut avoir toute la diversité des rêves habituels avec leur défaut de suite, leur mobilité, leur rapidité.

Nous avons longtemps examiné un malade semblable, sorte de débile, docile, timide et craintif le jour, qui, chaque nuit, avait ainsi 3 à 4 rêves en action. Lui qui le jour avait un parler lent, il commençait d'abord par parler très vite, tout haut, suivant le déroulement de son rêve, détaillant les phases de l'action, et quand le rêve devenait assez intense, se levant pour le continuer par la chambre et le vivre réellement, faisant le geste de frapper comme avec un bâton quand il croyait courir après un animal, ou se sauvant devant des serpents, ou bien encore cherchant à attraper des rats. Il lui arrivait de revivre ainsi des émotions ou des préoccupations de la journée, c'est ainsi que la nuit où il courut après des rats, le fait s'était produit la journée même, que celui où il cherchait ce qu'il fallait pour allumer le poêle il avait été impressionné par une réprimande à ce sujet, etc. On pouvait voir son visage exprimer les émotions de son rêve d'une manière extrêmement marquée, même avant qu'il n'ait parlé. Mais assez souvent des émotions anciennes revenaient, car il faisait fréquemment le même rêve et s'enfuyait devant des Prussiens et cherchait d'autres fois à poursuivre un homme qui se sauvait (émotions emmagasinées sans doute en lui depuis longtemps qui l'avaient fortement impressionné). Il partait ainsi souvent sur le palier et chez lui il serait sorti plusieurs fois dehors.

On comprend facilement comment, avec un pas de plus, l'automatisme ambulatoire aurait pu être constitué avec plus de durée, mais certainement pas plus de souvenir que n'en avait notre malade qui le lendemain ne se rappelait absolument rien et ne savait pas s'il avait rêvé (voir des exemples de fugue hystérique page 300). Ce qu'il nous faut retenir ici, c'est qu'en tout cas le somnambulisme doit nous obliger à nous préoccuper de la façon dont dorment nos soldats.

2° Le **neurasthénique**, ce déprimé, cet être inquiet en perpétuel état de malaise intime, de malaise mental, parce qu'il rumine son angoisse et son mal et qu'il a de l'épuisement nerveux, se rencontre quelquefois dans l'armée parmi les soldats. Mais se rencontre t il bien souvent? Certains disent que oui : c'est le contraire qui paraît vrai.

A. Il y a d'abord un fait qui domine la neurasthénie dans l'armée comme ailleurs, c'est que *beaucoup de gens dits neurasthéniques n'en sont pas*, la neurasthénie, l'état neurasthénique, n'étant que le premier acte d'un drame psychique qui se terminera tout autrement (même beaucoup de ceux qu'on fait réformer sous ce vocable sont de souvent véritables aliénés dont l'aliénation mentale a été ou non reconnue, et auxquels on a mis ce diagnostic souvent pour faire plaisir à une famille qui est la première à ne pas s'illusionner sur cette neurasthénie qui finira bientôt à... l'asile). Donc se méfier de la « soi-disant neurasthénie ». Les médecins eux-mêmes s'y trompent parfois. J'ai vu des soldats envoyés chez eux en convalescence pour « nostalgie » ou « neurasthénie » qui plus tard durent être envoyés à l'asile à leur tour.

B. Ensuite la neurasthénie est rare dans l'armée pour la principale raison que la neurasthénie n'est que la traduction d'un état de défaillance de l'organisme : or à 20 ans ces défaillances là ne sont pas encore très fréquentes. C'est à l'âge adulte entre 20 et 40, au moment du maximum de la lutte pour la vie, que la neurasthénie apparaît, cela se comprend.

Car il ne faudrait pas croire par exemple que la fatigue physique seule puisse créer la neurasthénie. Si cela était, l'armée serait pleine de neurasthéniques après les efforts rudes des manœuvres ! À l'âge de nos soldats, la fatigue physique, quand elle est seule, est bien vite réparée ! et, au contraire — comme nous le dirons tout à l'heure — les quelques neurasthéniques que contient l'armée se portent mieux encore pendant ce temps-là qu'à la caserne.

Ce qu'on voit seulement assez fréquemment au régiment, c'est cette sorte de neurasthénie qui apparaît chez les candidats à la tuberculose ou chez ceux qui commencent à en souffrir ; car la tuberculose est vraiment la seule maladie de cet âge qui puisse affaiblir de cette manière l'organisme. Alors ce jeune homme se plaint de la diminution qu'il perçoit dans la production de son énergie. Il en a la conscience obscure et il la traduit par tout ce qu'on sait des plaintes du neurasthénique : sentiment permanent de lassitude, incapacité de faire effort, fatigue rapide à la moindre tentative d'action, tendance au pessimisme, à la tristesse, aux préoccupations sur sa santé physique qui font craindre à l'individu d'avoir toutes les maladies les unes après les autres, émotivité trop facile, état constant d'apathie avec parfois des mouvements d'humeur et d'irritation...

Envoyez votre neurasthénique au médecin pour qu'il s'assure que ce n'est pas un tuberculeux, et cela avant même que vous appreniez de lui qu'il a maigri, qu'il a des sueurs nocturnes, ou simplement qu'il a des « points de côté » ou qu'il s'enrhume facilement l'hiver et qu'il tousse — vous rappelant que la soi-disant neurasthénie masque trop souvent la tuberculose. — C'est cette neurasthénie-là que la fatigue exagère, et cela va de soi.

Mais il existe quand même des neurasthéniques, en petit nombre, au régiment.

Ce qu'on voit le plus fréquemment comme vrais neurasthéniques en effet à l'armée, ce sont des jeunes gens que vous apprendrez en les interrogeant être plus ou moins tarés d'hérédité (aussi leur neurasthénie est-elle dite des héréditaires) et dont quelques-uns ne peuvent, parfois même au prix des plus grands efforts, se soumettre aux exigences du métier militaire. Il est exact que cette vie en commun, avec ses obligations de relations imposées et la constance de sa discipline, ont parfois sur ceux-ci une influence assez déplorable bien plus que le surmenage musculaire. Mais ces neurasthéniques étaient connus sinon pour tels, tout au moins pour des « nerveux », avant de venir au régiment : on avait plus ou moins remarqué chez eux leur timidité, leur nervosité, leur impressionnabilité, leur manque de confiance en eux. Au régiment ils risquent de venir vite irritables, anxieux ; leur besoin de solitude et d'isolement s'exaspère, ils finiraient par se croire persécutés ; en tout cas l'idée du régiment et de tout ce qu'il est pour eux devient parfois, pour certains d'entre eux, une véritable idée fixe qui les obsède au plus haut point et qui peut aller jusqu'à leur faire prendre la vie en dégoût encore davantage. Mais hâtons-nous de dire qu'il est bien loin d'en être ainsi le plus souvent.

Du reste il y a une remarque qui doit être faite immédiatement. Comme le plus souvent les neurasthéniques accusent des troubles physiques, surtout des troubles de la digestion (troubles qui sont véritables et qui conditionnent fréquemment leurs troubles mentaux) ils évitent parfois d'attirer l'attention sur leur état mental lui-même. Ils se bornent même assez souvent à mettre leur état physique au premier plan, au tout premier plan. (C'est pourtant leur état mental qui prime et c'est lui que le médecin doit découvrir s'il veut améliorer complètement et au plus vite ce genre de malades.) Mais bien souvent ils traînent de congé de convalescence en congé de convalescence jusqu'à la réforme !

A côté d'eux dans l'armée ce qui se voit le plus fréquemment dans la réalité à l'âge de nos jeunes gens c'est le *petit neurasthénique,* le neurasthénique accidentel, c'est l'épuisé par excès de travail intellectuel (candidats aux grandes écoles, au professorat, ou à certaines situations difficiles) mais plus souvent encore l'épuisé par excès de surmenage d'un tout autre ordre. Je veux parler des quelques jeunes gens, généralement des fils de famille, que leur vie d'oisiveté a précocement fatigués et auxquels le goût du travail régulier et de l'effort persévérant est totalement inconnu. Ce sont bien des neurasthéniques, et même des plus ennuyeux, parce que leur habitude de la paresse et de la jouissance a fait d'eux des êtres exigeants qui ne comprennent pas aisément l'acceptation d'une situation qu'ils se sont créée à eux-mêmes ! Les premiers, les épuisés par excès de travail sont plus intéressants que les autres évidemment et ils guérissent plus vite ; ce sont même eux qui tirent le plus grand profit de la vie de régiment et auxquels s'applique le mot du professeur Régis que si le service militaire n'existait pas il faudrait l'inventer pour eux. Ils font d'excellents soldats qui savent tout le bien que leur surmenage intellectuel passé retirera de cette vie méthodique et réglée de la caserne qui leur fait à tous l'effet d'un bain rafraîchissant. Nous l'avons exposé dans un précédent chapitre.

Les autres s'en trouvent également très bien dans la mesure où ils ont encore de bons sentiments, mais en tous cas prennent le premier contact qui leur sera si salutaire avec la nécessité du devoir, contact dont ils sauront se souvenir à l'occasion, heureusement pour quelques-uns.

3° Il est une autre catégorie de malades mentaux que l'officier risque de rencontrer parmi les hommes de sa troupe et qu'il importe qu'il connaisse bien, ce sont les **épileptiques**. Il est bien entendu qu'un épileptique ordinaire qui prend des crises fréquemment ne sera pas rencontré dans un régiment. Celui-là aura vite été éliminé.

Mais des épileptiques avérés peuvent avoir échappé à la connaissance du médecin lors de l'incorporation parce que, n'ayant que des crises rares, ils se sont bien gardé d'en parler, espérant que leur tare passerait inaperçue. D'autres encore peuvent ignorer leur épilepsie, et le cas est encore fréquent, surtout si cette épilepsie est peu bruyante et si, comme cela arrive, jusque-là les crises n'étaient apparues que la nuit.

Tout le monde connaît la crise épileptique :

Un homme jette un cri et tombe sans connaissance, ses membres se raidissent d'abord puis s'agitent de brèves convulsions. Pendant ce temps il a de l'écume à la bouche, son visage est convulsé. La crise dure un temps très variable, quelques minutes en général, puis l'homme s'enfonce dans un sommeil profond et invincible. Quand il se réveille, il a perdu complètement le souvenir de ce qui s'est passé et il est anéanti, hébété, parfois pour de longues heures. Souvent il a uriné dans son pantalon, ou même il l'a souillé de matières fécales ; et on constate qu'il s'est mordu la langue sans le vouloir pendant sa crise.

Les uns ont des crises le jour et sont bien vite reconnus et réformés, d'autres n'en ont que la nuit. Et alors on s'en aperçoit ou on ne s'en aperçoit pas. Dans le premier cas, l'autorité en est généralement prévenue si la crise a été bruyante, sinon elle peut l'ignorer, surtout si les gradés commettent la négligence d'en rendre compte (cela arrive). Mais il faut bien dire que parfois on s'aperçoit à peine des crises qu'ont certains malades tant ils font peu de bruit : leurs camarades les ont trouvé parfois seulement au pied de leur lit, ou les ont entendu s'agiter ou geindre la nuit. Le lendemain l'homme a bien mal de tête, il est « tout chose » ; il est fatigué, il est endormi, engourdi, *paresseux* : il ne comprend plus bien ce qu'il doit faire, il est malhabile à l'exercice ; mais on met cela sur le compte de tout autre chose… (noce, mauvaises habitudes, etc.)

D'autres enfin, qui sont également des épileptiques plus ou

moins reconnus, manifestent dans leur façon de servir ou dans leurs rapports avec leurs camarades ou leurs supérieurs, une irritabilité, une impulsivité extrêmes, anormales, ou bien une mobilité de sentiments, une variabilité dans leur activité vraiment insolite (Simonin) et cela parfois d'une façon périodique, c'est-à-dire *par accès*. Méfiez-vous, l'épilepsie risque d'être en cause et l'homme, même s'il n'a pas d'épilepsie physique, peut avoir comme on dit, des crises psychiques d'épilepsie. (Nous y reviendrons plus loin.)

On ne sait s'il est vrai que les épileptiques aient un caractère spécial qui serait fait de brutalité et d'irritabilité. Nous reverrons en détail ces différences caractéristiques quand nous étudierons « l'indiscipline morbide » plus loin. Retenons ici qu'à côté de la première forme, qu'à côté de *l'épilepsie convulsive* — qui est la plus courante — il y en a d'autres. Elles sont moins connues, mais elles lui sont équivalentes et c'est pour cette raison même qu'on les appelle des « *équivalents épileptiques* ». Parmi elles la première est celle qu'on appelle *l'absence épileptique*: un malade, qu'on sait ou ne sait pas avoir des crises épileptiques, interrompt subitement son occupation, reste immobile au milieu d'une phrase, d'un acte; il a « l'air absent » d'où le nom d'absence donné à cette sorte d'épilepsie. C'est une *éclipse de la conscience,* momentanée et fugace.

Une autre sorte est celle où le malade a une *impulsion* inattendue, irrésistible, absolument inconsciente dont il ne se souvient plus ensuite, et où alors se croyant sans cause aucune menacé ou trompé tout à coup, obéissant à une hallucination terrifiante, s'excite soudain, devient d'une violence incompréhensible, aveugle et brutale, et va jusqu'à l'assassinat ou le suicide (Un jeune soldat qui avait été plusieurs fois ramassé au pied de son lit par ses camarades s'était un jour précipité sur son maréchal des logis en faisant des moulinets avec son sabre, en proie à des hallucinations).

Là encore il y a eu éclipse de la conscience lucide, mais dans le premier cas cette éclipse était de courte durée — à peine quelques secondes, — ici elle est de plus longue durée et persiste pendant les quelques instants nécessaires à l'accomplissement d'un acte. Elle se termine comme la crise convulsive soit par un sommeil profond soit par de l'hébétude.

Cette éclipse peut durer encore plus longtemps, des jours et parfois même une semaine; sous son influence l'individu peut s'en aller très loin, errant, ou, au contraire, voyageant correctement de ville en ville avec les apparences d'un homme sensé. À son retour à l'état normal, il a tout oublié de cette fugue : il a agi complètement en automate et il ne se souvient de rien de ce qui lui est arrivé. Un épileptique peut donc se trouver loin de son devoir et dans un endroit inconnu de lui sans qu'il s'y soit rendu de son propre gré. C'est le phénomène qu'on appelle *l'automatisme ambulatoire épileptique*.

Disons que ces dérangements psychiques de l'épileptique, ces impulsions, ces fugues, remplacent parfois en quelque sorte les grandes attaques et qu'aussi, s'ils ne les remplacent pas, ils peuvent les suivre et apparaître à un moment où la conscience du malade est encore troublée.

On comprend combien une absence épileptique peut ressembler à de l'inattention, volontaire ou pas, et faire prendre ce malade pour un mauvais soldat qui n'obéit pas à un ordre reçu (qu'il n'a pas pu saisir); on comprend combien un soldat qui a eu une crise la nuit précédente et qui en est resté tout hébété, tout obscurci pour de plus ou moins longues heures (toute une journée même), peut paraître inattentif ou paresseux. Cette paresse dont la cause passe inaperçue parce que la crise a été nocturne et peu bruyante, méconnue de tous, cette paresse peut se reproduire, être plus ou moins *périodique* comme le retour des crises, et c'est un exemple de cette *paresse pathologique* que nous apprendrons à reconnaître plus tard. On comprend combien aussi une impulsion de même ordre qui lui fait assaillir un gradé, un chef ou un camarade peut paraître une violence concertée, surtout si par malheur l'individu avait quelques raisons d'en vouloir à la personne assaillie.

Comprend-on maintenant qu'avec le fait de la brutalité des délits dont se rendent habituellement coupables les épileptiques il y a une vérité médicale et sociale qu'on ne doit jamais oublier, à savoir qu'**un épileptique est toujours en danger d'inconscience**. Cela est surtout à se rappeler dans un milieu comme le nôtre, à cause de la proximité des armes qui lui permet de se livrer à l'occasion à une agression meurtrière. Et combien faut-il prendre garde à tout excès alcoolique intempestif qui peut si soudainement la provoquer, comme cela leur arrive encore trop souvent !

On voit bien vite aussi quelles fugues et quelles désertions pathologiques peut causer l'automatisme ambulatoire et épileptique.

Ajoutons que l'épileptique peut quelquefois enfin apparaître sous l'apparence d'un de ces faibles d'esprit que nous avons décrits en commençant. En effet, qu'il ait plus ou moins fréquemment de ces crises épileptiques qui auront obnubilé peu à peu son cerveau d'une manière pour ainsi dire chronique, et il pourra être facilement pris pour un débile, alors qu'il sera beaucoup plus malade qu'on ne le croirait.

Je dois dire aussi que, quand on interroge certains épileptiques, parfois on apprend de quelques-uns d'entre eux deux choses : la première c'est que leurs crises ne sont survenues que très tard dans leur vie, vers 20 ans, 25 ans et même plus tard ; et la seconde c'est que, fils de parents alcooliques, ils sont en même temps des alcooliques eux-mêmes : leur épilepsie est une épilepsie toxique comme on dit, due à leur alcoolisme. En effet à côté des épileptiques de naissance il y a la catégorie de ceux qui le deviennent au cours de leur vie, mais ils sont pareils aux autres quant aux symptômes qu'ils risquent de présenter.

4° Il y a enfin une maladie mentale dont il importe que nous fassions connaissance le plus tôt possible parce que son nom reviendra souvent au cours de ces pages et dont nous avons déjà parlé en passant, c'est la **démence précoce**.

La DÉMENCE PRÉCOCE est une maladie mentale caractérisée par un affaiblissement spécial des facultés, à marche progressive, qui survient le plus souvent dans l'adolescence et se termine en général par l'anéantissement de toute activité cérébrale, sans jamais compromettre la vie du malade (c'est la mort unique et lente du cerveau sans que le corps n'ait rien). Mais, fait intéressant, c'est *tout aussi bien une maladie qui apparaît d'emblée pour son propre compte, qu'une maladie qui peut succéder à une des maladies mentales que nous avons décrites précédemment* (c'est-à-dire à la mélancolie, à la manie, à la confusion mentale surtout), *comme aussi à beaucoup d'autres états aigus d'affaissement, d'agitation ou de délire*, d'où deux séries de malades.

*C'est une maladie de jeunes gens.* Elle est fréquente à l'âge de nos soldats, puisque c'est entre 18 et 30 ans qu'elle a son maximum. Et ce sont les héréditaires qui en sont le plus fréquemment atteints. Elle peut être causée (mais surtout aidée) par bien des causes, depuis tous les excès jusqu'au surmenage, l'alcoolisme et les émotions vives (chagrins, frayeurs, etc.), la misère physique et morale, les maladies infectieuses et les intoxications. Tout cela peut favoriser son développement, mais elle peut aussi apparaître sans cela, d'elle-même, à l'âge de la puberté : à cet âge, il semble que le cerveau du sujet « tourne » pour ainsi dire tout seul et ne puisse plus vivre ; il se met à mourir plus ou moins lentement, comme un feu qui s'éteint tranquillement faute de quoi durer, mais qui ne le fait pas sans jeter quelques éclairs, ni quelques lueurs. Or il fait cela à la puberté tout comme si cette puberté ne pouvait pas se faire.

Dans le cas le plus habituel de la **démence survenant d'elle-même**, il y a plusieurs possibilités : *A. C'est parfois l'intelligence qui faiblit la première.* C'est le cas d'un jeune homme qui, peu après la puberté, perd peu à peu, lentement, en quelques années, toute activité intellectuelle, n'ayant jamais cessé d'apparaître à tout le monde ce qu'il est vraiment, à savoir un malade qui ne s'intéresse plus à rien, que rien n'émeut et qui, n'ayant plus ni désir, ni sentiment, ni volonté, vit chaque jour de plus en plus comme un pauvre automate qu'il est devenu : on ne s'y trompe pas.

*B.* Mais il n'en est pas toujours ainsi. C'est le plus souvent, au contraire, le caractère — et c'est là un fait important à retenir — *ce sont les troubles du caractère, de la conduite, qui apparaissent les premiers.* Le sujet, jusque-là en tout normal, plus ou moins travailleur, devient nonchalant, apathique, indifférent à tout, en même temps qu'irritable, n'accepte plus les conseils, abandonne les siens par exemple pour vivre seul de la vie qui lui plaît, et alors, comme il est en même temps devenu d'une docilité comme passive, d'une *suggestibilité* (comme on dit) très grande, on lui fait faire ce qu'on veut. Mais ce ne sont pas ses parents qui le peuvent, non ! Ce sont ceux qu'il a choisis comme compagnons d'inconduite. Car alors commence en effet pour lui une vie d'inconduite complète qui varie seulement avec le milieu dans lequel il a vécu ou qu'il rencontre et aussi les ressources qu'il a pour satisfaire ses vices nouveaux. En tout cas, débauche, noce, excès vénériens et alcooliques, oisiveté plus ou moins crapuleuse, sont uniquement sa vie dorénavant. Il est devenu *totalement indifférent* aux siens, il ne s'inquiète plus d'eux, car il a perdu toute notion d'affectivité, toute affection comme tout bon sentiment, il ne s'intéresse plus qu'à ses mauvaises passions. Son sens moral s'affaiblissant, ce garçon, jusque-là rangé, sobre, honnête, devient, à partir de 17 ans à 18 ans, et parfois en très peu de temps, le pire des vauriens, et il va bientôt avoir affaire avec la justice si l'occasion lui en a été offerte par ses camarades ou bien par son manque d'argent.

Rien ne dira encore aux yeux des gens, et même à des yeux avertis, que ce vaurien est un malade, car il n'a pas encore d'autres troubles intellectuels qu'une attention affaiblie qui peut seulement l'empêcher de se fixer à un travail, et une difficulté à tout effort mental, choses que sa paresse nouvelle peut tout aussi bien expliquer. Son raisonnement tient encore bon pour le moment. Certains ont bien parfois un caractère qui est devenu extrêmement mobile et une humeur extraordinairement variable, mais tout cela est mis sur le compte de leur mauvais caractère ou de l'influence de leurs mauvaises fréquentations, qui les ont gâtés. Il n'y a encore rien en eux qui puisse attirer notablement l'attention, sauf parfois quelques violences inattendues qui peuvent prendre le caractère d'impulsions, mais qu'on attribue à des mauvais instincts acquis dans le vice.

Et il faut parfois le supplément d'une émotion, d'une arrestation, mais surtout le fait d'un emprisonnement civil ou militaire (où il apparaît alors différent des autres prisonniers vraiment), ou bien la mise en observation à l'hôpital pour quelque affection, pour qu'on s'aperçoive du réel état des facultés cérébrales de cet homme.

C'est quand le malade est soumis à une observation un peu plus profonde que celle que peuvent faire ceux qui l'approchent à peine dans la vie, c'est surtout quand il est soustrait à son milieu, que l'affaiblissement de l'intelligence et des sentiments apparaît en effet déjà net et parfois avancé, et avancé d'une façon surprenante et qui fait s'étonner le médecin qu'on ne se soit pas aperçu plus tôt de ce qu'était devenu vraiment notre homme, notre malandrin. (Car certains malades ont pu même se livrer à des actes coupables — et être poursuivis pour cela — et à des actes qui tranchaient par leur caractère imprévu, déplacé ou grotesque, sans que ceux-ci aient apparu comme pathologiques à des observateurs non prévenus.)

C'est à ce moment que, s'ils sont au régiment, ils ont pu faire des fugues qui ont pu les entraîner loin.

Mais à ce moment aussi, la faiblesse de l'intelligence commence à se montrer visible et va s'aggraver dorénavant de plus en plus. Ils apparaissent déjà comme désorientés, ne sachant plus très bien se reconnaître dans le temps et dans l'espace. Mais c'est aussi alors qu'il leur arrive quelque chose de très curieux : Ils perdent leur allure et leur attitude naturelles, habituelles, et ont une physionomie, une manière d'être toutes nouvelles. Ils paraissent « empruntés », ils ont un air étrange, ils semblent vous faire des mines, grimacer, prendre des attitudes faites exprès, chercher à faire rire vous ou la galerie ; ils répondent de travers ou à côté, rient quand il ne le faut pas, font de l'esprit, font les mauvais plaisants, les pitres, semblent jouer la comédie et chercher à atti rer l'attention. Ils sont compliqués, artificiels, maniérés (on appelle du reste *maniérisme* cette manière d'être). Ils ont tout à fait l'air au premier abord de simuler, de s'amuser, de se moquer des gens, des autres et de vous. Ils ont *des rires sans motif*, hors de propos, qui viennent encore souligner un peu plus l'attitude théâtrale, voulue, préparée, artificielle de l'homme. C'est comme une impulsion (et c'en est une) : brusquement, sans raison, sans que ce qu'on dit ou ce qu'on vient de dire le provoque ou l'explique, ils rient aux éclats tout à coup. Ils ont un rire qui paraît même forcé et qui, en tous cas est inextinguible, incoercible. Ils ont « le fou rire » ; d'autres rient un peu moins bruyamment. Et ce rire, — chose étrange pour notre conduite pratique —, ce rire si étonnant, apparaît parfois comme un symptôme très hâtif en même temps qu'un signe très important pour le diagnostic de la démence précoce (c'était le cas chez ce jeune soldat dont le père avait lui-même remarqué que chez eux, à table, il pouffait tout bas dans son assiette sans rien dire, disant qu'il ne riait pas quand on l'interrogeait là-dessus). Ce rire, tout automatique, ce rire explosif ou non, a ou n'a pas de raison dans l'esprit du malade; le plus souvent, il n'en a pas. Quoi qu'il en soit, il est bien fait pour aider le malade à passer pour un simulateur quand il s'ajoute aux bizarreries d'attitude et de conduite qui leur sont fréquentes. On en voit à ce moment se tenir d'une façon extravagante, adopter une attitude qu'ils prennent constamment parfois des heures ou des journées entières, les uns assis dans un coin sans bouger, d'autres debout, le dos tourné sans remuer d'une ligne ; d'autres ont une attitude favorite, accoudés à une fenêtre ; d'autres debout sur un pied, d'autres se tenant le bras ou la jambe, d'autres ont un tic, serrant les dents par exemple à n'en plus finir, d'autres répètent éternellement le même geste, la même grimace, le même tic bizarre, comme aussi le même mot, la même phrase, régulièrement, tous les jours, à la même heure, devant telle circonstance de la vie de tous les jours. Il y a dans les asiles de ces déments précoces qui font pendant 10 ans le même salut militaire quand on entre dans leur salle à l'asile (alors même qu'ils n'ont jamais été soldats). Ils ont une démarche déconcertante, les uns marchent sur la pointe des pieds, d'autres sur les mains, par bonds, en sautant sur un pied, etc., etc.

Ils observent parfois à ce moment un *mutisme obstiné* quand on leur parle : plus on s'efforce de leur tirer une parole et plus ils s'enfoncent dans leur silence têtu. Au début de la maladie ce n'est pas parce que leurs facultés ont tellement baissé qu'on n'en tire rien, car leur intelligence est suffisamment active encore, non ! Ils ne répondent pas parce qu'il se passe en eux un phénomène vraiment curieux : ils ont une impossibilité réelle à faire ce qu'on veut et même ce qu'ils veulent eux-mêmes. Dès qu'on sollicite quelque chose d'eux, immédiatement ils résistent ; ils résistent aux mouvements qu'on veut leur faire accomplir ; ils refusaient de parler tout à l'heure, ils refusent de faire quoi que ce soit qu'on leur demande, même les choses les plus anodines, et non seulement d'écrire, mais aussi de se lever, de marcher, de manger, de se coucher, de s'habiller, etc. Ils ont une tendance mécanique, musculaire, indépendante de leur volonté, à refuser, à dire non à tout ce qu'on voudrait d'eux ou à tout ce qu'ils voudraient eux-mêmes, d'où le nom de *négativisme* donné à cette tendance de leur être morbide. Ils résistent ainsi sans le vouloir à leurs propres désirs et à leurs propres besoins d'avaler, de manger, etc... Et cette tendance, ils n'en sont pour ainsi dire jamais vainqueurs, elle est devenue leur loi, et ils lui obéissent absolument.

Mais, — fait étrange à ajouter aux autres —, ces pauvres malades qui paraissent bien faits pour dérouter la raison, sont, à d'autres moments, tout le contraire de ce qu'ils ont été ; de « barres de fer », ils deviennent « pâte tout à fait molle ». Et à ce moment-là, alors, on peut faire d'eux tout ce qu'on veut au contraire. On peut mettre leurs membres dans la position la plus abracadabrante par exemple, non seulement sans qu'ils rechignent, mais en gardant comme indéfiniment l'attitude qu'on leur a donnée ; et ils resteraient des heures entières bras levés, une jambe en l'air, si on n'avait pitié d'eux et si on ne les remettait

d'aplomb sur leurs membres (Ce phénomène est dû à l'exagération de la suggestibilité qui les a fait d'abord obéir à l'intelligence
des autres dans leurs actions, — dans toutes les actions de leur vie
pendant quelques années — et qui, maintenant que leur cerveau a
faibli, livre à certains moments leurs membres, leurs muscles eux-
mêmes, à la volonté de qui veut les prendre). Ces malades sont incapables d'agir d'eux-mêmes, ils n'en ont plus la volonté suffisante.

De cet état, notre malade ne se réveillera que de temps en
temps pour entrer dans une courte phase d'agitation, ou encore
avoir une de ces *impulsions* qui l'ont fait remarquer au cours de
sa maladie. Il se mettra de temps à autre à pousser des cris, à
courir à fond de train dans la cour, donnera une série de coups
de pieds à un arbre, insultera régulièrement un mur ou battra
périodiquement un camarade ou un gardien, etc...

Mais peu à peu la démence, c'est-à-dire l'affaiblissement graduel de toutes les facultés s'aggrave, devient tellement marqué
que le pauvre malade n'est plus qu'une loque humaine, inerte,
dans son coin d'asile, qu'un être végétatif qui va mener jusqu'à
la mort sa pauvre vie de plante anonyme ; son cerveau sera mort
depuis longtemps que son corps lui survivra bien portant, gros et
gras, jusqu'aux dernières années de sa lugubre existence.

C. — Dans d'autres cas, la démence précoce apparaît un peu
différemment et, si elle se termine de la même façon par cette
démence finale, elle n'a pas commencé de la manière que nous
avons vue. Ce n'est plus l'inconduite qui débute, ce sont des
*préoccupations sur la santé*. La démence précoce ne fait plus ici
un vaurien, mais un malheureux tourmenté dans sa santé physique, croit il, et qui devient de ce fait un plaigneur et un plaigneur
qui a malheureusement trop raison de se plaindre ! Ils ne savent
pas ce qui se passe en eux et ils accusent les douleurs les plus
variées, souffrant un jour d'ici, un autre jour d'ailleurs, inquiets
de tout. Ils ne comprennent pas et ils ne peuvent pas comprendre
ce qui leur arrive. Ils assistent tout étonnés au détraquement de
leur pauvre être ; mais comme ils ne se rendent pas compte que
c'est leur intelligence qui est malade et qui commence à sombrer,

ils cherchent dans tous leurs organes la cause de leur mal et de leur misère. Ils ont toutes les maladies, celle que leur trouve leur médecin d'après les symptômes qu'ils mettent en avant, et celles qu'ils croient avoir. Ils sont pris pour des neurasthéniques et même traités comme tels par des médecins expérimentés. Et ce n'est que le jour où la nature délirante de ce qu'ils racontent apparaît enfin, par suite de l'absurdité des conceptions qu'ils énoncent, ou du fait de l'éclosion d'hallucinations, ou bien d'idées extravagantes de persécution ou de grandeur, qu'on s'en aperçoit. On les soigne comme des malades physiques jusqu'au jour où la famille apprend enfin au médecin que leur fils se fait telle ou telle idée de lui-même ou des siens, croit être fils d'empereur ou a cru voir le clocher s'avancer vers lui, ou parle parfois tout seul comme s'il répondait à quelqu'un (hallucination de l'ouïe), etc., etc... ou bien écrit des lettres vraiment extraordinaires et incompréhensibles, ou bien encore tient des propos parfois extravagants dont personne dans son entourage ne peut savoir l'objet. C'est alors que le malade commence seulement à ne plus être considéré comme un malade organique, physique, mais comme un malade mental. Heureux si, le début de sa maladie ayant eu lieu au régiment, il n'a pas été pris lui-même pour un simulateur (parce que rien ne pouvait être trouvé comme preuve physique de ses allégations), et s'il n'a pas été puni comme tel. On ne peut pas penser sincère un sujet qui se contredit sans cesse, a mal aujourd'hui dans un endroit du corps et le lendemain ailleurs, qui prétend ressentir des symptômes véritablement outrés, qui prétend souffrir d'une manière si exagérée et en même temps si peu stable, si bizarre, si emphatique en un mot. Toute cette façon d'être induit à penser à du mensonge et à de la fourberie, alors que c'est justement cette **discordance entre la réalité objective de ce qu'on trouve médicalement et les propos si outranciers du malade** qui indiquent précisément en réalité l'affaiblissement mental, et qui devraient frapper l'observateur attentif pour lui donner l'idée d'un trouble mental comme seule cause de cette fausse apparence.

A l'arrivée de la classe dernière, on m'envoya de Saint-Mihiel un malade de ce genre dans les conditions suivantes : 3 jours après l'arrivée des recrues, ce jeune soldat descend dans la cour du quartier au rassemblement de la compagnie avec des souliers sans lacet. L'adjudant de sa compagnie qui s'en aperçoit lui en fait la remarque : l'autre part d'un grand éclat de rire et répond, paraît-il, d'une manière insolente en présence de tout le monde. L'adjudant s'étonne, mais ne le punit pas et rend compte. Le même jour notre jeune homme répond au lieutenant de la compagnie aussi insolemment qu'à l'adjudant. Peu après, rencontrant un capitaine, il ne le salue pas ostensiblement, l'officier lui en fait l'observation ; même bouffée de rire insultante. On met notre soldat en prison, immédiatement cette fois sans plus d'explication, tant l'acte d'indiscipline a un caractère de grossièreté manifeste apparente.

On le met ensuite à l'infirmerie en observation pour ces actes, qu'on juge à tout le moins excentriques, puis à l'hôpital. Il apparaît à tous comme un garçon intelligent « même au-dessus de la moyenne », instruit, mais on remarque, à l'infirmerie, qu'il a des réponses un peu narquoises, parfois ironiques et plaisantes aux questions qu'on lui pose : il aurait même fait de l'esprit.

C'était un dément précoce, qui, à l'hôpital eut de nouveau de ces impulsions à rire sans qu'il puisse en rien les expliquer : à plusieurs reprises il déchaîna le rire de toute la salle par son exemple inattendu.

Ce pauvre garçon dont les éclats de rire, immotivés absolument, (il l'expliquait bien), avaient au régiment fait croire à de la moquerie, à de la grossièreté de sa part, était de son naturel très doux, très gentil. C'était un garçon bien élevé et de sentiments très droits qui, chez lui, avait déjà eu ces mêmes rires aussi inexplicables : son père me racontait qu'à table il lui arrivait de pouffer dans son assiette, ce qui étonnait toute la famille ; quand celle-ci lui en demandait la raison, il répondait « moi, mais je ne ris pas ». Cela lui était arrivé à leur connaissance dans leur jardin où il riait tout seul sans raison, etc. Il leur avait pourtant dit aussi qu'il voyait bien que ses parents le soignaient à son insu « car il trouvait des goûts étranges à ce qu'il mangeait » (hallucinations du goût) et qu' « il sentait bien que la nuit en dormant ils lui faisaient des piqûres sous la peau pour lui introduire des médicaments dans le corps » (hallucinations de la sensibilité). Mais ses parents n'avaient pas compris le sens ni la gravité de ces paroles. Et ils le pensaient « neurasthénique » tout simplement. Il leur faisait cependant des remarques qui les étonnaient, et il paraissait se conduire envers eux d'une manière toute nouvelle, mais ils n'en étaient pas autrement alarmés. Et pourtant il délirait toute la journée et il avait un délire très riche. Mais il avait pu vivre avec lui jusqu'à ce jour sans que personne se fût aperçu qu'il délirait, parce que ce garçon bien élevé, discret, était peu causeur de son naturel, et que la clairvoyance des parents n'était pas suffisante pour lui en tirer la confidence.

Ce jeune homme de 21 ans, qui n'avait pas eu le temps encore d'aller à la visite du médecin militaire autrement que pour se faire incorporer, était un malade qui avait même un dossier sanitaire et n'en avait rien dit. Ce dossier médical disait qu'il avait été traité pour « neurasthénie » depuis bientôt un an et qu'il avait présenté des « phobies », c'est-à-dire des craintes maladives, et des « doutes ». Il avait vu plusieurs médecins en effet pour des malaises divers : il avait été soigné pour l'estomac, pour l'intestin, pour le cœur, pour la vue. Il était allé avec son père dans le midi pour se reposer. Auparavant il avait toujours été bien portant et avait travaillé régulièrement jusqu'avant cette année-là. Employé de bureau il avait continué tant qu'il avait pu de travailler, et ce n'est qu'en juillet qu'il avait cessé.

Mais comme il n'avait fait part à personne de ses idées intimes, personne autour de lui ne s'était aperçu qu'il délirait et qu'il avait des hallucinations.

Et il avait un délire mélangé, et fait d'*idées ambitieuses*, d'*idées mystiques* et d'*idées mélancoliques* tout à la fois. Il se croyait tout simplement de famille princière, fils de Napoléon au moins, et voyait dans tout ce qui l'entourait des « *coïncidences* » qui le fortifiaient dans son idée qu'il était « changé », qu'il n'était « plus lui-même ». Car, parce qu'il assistait au détraquement de son intelligence, qu'il se sentait tout autre, il traduisait ce malaise mental par des illusions sur lui-même : Il pensait qu'une puissance véritablement divine agissait en lui dans un but qui ne pouvait être qu'à son avantage et pour son « élévation ». C'était elle, pensait-il, qui le forçait à rire, mais surtout transformait exprès le monde extérieur autour de lui. Les hallucinations qu'il avait eues chez lui l'avaient confirmé dans ses préoccupations. Il percevait ce trouble, mais le plus pénible pour lui c'était qu'il sentait le progrès du désordre de son cerveau et qu'il s'en alarmait, pleurant, se tourmentant, s'accusant de multiples méfaits, comme des « inondations de Paris » par exemple, et se demandant surtout ce que cette puissance voulait de lui, partagé entre l'idée qu'il allait mourir de tout cela ou serait « régénéré » après cette terrible crise et appelé par là même aux plus brillantes destinées !...

Il mêlait en plus à cela des idées mystiques qui lui venaient de ce qu'il avait lu des passages de l'Apocalypse et qu'il se les était appliqués mot à mot, trouvant dans les phrases étranges et obscures de ces textes l'explication de son état et de sa situation.

Comme il n'était qu'au début de sa maladie son intelligence était encore assez active, malheureusement pour lui, puisqu'elle ne lui aidait qu'à se tourmenter davantage à percevoir ainsi la désorganisation lente de ses facultés, désorganisation qui marchait à grands pas, à voir l'extravagance et l'incohérence déjà apparentes de ses propos délirants.

S'il avait été à une période plus avancée de sa maladie, son incohérence eût été plus marquée, son délire aurait été bien plus inconsistant, d'apparence moins solide, et son verbiage aurait pu être bientôt devenu incompréhensible, ainsi que cela arrive vite à ces malades. Il aurait pu, de plus, avoir des idées délirantes ou des hallucinations les plus variées (bien plus variées qu'ici), comme aussi bien entendu, il aurait pu comme les premiers malades dont nous avons parlé, présenter des impulsions ou se livrer à ces pitreries, à ces grimaces qui ne sont autre chose que des impulsions en miniature, jusqu'au jour où la démence complète l'aurait atteint, où son intelligence aurait fini par sombrer dans l'engourdissement, l'obscurité terminale.

Ajoutons que le cas de ce dernier malade s'était présenté dans des conditions sociales simples, parce qu'il n'avait pas encore eu occasion d'avoir beaucoup de réactions maladives, étant donné le peu de temps depuis lequel ses facultés avaient commencé à sombrer. Mais si sa maladie avait duré depuis quelques années, et que sa famille ne l'ait pas suffisamment surveillé, on peut se rendre compte de tout ce qui pouvait se présenter d'extraordinaires aventures dans sa vie familiale, sociale ou militaire, de toutes les misères qu'il pouvait rencontrer partout et, notamment, de tout ce que peut faire un pareil malade dans l'armée.

D. — Les trois cas que nous avons présentés sont des cas pour ainsi dire purs. En médecine, les cas mixtes sont aussi fréquents que les cas purs, et les malades peuvent présenter tous les degrés, toutes les nuances des maladies. On peut donc facilement se représenter le tableau mélangé que peut présenter un cas mixte, d'après ce que nous avons exposé des autres, sans que nous pensions nécessaire d'insister, comme aussi on peut se faire une idée de la difficulté de reconnaître parfois de tels malades, surtout au début.

A côté de ces cas se placent ceux qui constituent la seconde série et sont faits des **malades chez lesquels il y a eu début par d'autres troubles mentaux.** Nous n'en parlerons pas ici. Il nous suffit de savoir que les malades qui se présentent à nous avec d'autres troubles mentaux peuvent être des déments précoces en puissance, pour que nous sachions accorder à leurs troubles toute l'importance qu'ils ont en réalité pour l'avenir de l'intelligence de ces malades.

Ajoutons que c'est la démence précoce qui légitime le plus ce que nous avons dit au début de ce livre du fait des actes mauvais, coupables ou pervers, lesquels loin d'être toujours la marque d'une perversion morale qui appelle d'elle-même la répression, sont parfois simplement les symptômes d'une maladie mentale qui, altérant les facultés morales ou sociales d'un individu, peuvent faire de lui un vicieux ou un grand pervers, avant d'en faire visiblement un malade, un aliéné.

Ajoutons aussi que les officiers et les médecins militaires peuvent, non seulement se trouver en présence de tous ces types de malades et de leurs variétés, mais aussi les avoir devant eux à un moment quelconque de l'évolution de leur maladie, que ce soit tout au début quand il n'y a que des troubles du caractère ou des manifestations de préoccupation sur la santé de l'individu, ou que ce soit plus tard, au moment du négativisme, des impulsions, des hallucinations, du délire ou de l'affaiblissement quasi-complet de la démence. Tout peut se voir. Tous les cas peuvent se présenter pour poser des problèmes délicats d'observation à l'officier ou au médecin.

III. — En cours de service. — En cours de service, les anormaux déjà reconnus et signalés, ou ceux qui auraient pu échapper, mais aussi bien entendu les malades mentaux, peuvent se faire remarquer en bien des points de leur humeur, de leur attitude ou de leur conduite.

Je ne parle pas seulement des petits anormaux ou des anormaux légers tel que quelque débile qui se montrera malhabile, vraiment maladroit à l'exercice, ou de quelque émotif passé inaperçu qui se montrera mauvais tireur par suite de son trouble devant la cible et le recul ou le bruit de l'arme, ni du déséquilibré qui soulignera son déséquilibre par une série d'absences illégales.

Je ne parle pas seulement des retardataires, incapables que les unités traînent après elles comme une charge, et qui embarrassent fort le médecin militaire quand on les lui envoie pour lui demander son opinion sur eux et sur ce qu'il faut faire de pareils hommes. L'examen physique le plus complet ne peut rien révéler qui explique le retard de leur instruction, l'examen mental étant seul capable de faire comprendre leur indéniable et visible insuffisance militaire.

Je ne parle pas non plus des alcooliques ou des héréditaires, fils d'alcooliques ou non, qui peu à peu ont prouvé leur penchant naturel vers la boisson par quelque ivresse plus ou mois inattendue, etc... Je parle de toute une série de manifestations qui devront attirer l'attention de l'officier au cours du service.

A. — L'OFFICIER SE MÉFIERA D'ABORD DES TROUBLES DE L'ATTITUDE. — 1° Est-on *en présence d'un apathique, d'un indifférent* dont l'apathie, l'indifférence s'accentuent? l'homme a-t-il l'air stupide et égaré, ne travaillant pour ainsi dire plus, ne faisant plus d'effort, ne s'intéressant plus à rien, paraissant inapte à comprendre ou à exécuter les ordres par une invincible apathie?

Il peut s'agir évidemment d'un homme qui fait le sot, tentant plus ou moins de paraître moins intelligent qu'il ne l'est, par paresse. Mais il peut s'agir d'un sot véritable, d'un débile; il peut s'agir encore bien plus d'un débile qui commence à s'enfoncer ou dans la confusion simple, ou, si c'est un affectif, dans la mélancolie. (Il ne s'agit plus ici de « l'emprunt » du début, mais de quelque chose en tout semblable qui apparaît pour la première fois chez cet homme ou qui réapparaît plus marqué qu'à son arrivée, car il est bien entendu que d'emblée, dès l'arrivée de la classe, on aura songé à ménager ceux qui sont arrivés à la caserne avec les allures de l'emprunt, attendu qu'on n'ignore pas que cette apparence peut cacher bien des choses, depuis la simple débilité, jusqu'à la confusion et même la démence.) Si son indifférence, son apathie, ne cèdent à aucun procédé de bienveillance et si l'individu a des réponses grossières ou des rires non motivés, hors de propos, soupçonner la démence.

2° *Est-on en présence d'un « paresseux »* dont le travail se réduit, auquel on est obligé de faire des observations répétées, qui commet des oublis fréquents, qui est sale et se fait punir pour ces deux motifs?

Est-on en présence d'un paresseux? Il y a lieu d'étudier attentivement l'homme : Il peut s'agir d'abord d'une *paresse passagère*, momentanée. Il peut s'agir d'un individu *fatigué* par les dépenses trop grandes pour lui du travail journalier. (Chacun de nous a pour ainsi dire « sa formule de fatigue », et, passée une certaine dose de travail, — variable avec chacun —, est fatigué). C'est moins un paresseux qu'un fatigué, je le sais ; mais cependant certains, pour de multiples raisons, ne se plaignent pas de leur fatigue, et leur état d'épuisement peut passer pour de la paresse aux yeux de leurs chefs qui voient la lenteur et le peu d'empressement qu'ils mettent à faire ce qui leur est demandé. Ils peuvent être épuisés par le service ; c'est une chose à étudier. Parfois d'autres le sont par la noce ou par tous les excès quelconques qu'un soldat peut faire en dehors du service. Un bon réglage de l'emploi du temps des premiers, de bons conseils, un meilleur genre de vie pour les seconds, et tout disparaît en quelques jours.

**Beaucoup de « paresseux » sont des malades** et il existe tout un ensemble de faits semblables qui constituent ce que j'ai présenté au Congrès des aliénistes et neurologistes d'Amiens (1ᵉʳ-8 août 1911) sous le nom de **paresse pathologique.** A côté de la *paresse du fatigué,* qui était celle que nous citions en premier lieu, il y a la *paresse de l'affaibli,* c'est celle qu'on peut voir chez ceux qui relèvent de certaines maladies plus ou moins épuisantes (la grippe en particulier) et aussi chez beaucoup de convalescents, comme aussi chez ceux qui sont sur le point de tomber malades, chez ceux qui couvent une maladie, et qui parfois traînent un certain temps, ne donnant plus qu'un travail réduit, ayant une bonne volonté amoindrie, et qui, ne sachant pas ce qu'ils ont, ne peuvent en parler, ni se plaindre de ceci ou de cela puisqu'ils n'ont pas de souffrance encore localisée, mais un simple état de malaise général et vague qui diminue seulement leur goût de l'activité et de l'effort. Ce sont encore des soldats qu'on pourrait prendre pour des paresseux, si on n'avait pas plutôt la sagesse de les envoyer à la visite pour que le médecin élucide leur cas. (Exemple de ceux qui couvent la fièvre typhoïde, comme aussi bien entendu la méningite, maladie dans laquelle il est fréquent de remarquer un changement marqué dans la manière d'être du sujet.) L'état général de ces malades reste encore bon assez longtemps parfois pour qu'on ne puisse les croire malades, et on peut malheureusement avoir vite fait de les considérer comme des paresseux.

La « soi-disant neurasthénie » des tuberculeux, pulmonaires ou non dont nous avons parlé, fait aussi des paresseux de cette sorte : leur nonchalance est maladive, et leur paresse pathologique. J'ai vu un officier que sa femme traita ainsi de paresseux pendant les sept ans que dura la « neurasthénie » qu'il faisait soigner ainsi de tous côtés, alors que cette soi-disant neurasthénie n'était qu'une tuberculose de la capsule du rein qui évoluait sourdement.

Mais il est d'autres paresses pathologiques, et c'est d'abord celle des *épileptiques méconnus* qui, le lendemain d'une crise nocturne qui a passé inaperçue, sont abrutis. Régulièrement ou irrégulièrement, un tel soldat paraît inattentif, distrait, ou même tout à fait indifférent à ce qu'il fait, paraissant ne pas écouter, se faisant répéter les ordres, ne les exécutant pas ou, en tous cas, le faisant très mal, etc... et cela pendant une journée tout entière parfois. Ce n'est qu'en insistant que son sous-officier vous apprend que cet homme présente comme périodiquement cet état de fainéantise, de mollesse, de rêveries interminables pendant lequel il paraît avoir plus besoin de dormir que d'agir, bien qu'on soit sûr qu'il n'ait pas découché et qu'en réalité, il a même, croit-on, dormi sa nuit complète. Nous en avons parlé précédemment, et nous avons dit que cette paresse était à la fois une *paresse passagère et périodique*, car si l'on y fait attention, on s'aperçoit que c'est bien pour ainsi dire par périodes qu'elle survient chez un homme donné. Il sera facile d'étudier l'homme ou de le faire étudier par le médecin, dès qu'on aura l'idée de cette raison de sa paresse. — Nous avons dit combien aussi les épileptiques risquaient de passer à l'occasion pour inattentifs, en raison de cette éclipse de la conscience que nous avons appelée des absences.

Nous savons également qu'il y a de petits anormaux, qui ont des hauts et des bas, des périodes d'activité vive et des périodes de paresse marquée (petits cyclothymiques). Cet état peut donc offrir périodiquement aussi une paresse du même ordre. Il y a bien des petits malades, des neurasthéniques (des vrais), des psychasthéniques, ou bien des petits anormaux comme des abouliques (ceux qui ont de la faiblesse maladive de la volonté) qui ont été pris pour des paresseux (mais surtout parmi les neurasthéniques, ceux qui ont une bonne santé physique l'ont été plus que tous les autres).

Nos déséquilibrés sont des paresseux-nés. Les débiles en ont plutôt l'air, car leur incompréhension et surtout la faiblesse de leurs moyens de réalisation font d'eux des incapables qui trop souvent ont l'aspect complet de paresseux, délibérément nonchalants et inertes. Mais quand ces pauvres sujets se mettent à délirer ou à avoir des idées de persécution, c'est bien pire. Ils s'entêtent alors à ne plus rien faire et leur paresse devient de plus en plus morbide, pathologique, on le comprend (en voir un exemple au chapitre de l'indiscipline morbide, p. 259 et suivantes).

Mais de vraies maladies mentales, la confusion, et la mélancolie, présentent aussi souvent le masque de la paresse et il ne faudrait pas l'oublier. Il peut aisément arriver à un confus d'être pris pour un paresseux, surtout si déjà il était considéré comme peu dégourdi de son naturel et que, de ce fait, son état maladif ne pût pas arriver à trancher beaucoup sur son état habituel. Son apathie, son indolence, sa passivité sont bien faites pour appeler au maximum l'épithète de paresseux, puisque l'engourdissement du cerveau qu'est la confusion mentale ralentit tout naturellement son activité à un point tel qu'il saute aux yeux du plus bienveillant. Il agit d'abord pendant un certain temps comme un automate, par habitude. L'envahissement de ses facultés peut se faire assez lentement pour que, pendant quelque temps, il n'apparaisse pas comme un malade. Inactif, indifférent, assoupi, insensible aux reproches (et c'est bien cela qui lui nuit le plus), il fait des oublis dans son service, sa mémoire devenant de plus en plus mauvaise, ses perceptions diminuant peu à peu. Il réagit de moins en moins sous le coup de fouet des admonestations, s'enlisant lentement dans une nonchalance inerte dont les sollicitations les plus fortes ne parviennent pas à le tirer, et pour cause.

A côté des états de confusion mentale, les états de mélancolie sont ceux qui sont le plus souvent pris pour de la paresse. Chez les mélancoliques, il y a contraste évident entre leur manière d'être nouvelle et leur conduite antérieure. Ils avaient été bons soldats jusque-là : raison de plus pour que le changement de conduite leur soit imputé à mal, avec cette circonstance à retenir que plus leur mauvaise volonté a paru grande et plus le trouble mental qui en était la cause l'était aussi ; plus ils ont pu être considérés comme des paresseux et plus ils étaient des mélancoliques. Cela leur arrive tant qu'ils sont simplement déprimés, et, que, — à cause du milieu étranger où cette mélancolie apparaît —, tant que les malades qui savent n'y pas trouver de consolations ou d'appui moral, se bornent, par crainte, à se replier sur eux-mêmes, — comme c'est le cas le plus habituel, — sans laisser transparaître le sujet de leurs préoccupations.

Seulement lent, ayant diminué ses relations avec les autres et le milieu — ayant rétréci son champ d'existence en un mot — n'étant pas encore inerte, ni tout à fait enfoncé dans ce mutisme caractéristique et qui attirera alors l'attention, le mélancolique peut n'être que passif. Dans ce cas, il a des chances pour être moins souvent puni pour paresse que celui qui, comme ce hussard mélancolique dont j'ai rapporté l'histoire ailleurs (voir page 260), montrait la plus mauvaise volonté pour exécuter les ordres qu'il recevait et paraissait à tous d'une paresse croissante, disant qu' « il ferait ce qu'on lui commandait plus tard, quand il aurait le temps », etc., etc.

D'autres maladies mentales enfin peuvent donner à des sujets l'apparence de paresseux. La paralysie générale peut, en altérant la mémoire d'un individu, lui faire commettre des négligences extrêmement variées dans son service. Nous n'en dirons rien, car c'est une maladie des soldats de métier, de carrière, et pas de nos soldats du rang. Pour eux, c'est la démence précoce qui fait le plus souvent d'eux des paresseux. Nous avons souligné longuement, quand nous présentions cette affection, le caractère de cette maladie de créer un état d'inconduite et de paresse ; nous n'y reviendrons pas. Bien des parents ont accusé leur fils ou même leur fille de ce défaut qui devaient les voir terminer à l'asile : la démence précoce avait fait d'eux des fainéants, des vauriens, des débauchés, des pervers. D'autres malades, moins remuants, arrivent à un moment donné à être d'une indolence, d'une apathie, d'une aboulie étonnantes, comme aussi d'une indifférence remarquable pour le bien et le mal et aussi pour l'affection des leurs. Que faut-il de plus pour qu'on leur reproche leur paresse ? Ils ont été tancés d'innombrables fois pour leur mauvaise volonté et leur mauvaise conduite. N'avons-nous pas vu d'une part des parents reprocher leur paresse à leur fils ou à leur fille longtemps encore même après l'internement, et d'autre part, au régiment, d'autres parents donner, lors de l'enquête de la gendarmerie, les renseignements les moins bienveillants sur leur propre enfant, dément précoce avéré ?

Tout ce que nous venons d'exposer établit donc qu'il y a bien **des malades parmi les paresseux**, et qu'il y a **une paresse pathologique**, dont il faut savoir reconnaître l'existence à l'occasion, quelque forme qu'elle prenne, qu'elle se présente ou non sous l'aspect de l'indiscipline morbide (comme c'est le cas le plus habituel).

Mais tout cela montre aussi que **la paresse est parfois une maladie et même une maladie très grave, puisqu'elle peut être le premier symptôme de la disparition complète des facultés d'un soldat.**

3° En présence d'un homme *qui a de la tendance à la solitude*, qui s'éloigne de ses camarades et ne joue plus, penser d'abord à la *nostalgie*, ensuite à la mélancolie. L'homme déprimé, triste, se laisse traîner à l'exercice, arrive en retard, se fait chercher, va même jusqu'à se cacher, pour ne pas être dérangé dans ses pensées obstinément tristes. A plus forte raison se méfiera-t-on s'il a déjà fait quelque tentative de suicide *aussi ridicule soit-elle*; le mélancolique a l'idée de la mort, mais il n'a pas une volonté suffisante pour se la donner (aussi en voit-on faire comme ce soldat qui s'était égratigné l'avant-bras sous le prétexte vrai qu'il avait voulu s'ouvrir les veines). *Prendre la tentative très au sérieux*, car une d'elles pourrait tout aussi bien aboutir et le suicide du mélancolique est encore un de ces suicides qu'on peut éviter à l'occasion.

B. — *Troubles de l'humeur.* — 4° Les *mélancoliques* dont l'humeur triste apparaît visiblement aux yeux de tous attireront et fixeront l'attention, cela va de soi ; à plus forte raison quand les sujets en font l'aveu spontanément à la moindre question un peu pressante.

5° *Ceux à l'humeur changeante* sont des jeunes gens qui passent ainsi de la joie la plus vive à l'abattement le plus profond, ou bien qui, sans aller jusqu'à ces deux maxima, ont des alternatives frappantes de ces deux états mais atténués. Les premiers peuvent être des malades sérieux puisqu'une maladie mentale spéciale se présente sous l'aspect de cette alternance régulière (la psychose périodique), et qu'aussi la démence précoce peut débuter par cette sorte de désorganisation de l'équilibre de l'humeur qui fait passer l'individu d'un extrême à l'autre et avoir successivement des périodes de dépression suivies de périodes d'excitation. Mais d'autres peuvent prendre cette apparence de gens à caractère variable, les émotifs sont les plus connus d'entre eux, les neurasthéniques aussi.

6° *Ceux qui sont facilement excitables* subitement et anormalement doivent également nous préoccuper.

En présence d'un homme qui s'excite et se met à parler sans s'arrêter, à répondre, alors qu'il ferait bien mieux de se taire, et cela pour une observation quelconque, qui a pour ainsi dire une sorte d'« accès de paroles », il faut penser qu'on a affaire d'abord à un impulsif (ces gens sont presque toujours des déséquilibrés). Si on connaît l'homme, il se peut que ce soit le fait d'un débile, — ainsi que nous l'avons vu, — qui ne sait plus mettre un frein à son flux de paroles inutiles et sottes. Si on est surpris parce qu'on ne connaît pas beaucoup l'homme, il se peut que ce soit un émotif, comme aussi plutôt un de ces neurasthéniques dont toute la maladie — on l'a dit depuis longtemps — est une « faiblesse irritable » qui d'une part les livre sans force à tous les à-coups de la vie, et d'autre part les rend subitement susceptibles de s'emporter à la moindre vexation ou même à la moindre difficulté inattendue.

Si l'on sait enfin que l'homme est un alcoolique, un ivrogne, l'irritabilité du caractère de ce genre de malades est bien connue pour expliquer cet état d'excitabilité, même en dehors de toute nouvelle libation.

Parmi eux il y en a qui font de l'indiscipline insolente : si l'on sait que ce sont des alcooliques, qu'ils aient bu ou non, on devra soupçonner l'excitation maniaque.

Enfin beaucoup d'autres malades peuvent apparaître comme facilement excitables, il faut seulement y penser en présence d'un homme qui tient pareille conduite.

7° Ceux qui ont des *colères inattendues ou sans raison même apparente*. Les épileptiques sont de ces jeunes gens qui ont parfois, outre l'irritabilité que certains présentent, surtout s'ils sont en même temps alcooliques, des accès de colère sans raison (exemple du coup de poing dans la figure à un camarade qui ne lui disait rien). Il s'agit là d'une impulsion irrésistible et irraisonnée. Les déments précoces en ont de semblables. Les alcooliques, eux, se fâchent pour des motifs qui n'en sont pas, mais encore est-il qu'ils ont l'apparence d'en avoir un, les épileptiques n'en ont même pas l'ombre, les déments précoces encore moins (nous y reviendrons plus loin quand nous étudierons les *colères pathologiques*. Voir page 268).

C. — *Troubles de la conduite*. — 8° Il y a des gens dont l'acte d'insubordination a vraiment le caractère d'une *sorte d'accès par sa soudaineté, sa violence ou son étrangeté*, comme on le voit chez les épileptiques qui font parfois des réponses arrogantes ou qui, subitement agressifs, se mettent à menacer quelqu'un, cherchant tout de suite à le frapper, et se livrant sur cette personne ou ce qui lui appartient à des violences étranges (comme par exemple le fait de donner un nombre incalculable de coups de couteau dans un objet sous l'empire de cette colère). V. plus loin.

9° Se méfier *des entêtés, des entêtés obstinés*. — L'entêtement

du débile est bien connu. Il ne comprend rien, met une obstination opiniâtre à ne pas faire ce qu'on lui dit, expliquant longuement l'affaire et ne s'arrêtant pas dans son essai de justification
généralement maladroite.

Mais on se méfiera davantage de ceux qui, s'ils ne refusent pas
d'obéir, n'obéissent pas, se raidissent à toute contrainte et n'expliquent rien de leur entêtement. On saura se rappeler à temps
le négativisme, c'est à dire cette tendance à l'opposition aux
actes que nous avons signalée chez les déments précoces, car c'est
la démence précoce qui est la cause d'une pareille obstination.
« Il faut toujours soupçonner une origine de maladie au refus
d'obéissance quand il s'accompagne en même temps de rires et
de mutisme », a dit Kagi. Il en est de même pour tout refus systématique, mais aussi pour tout refus sans explication suffisamment rationnelle. (Exemple du malade qui, quand on lui donne
un ordre, ne répond rien et reste immobile comme s'il n'avait pas
entendu, raidi ou pas dans une opposition musculaire visible.
Exemple de celui qui s'enfuit immédiatement dans sa chambre
ou ailleurs. Soupçonner un délirant, qu'il se croie ou non persécuté, qu'il soit ou non mélancolique.)

10° L'officier *interrogera ceux qui vont souvent à la visite*, qui
se font souvent porter malades sans motif, qu'ils aient été reconnus ou non par le médecin. Il n'en punira aucun d'emblée; il
cherchera à obtenir d'eux tous la raison pour laquelle ils vont
voir si souvent le médecin. Le plus souvent ces hommes invoqueront des douleurs vagues aux jambes, aux genoux, dans la poitrine, leur mauvaise aptitude pour l'arme; mais parfois ils ne
sauront trop que répondre, inventeront des motifs toujours variés
ou qui paraîtront vraiment enfantins. D'autres fois ils feront durer interminablement le moindre bobo. Ce sont des anormaux qui
cherchent à la visite, et dans l'exemption qu'ils escomptent, le sûr
abri qui écartera d'eux, pour quelques heures, les difficultés d'a-
daptation de leur vie nouvelle. Les débiles, parfois nostalgiques
comme les suivants, sont souvent sur la pente qui mène aux troubles mentaux. — Nous avons vu précédemment que ceux des dé-

ments précoces qui ont des préoccupations tristes sur leur santé font aussi comme eux et nous avons vu comment les dépister.

11° *Il écoutera les plaigneurs*. Ce sont le plus souvent, avec les mêmes déments précoces, les mêmes débiles surtout qui alors se plaindront de tout et de rien. Ils invoqueront les malaises les plus grands, se croyant souffrants de partout, parlant de toutes les maladies. Ce sont les débiles, surtout les bavards parmi eux, qui cachent encore comme les précédents sous ce flux de plaintes le malaise mental de leur inadaptation. Au reste, ces recrues ont souvent des phases plus ou moins légères de dépression et de confusion mentales véritables qui les troublent et qu'elles traduisent ainsi. Il ne faudrait pas que ces pauvres garçons soient brusqués. Et il ne faut pas les rudoyer ni se contenter de les traiter de « poules mouillées ». Leur état peut être tout à fait passager : le plus souvent il ne résiste pas en effet à quelques jours de repos à l'infirmerie et à quelques bonnes et consolantes paroles. Il faut prendre leurs plaintes très au sérieux, en tenant compte de ce que la dépression elle même peut avoir un contre coup sur l'homme (ainsi que le remarque très justement Naville dans sa thèse) et peut lui rendre plus sensible quelque petite maladie corporelle également passagère à laquelle, à un autre moment, il n'aurait même pas fait attention. Et cela est d'autant plus important en effet, que c'est en écoutant les plaigneurs qu'on évite parfois le suicide d'un jeune soldat, lequel, s'il était renvoyé un peu trop brusquement dans les rangs, risquerait de se tuer par désespoir de se sentir ou de se croire privé de tout secours contre l'angoisse de son inacclimatement. On a vu des désertions avoir cette cause, même chez des jeunes gens qui n'étaient pas des débiles, et j'ai bien vu un déserteur âgé de 20 ans qui est parti du régiment parce que traînant une vieille goutte militaire depuis plusieurs années, il avait cru qu'on ne le soignait pas suffisamment au régiment et qu'il ne voyait pas ses plaintes être suffisamment écoutées, à son idée.

C'est en écoutant le débile, simple désorienté à l'arrivée, comme le débile déprimé à cause de son surmenage d'adaptation, comme aussi le débile qui a des préoccupations maladives sur son état de santé et celui qui greffe là-dessus des idées de persécution (par les gradés qui les rudoient, les camarades qui en font leur jouet et le briment un peu), et le dément précoce qui se plaint de son malaise mental, qu'on évitera souvent des malheurs et qu'on sauvera quelques pauvres intelligences en train de sombrer. (Le débile dont j'ai parlé plus haut et qui avait brutalisé un camarade d'un coup de crosse de mousqueton était un de ces geigneurs assommants qui se plaignent du matin au soir et ont toutes les maladies!)

12° L'officier *écoutera aussi les réclameurs*, ces gens qui viennent à tout bout de champ se plaindre, soit comme des enfants « qui rapportent » ou pleurnichent, soit comme des mauvais garçons qui rétivent. Les débiles sont des premiers : ils ont besoin de protection, il faut la leur accorder, surtout s'ils ont des idées de persécution, parce que leur bêtise peut les porter à une brutalité. Les déséquilibrés sont des seconds : ils réclament et demandent à parler à tout le monde, au capitaine, au commandant, au colonel, au général. Parfois ils ont simplement mauvais caractère et sont simplement irritables, mais quelquefois ils peuvent aussi se croire en butte à la poursuite personnelle de la part d'un gradé quelconque, et on peut craindre qu'ils ne se laissent aller à une extravagance. Parfois enfin les réclameurs sont plus malades et ce sont de vrais fous qui délirent, ayant le délire de la persécution. Ils sont rares parmi les soldats, mais on peut en voir parmi les soldats de carrière et les cadres. Il faut y penser, car ce délire peut amener l'homme à se faire justice lui-même pour se venger de ce qu'il croit son droit et la justice (comme le fit ce maître ouvrier qui, dans le temps, tira un coup de revolver à blanc sur l'évêque de Grenoble).

13° Il *étudiera les souvent-punis*, tous les récidivistes de punitions disciplinaires. S'il sait qu'il doit suivre d'après le règlement pas à pas l'état mental des hommes punis pour voir le contre-coup intérieur de la punition (surtout quand elle est la première) et surveiller leur voisinage à la prison, l'officier s'assurera de l'état mental des hommes qui se font attraper et punir à tout bout de champ. Il s'assurera qu'il n'y a pas là un défaut d'attention, de mémoire, ou d'activité qui résulterait d'une baisse pathologique des facultés de l'homme. Il n'y a pas que les déséquilibrés et les débiles (pervers ou non) qui sont souvent punis (il serait banal de rappeler quel chiffre élevé de jours de prison ont pu réaliser des déséquilibrés ou des fous moraux avant d'être mis hors de l'armée), beaucoup de pauvres aliénés peuvent l'être pour différents motifs.

Il faut surtout soupçonner la maladie mentale quand ce sont les mêmes fautes qui sont répétées : *Tout homme qu'on sait ne pas être un pervers et qui récidive fréquemment dans la même faute doit être surveillé attentivement.*

Ici comme ailleurs, l'officier, en présence d'un homme puni ou sous le coup d'une punition, devra se rappeler qu'il doit voir l'homme — ce qui n'a pas toujours lieu — et le voir immédiatement après la faute et ne pas négliger d'étudier son attitude et ses réponses. Il se rappellera qu'il ne doit pas obtenir de lui seulement l'aveu du délit, — ce à quoi on se borne généralement — mais ce qui est par trop insuffisant. Il est évident qu'il faut obtenir de lui l'aveu des mobiles psychologiques qui l'ont déterminé. On ne verra clair dans l'étude de son cas qu'après cela. Et ce n'est pas de l'inquisition, cela ; c'est tout simplement de la clinique militaire et de la meilleure, sous la forme de la simple et attentive sollicitude, mais d'une sollicitude avertie de ce qu'elle doit étudier, puisqu'elle seule permet de rendre à l'homme la justice qu'il mérite selon sa valeur mentale, et enfin qu'elle seule permet, surtout, de déceler son état mental morbide ou pas ! J'ajoute que s'il faut se méfier des tarifs pénaux pour les soldats normaux (telle faute égale telle punition, d'après un barème institué à l'avance) c'est pour les anormaux et les malades mentaux qu'il faut encore plus s'en méfier, est-il même besoin de le faire remarquer !

14° L'officier trouvera à *accorder sa sollicitude à tous les délinquants*, disions-nous tout à l'heure ; cette sollicitude leur est due encore bien plus quand il s'agit de délinquants coupables de *grands délits*, tels que la désertion (car nous montrerons plus loin qu'il y a des malades parmi les déserteurs), ou coupables de délits peu

habituels comme les délits sexuels, l'exhibitionnisme, etc., etc.
Un délit sexuel dans un milieu où ils sont rares peut mettre sur
la voie d'un état mental pathologique, et, en tout cas, doit le
faire rechercher (excitation maniaque, paralysie générale, quand
il s'agit de soldats de carrière), comme un exhibitionnisme inattendu doit faire penser à de l'épilepsie.

15° Il surveillera *les mauvaises têtes,* tous ceux qui se signalent
d'eux-mêmes à son attention parce qu'ils sont impulsifs, se conduisent mal, qu'ils sont insensibles à tous les bons sentiments,
et sur lesquels rien n'a d'action, ni la douceur ni l'intimidation.

Cette besogne, il la faisait de tout temps. Le commandant
Simon, professeur de l'école de Saint-Cyr, dit dans son cours aux
jeunes officiers : « Votre attention devra se porter tout particulièrement sur les hommes ayant une tendance à l'indiscipline, que
vous considérerez comme des malades au point de vue mental et
dont il faudra vous appliquer à diagnostiquer et à guérir la maladie... » Et plus loin : « Vous n'y parviendrez qu'en étant des
psychologues, en observant beaucoup vos hommes avec grande
attention, en leur causant beaucoup... » Ces paroles recevront
leur pleine application quand l'officier pourra s'appuyer, non
seulement comme il le fait aujourd'hui sur les données de la psychologie, mais encore sur la réalité de la psychiatrie pour la conduite de sa troupe. Alors les paroles généreuses suivantes du même
professeur : « Notre préoccupation constante doit être de guérir
moralement nos mauvais sujets (non-valeurs et mauvais exemples) et nous devons mettre tout notre amour-propre à en faire
au moins des soldats passables... » comme aussi la phrase également généreuse du capitaine Richard « la plus noble conquête de
l'officier, c'est celle de ses mauvais sujets », pourront devenir des
réalités dans la mesure où ce redressement est possible, sans
que ces officiers puissent s'accuser de n'avoir pas toujours réussi.

Car on comprendra maintenant qu'il y aura toujours des
mauvaises têtes qui apparaîtront comme des irréductibles dans
la foule de braves gens disciplinés et soumis. L'officier devra les
étudier pour savoir quelle est leur réelle, leur véritable valeur

morale et militaire, avant de désespérer de sa méthode comme de lui-même. Et il saura mieux maintenant ce qu'il doit leur donner de sa patience et de son dévouement, comme aussi ce qu'il peut demander à leur déséquilibre ou à leur sottise.

16° Il surveillera *les hommes à conduite étrange, inattendue, bizarre,* de quelque ordre qu'elle soit, et que ces hommes soient dans les rangs ou — à plus forte raison — en prison (je dis à plus forte raison en prison, car l'émotion de s'y trouver, comme aussi la privation de la liberté et parfois aussi l'angoisse d'être enfermé, peuvent aider à provoquer des troubles qui, sans cela, auraient pu ne pas apparaître). Parmi les cas de cette conduite étrange se placent ceux qui mentent sans vergogne et d'une manière vraiment frappante.

Il y a par exemple des déséquilibrés, des hystériques aussi, qui sont des *menteurs* et des menteurs invraisemblables (j'en ai vu un qui mentait sans aucune raison, non seulement inventant des faits concernant les siens, les autres, mais encore niant la réalité, même en face d'elle). Ces menteurs vraiment pathologiques doivent aussi être conduits au médecin. Mais, à côté de ces individus qui d'ailleurs sont connus par tous ceux de l'unité pour leur défaut, *on peut soupçonner un délire sous des paroles surprenantes, grâce à des propos extravagants, inattendus, sous un acte que rien ne faisait prévoir.* Un adjudant de zouaves, qui a vite fini à l'asile de Bron, m'avait été envoyé à examiner parce qu'étant puni — et de ce fait obligé de manger au mess des sous-officiers avec ses camarades — il les avait tout à coup surpris par sa conversation (Ils le voyaient bien tous les jours, mais, comme il était marié, ils ne le voyaient jamais longuement). Au repas avec eux, il disait avoir une parenté que son origine modeste ne faisait pas prévoir, et cela leur avait donné l'éveil. Il leur paraissait en même temps plus content de sa situation qu'il n'aurait dû l'être : or, cet adjudant était justement puni d'arrêts de rigueur pour avoir (lui qu'on connaissait comme ayant toujours eu une conduite honorable) écrit tout à coup des cartes postales injurieuses, et même très grossières, à une jeune fille de ses voisines, laquelle avait naturellement porté plainte. Cet adjudant était un pauvre aliéné : il faisait de la paralysie générale, cette maladie qu'on appelle délire des grandeurs à cause de la nature ambitieuse du délire qu'on y rencontre.

Pour prendre un autre exemple : à Lyon un condamné s'était mis subitement, à la prison militaire, à mâcher des morceaux de verre, à avaler de l'encre, il poussait des cris sauvages : il était dément, etc. Enfin nous nous rappellerons que précédemment nous avons vu ce maniaque qui se promenait la nuit en chemise à bicyclette dans la cour du quartier.

C'est ainsi également qu'on peut et qu'on doit soupçonner également un trouble mental chez son comptable, garçon d'âge et jusque-là irréprochable, si on découvre depuis quelque temps des inexactitudes par trop frappantes et qui ne peuvent pas, par leur nombre autant que par leur importance, être mises sur le compte d'un oubli ou d'une erreur. Et un colonel auquel on rend compte d'un vol stupide, d'erreurs semblables et répétées ou de négligences continuelles et graves chez un officier, doit soupçonner le même état (Dans ces cas il est bien probable qu'il s'agit là de paralysie générale, cette maladie des militaires de carrière, qu'on ne voit pas chez le soldat ordinaire).

C'est de cette maladie qu'il s'agit probablement encore si le chef de corps apprend qu'un de ses officiers a une tenue excentrique en ville, ou a fait une esclandre que sa conduite antérieure ne faisait prévoir en rien, dans un café ou dans une caserne (un lieutenant, qui avait déjà été traité dans un asile, voulait payer son bock un jour avec l'argent de la caisse du patron du café où il se trouvait. Un autre entrait un jour en civil avec deux femmes de mauvaise vie dans un quartier de cavalerie d'une garnison qui n'était pas la sienne, et demandait à faire visiter la caserne à ces dames ! — Un autre officier descendait cinq ou six fois par jour « en costume de ver de terre » (selon l'expression de son ordonnance) dans son jardin, séparé de la rue par une simple grille, pour prendre son tub en plein air, etc., etc. Le même officier, malgré son excellente éducation, tenait des propos légèrement libres aux dames qu'il rencontrait, quelles qu'elles fussent, et cela depuis quelque temps, etc., etc.)

Parmi les actes étranges ou hors de propos qu'un homme qui verse dans l'aliénation commet parfois — et qui sont des plus dangereux pour lui car leur nature maladive peut passer inaperçue —, se trouvent *les rires immotivés, les rires hors de propos, les rires sur les rangs*. Est-il rien de plus étrange que de voir un homme rire d'une manière inattendue et sans raison apparente sur les rangs ou dans le service, alors que rien ne prépare à cette explosion de gaieté. On est bien en droit de s'étonner de tant d'audace ou d'indiscipline, à voir qu'évidemment c'est de son chef que l'homme a ri, ou de l'ordre que celui-ci lui donnait qu'il s'est ainsi moqué de la manière la plus vraiment cinglante. Et pourtant cette gaieté sans raison a bien en réalité plus que le caractère d'inconscience qu'elle peut offrir à la réflexion ; elle indique le plus souvent une grave altération des facultés intellectuelles puisque c'est la démence précoce qui est en cause encore ici (Nous en avons donné plus haut un bel exemple).

Une *attitude inattendue,* plus ou moins incompréhensible, qui ne correspond pas exactement à la situation, ou qui la dépasse par l'excès de ses démonstrations, doit faire soupçonner quelque chose de morbide. Outre le rire immotivé ou hors de propos que nous venons de parler, les grimaces, bien plus les *pitreries* doivent orienter de suite vers le même soupçon et en particulier vers celui de la démence précoce bien entendu.

Parfois enfin la conduite d'un homme est étrange autrement. Parfois l'un se cache à l'écurie, aux latrines, au lavabo, dans un recoin obscur, s'enferme dans la chambre, etc. : soupçonner un délirant, mélancolique ou non, avec ou non des idées de persécution.

17º L'officier se gardera bien de ne pas *s'occuper de ceux dont on craint un suicide.* Il ne croira pas d'emblée à une parole en l'air, à « une blague ». Il vaudrait mieux craindre d'arriver trop tard pour en empêcher le dessein arrêté, sinon l'exécution (Faut-il rappeler ce suicide terrible du déséquilibré qui avait annoncé partout sa résolution et qui se mutila, prouvant trop la vérité de son trouble d'esprit?). On peut beaucoup pour eux : on peut aiguiller à temps vers le médecin un pareil malade ; on peut sauver de la même façon un mélancolique qui rumine sa détresse, etc... au même titre qu'on l'évitera au débile quand on le voit s'enfoncer dans sa débilité, ou à l'affectif quand on s'apercevra de quelque chose d'anormal dans sa conduite, son attitude, ou enfin dans son sommeil.

Il n'est plus besoin de dire que c'est surtout en présence d'un homme qui a essayé de se tuer d'une façon ou d'une autre — que l'exécution soit allée plus ou moins loin — qu'il ne faut pas se borner à « moraliser l'homme ». Il faut de suite bien entendu le faire soumettre à l'examen mental.

Ajoutons que pareille tentative de suicide est parfois le premier acte apparent d'un drame qui se joue déjà depuis un certain temps dans le trouble d'un cerveau assez atteint et que la folie gagne.

*<br>* *

Il y a des choses enfin que l'officier qui accordera sa sollicitude, et une sollicitude aussi bien éclairée par la psychiatrie que clairvoyante d'elle-même, doit savoir, s'il veut être bien sûr que rien ne lui échappera de l'état mental de sa troupe : 1° c'est tout d'abord que les malades chez lesquels les troubles mentaux sont soupçonnés assez aisément sont seulement ceux dont la dominante est un symptôme général marqué ressemblant à ceux qu'on peut voir dans les maladies de tous les jours (abattement — avec ou sans mutisme, — ou au contraire, excitation, agitation, délire); alors, même l'entourage extra-médical a l'impression d'un état morbide, tandis que *tous les autres états mentaux peuvent passer inaperçus* : Et c'est là la notion importante à se rappeler en toute occasion pour savoir déceler le trouble mental là où il est en train d'apparaître, c'est qu'*il faut parfois bien savoir le rechercher pour le trouver*. On ne trouve que ce qu'on cherche, dit-on couramment: c'est parfois vrai en psychiatrie comme ailleurs.

2° Ensuite, c'est que **les troubles mentaux débutent par des**

**symptômes préparatoires** : l'homme qui commence de l'aliénation mentale se plaint parfois depuis longtemps de céphalée, et surtout d'*insomnie* ; son énergie diminue ainsi que son travail ; les troubles du caractère viennent plus tard et c'est alors qu'on remarque ces changements de l'humeur, de l'affection, et cette altération dans les sentiments et les instincts sociaux. C'est pour être averti au plus tôt de tout cela que l'officier se fera rendre compte en se servant de l'aide efficace des sous-officiers de tout ce qui se sera passé à la caserne en son absence : il se rappellera que tout ce qui arrive à la chambrée a aussi son importance et une importance parfois très grande, *la vie de la caserne ne finissant pas à 5 heures du soir* pour tous ceux qui y habitent et qui peuvent manifester les troubles de leur esprit pendant tout le temps que l'officier est absent (se rappeler la possibilité des rêves parlés et vécus des somnambules). Ce souvenir permettra de faire prendre tels renseignements utiles sur la conduite de certains hommes à la chambrée ou sur leur sommeil (un maniaque qui ne dormait plus passait une partie de ses nuits à lire, quand ce n'était pas à errer dans les chambres, toujours levé avant tout le monde, chantant trop tard le soir, trop tôt le matin, etc.). On se rappelle que ce si jeune engagé, qui devait se couper la gorge quelque temps après par la terreur qu'il avait de son sergent, gémissait si fort en rêvant presque toutes les nuits que ses camarades devaient souvent se lever pour aller le secouer afin de faire cesser son cauchemar. Et, cela, c'est un fait que l'on retrouve souvent chez des malades que ce *mauvais sommeil* longtemps avant l'apparition d'un trouble visible de l'esprit : ils rêvent tout haut la nuit, ils poussent des plaintes ou des cris en dormant... C'est une notion qu'il ne faudrait pas oublier.

Renseigné de cette façon par une surveillance qui ainsi n'aura pas abandonné l'homme un instant du matin au soir et du soir au matin, il ne prendra pas des chutes épileptiques sur les rangs pour de simples évanouissements, ni des absences épileptiques pour des inattentions à punir (Düms), car il aura vite appris que cet homme a été trouvé au pied de son lit à plusieurs reprises, ou qu'on l'a vu avoir de petites crises en pleine nuit ou au matin, ou simplement qu'on l'entend couramment — ou de temps en temps — remuer beaucoup dans son lit et que le lendemain on remarque qu'il a l'air abruti. L'officier ne prendra pas à plus forte raison l'automatisme ou le négativisme d'un dément précoce pour de la mauvaise volonté.

Il sera ainsi mieux armé pour suivre la meilleure des conduites dans la protection à accorder à sa troupe. Il saura ainsi beaucoup mieux accorder à temps à tel homme telle ou telle exemption de service qui lui permettra de se reposer de ses préoccupations ou de se remettre de son angoisse ou de ses craintes. Il saura ainsi empêcher ou conseiller tel changement de garnison, que ce soit pour éloigner un déséquilibré d'un milieu dangereux pour lui ou pour rapprocher un débile de sa famille et des siens, ou mettre tout autre homme dans de meilleures conditions de milieu, etc., etc. Il saura ainsi empêcher le développement de bien des états mentaux de maladie, qui seraient apparus sans cela, en demandant au médecin dans les meilleures conditions la mise en observation de tel ou tel de ses soldats chez lequel il a observé quelque symptôme avant-coureur d'un trouble mental quel qu'il soit. Il saura ainsi éviter bien des suicides que sa conscience sans cela risquerait d'avoir à se reprocher.

Quand il agira ainsi, l'officier sauvera — c'est bien certain — de nombreux malades. Mais il fera bien plus, car il sauvera en même temps les bien-portants et cela en prenant vis-à-vis des anormaux ou des malades les mesures qui éviteront aux autres les effets de la contagion mentale.

Nous l'avons dit pour les déséquilibrés, c'est vrai surtout pour les fous moraux semeurs d'indiscipline et tout le monde le comprend ; c'est vrai aussi pour d'autres malades : c'est vrai pour les mélancoliques dont l'aspect ne manquerait pas de frapper tous les déprimés, tous les cerveaux faibles ; c'est encore plus vrai, on se le rappelle, pour les nostalgiques parfois si contagieux ; mais c'est également vrai encore pour cette catégorie de malades tout aussi contagieux qu'on appelle des hystériques, ces malades qui sont plus ou moins nombreux selon qu'on les cherche ou que délibérément on les ignore, malades à histoires, malades à crises de nerfs, à convulsions, etc... Ceux-là, quoiqu'il y paraisse, avec les manifestations soi-disant physiques, sont aussi et surtout des malades de l'esprit qu'il faut traiter comme tels : ce sont les pires des malades quand on les laisse prendre barre sur vous, mais ils peuvent parfois faire du service et sont capables d'être utiles quand on a su voir clair en eux et qu'on leur accorde avec doigté l'attention dont ils ont besoin. Enfin nous savons aussi et nous ne pouvons pas l'oublier qu'il y a des suicides qui surviennent parfois par série, c'est-à-dire par contagion pure (épidémies de suicides), comme nous n'ignorons pas que la contagion mentale peut prendre d'autres formes et apparaître (dans les milieux plus suggestibles des corps d'épreuve) sous l'aspect d'épidémies de mutilations.

N'est-ce rien faire que prendre les mesures contre de telles contagions mentales et morales, et d'avoir protégé son unité contre certains de ces malades qui sont parfois plus contagieux que des tuberculeux, nous le savons ?

L'officier fera cette surveillance mentale avec rigueur, car il se rappellera que bon nombre d'individus devenus aliénés étaient des gens qui n'avaient aucune hérédité, aucune prédisposition. Il se rappellera qu'il est parfaitement exact que le service militaire a une action indéniable sur l'apparition des troubles mentaux (si fréquents à l'âge de nos soldats), et qu'aussi l'expérience prouve que ceux parmi les non-prédisposés qui font des troubles cérébraux au service les font plus graves, plus durables que les autres et parfois même définitifs. Aussi ne sera-t-il pas étonné que nous disions que *tout le monde doit être surveillé mentalement au régiment, même « ceux qui n'ont pas d'histoire »* mentale.

L'officier surveillera donc tout le monde ; il le faut, puisque aussi bien personne n'est exempt d'une pareille possibilité parmi les hommes du rang et que le bénéfice de cette surveillance sera d'autant plus grand que cette surveillance elle-même sera plus attentive et ne laissera échapper personne.

# XV

## L'« INDISCIPLINE MORBIDE »

L'officier doit connaître les relations qui existent entre les troubles mentaux et la délinquance ; et ces rapports sont nombreux et étroits. Beaucoup d'hommes ne deviennent des délinquants uniquement que parce qu'ils sont des malades. Dans l'armée la délinquance s'appelle l'indiscipline. Or, ainsi que le faisait remarquer en 1899 déjà le D<sup>r</sup> Granjux au congrès des aliénistes de Marseille, en présence de délits « le commandement trouve dans l'indiscipline une cause si naturelle et expliquant si bien tous les événements qu'il ne peut se demander s'il y a autre chose... »

Le commandement ne peut pas savoir qu'en réalité il n'y a rien qui ressemble le plus à un acte fautif, à un acte pervers, qu'un acte morbide et à un coupable qu'un aliéné. Et il ne se doute pas que dans l'armée, où le nombre des actes contraires à la règle et par conséquent réprimés est très élevé (en raison même de la fréquence plus grande là qu'ailleurs de leur occasion — de par la multiplicité des prescriptions et la rigueur des règlements —, comme aussi de par la nécessité immédiate de la répression qui les souligne), beaucoup plus de malades que partout ailleurs peuvent être aisément considérés comme de simples délinquants et punis comme tels. C'est pourtant rigoureusement exact.

Le commandement ne sait pas encore assez que si l'aliénation mentale est une maladie des actes et des paroles, ces paroles

comme ces actes peuvent être pervertis, troublés, dans leur quantité pour ainsi dire, comme dans leur qualité ; et qu'aussi actes et
paroles peuvent être troublés parfois si légèrement qu'il faut un
coup d'œil assez exercé pour le reconnaître. D'autre part, il ne
sait peut-être pas non plus assez qu'on n'entre pas dans l'aliénation mentale rien que par la maladie, mais souvent aussi par la
faute, par le délit, — de quelque nature qu'il soit —, et qu'aussi
dans la vie militaire le délit peut être de tous les instants pour
certains malades, dont la maladie peut n'être en son entier qu'une
continuelle délinquance (comme on le voit chez les déséquilibrés,
mais comme de vrais aliénés le montrent également, notamment
les déments précoces). Au reste, toutes ces affirmations ont déjà
reçu sans le vouloir de nombreuses illustrations au cours de ces
pages par les exemples que nous avons cités en passant.

Le fait que bien des anormaux passent inaperçus, et, devenus
coupables, subissent une peine qui les dépasse certainement, sera
facilement accepté sans doute. Mais le fait que des aliénés des plus
avérés aient été méconnus et condamnés peut paraître au premier
abord plus difficile à accepter.

Et pourtant toutes les juridictions — qu'elles soient civiles ou
qu'elles soient militaires — laissent passer journellement des aliénés, qu'elles traitent uniquement comme des coupables, sans s'apercevoir de leur état mental maladif. C'est même bien loin d'être
l'exception qu'on pourrait croire, car il y a toute une littérature
médicale sur les malades civils ainsi méconnus, ce qui prouve
combien le fait arrive souvent.

« C'est par centaines qu'on pourrait compter les aliénés méconnus et condamnés, enfermés dans les prisons, les colonies pénitentiaires d'enfants... » disent Pactet et Colin dans leur livre sur
« les Aliénés devant la justice, méconnus et condamnés » ; et ces
auteurs n'avaient en vue que des délirants ayant à leur actif une
seule et unique condamnation, en un mot que de vrais aliénés et
non pas nos simples anormaux récidivistes de la faute, ils ont bien
soin de le dire. En cinq ans, de 1886 à 1890, Magnan et Pactet
ont relevé 255 erreurs judiciaires semblables dans les seules pri-

sons de la Seine ; pour le reste de la France il y en avait 271 pendant cette période, comme il y en eut 479 pour les années suivantes de 1890 à 1899 (Monod).

Pour les malades militaires la fréquence du cas peut être beaucoup moindre, mais il est loin d'être rare, on peut en être sûr. Au reste la citation précédente qui parle de centaines d'aliénés méconnus et condamnés ajoutait les pénitenciers militaires à la liste des établissements qui en détiennent, et le Pr Régis lui-même, dans son Traité de Psychiatrie, dit que « le nombre des aliénés méconnus est notablement plus grand en justice militaire qu'en justice ordinaire ». Différents auteurs en tous cas en citent de nombreux exemples, notamment Lacausse et Ferris dans leurs thèses (1889 et 1896), thèses faites sous l'inspiration du Pr Régis, et Paclet et Colin eux-mêmes dans leur livre « les aliénés dans les prisons ». Et j'ai rapporté précédemment l'histoire de cet homme qui se croyait un « messie scientifique » et qui avait été successivement condamné par les deux juridictions militaire (parce qu'il avait déserté) et civile (parce qu'il avait commis des escroqueries pendant la désertion)[1] et qui allait de nouveau passer au Conseil de guerre, où il avait à répondre d'une ancienne désertion, quand je pus intervenir pour le faire réformer.

Ces erreurs judiciaires qui, contrairement à la lettre de la loi, envoient en prison des individus que leur état d'aliénation désignait pour l'asile, ont de tout temps attiré l'attention des médecins. De tout temps, ils se sont occupés du grand nombre d'aliénés qui avaient subi des condamnations pour des actes délictueux qui n'étaient pas autre chose que des manifestations délirantes de leur affection mentale. Aussi avaient-ils demandé depuis bien longtemps l'examen préalable de tout prévenu pour éviter ces si regrettables erreurs. Ils le demandent encore aujourd'hui. Car ne croyez pas que le nombre des aliénés méconnus diminue. Ces jours encore un aliéniste connu, disait que non seulement il ne

---

1. Voir le *Bulletin de la Société de médecine militaire française*, séance du 1er décembre 1910.

diminue pas mais qu'il augmente considérablement, si bien qu'on a émis le vœu de l'établissement de l'examen mental de tous les prévenus pendant l'instruction. On ne peut que s'associer à tout ce qui rendra plus efficace l'appui que la psychiatrie est capable d'apporter à la justice, qu'elle soit civile ou militaire.

Différents congrès de médecins aliénistes avaient étudié la question des aliénés méconnus et condamnés, et celui de Marseille, en 1898, en fit l'objet de son principal travail (rapport Taty).

Il est donc avéré que des malades sont pris journellement pour des coupables et cela — fait à retenir pour nous — par des magistrats de carrière qui ont passé leur vie dans le contact des délinquants et par suite auraient pu avoir de multiples occasions d'être avertis de la nature morbide de certains actes fautifs. C'est dire qu'il est bien explicable que tous ceux qui sont appelés à punir ou à condamner des soldats et ne se trouvent dans ces mêmes heureuses conditions d'expérience personnelle, puissent se tromper involontairement par suite du défaut de la connaissance de pareilles possibilités. Mais qu'ils n'oublient pas pour cela qu'elles existent.

Il faut savoir que si les aliénés sont si nombreux devant les tribunaux c'est parce que justement les fautes, les délits de toutes sortes, peuvent faire partie même de leur maladie pour ainsi dire. Cela est si vrai qu'on décrit une *période judiciaire* à certaines folies, parce qu'elles ont une phase où elles exposent l'homme à être arrêté comme coupable. On dit par exemple que la première période de la paralysie générale est une période médico-légale parce que, pendant cette phase, le malade est incité par sa maladie à commettre des délits de tous ordres. Voilà le plus pur exemple des rapports de la folie et de la délinquance, puisque une maladie mentale a toute une étape où il est connu qu'elle mène aussi souvent le malade devant le magistrat que devant le médecin, sinon plus souvent même ! On en a dit de même de la démence précoce (Antheaume et Mignot) et nous le concevons assez aisément après ce que nous en avons dit.

On comprendra maintenant beaucoup plus facilement qu'il

n'est pas étonnant qu'à côté de l'indiscipline simple, naturelle, il y ait une indiscipline maladive, pathologique, qu'il y ait ce que j'ai appelé *l'indiscipline morbide*[1], c'est-à-dire celle qui a la maladie pour excuse et pour raison.

Et cette indiscipline est fréquente, qu'elle ait trait à des aliénés véritables ou bien à des malades moins gravement atteints. Et on le conçoit bientôt, si on se rappelle ici ce que nous avons dit, tout au début, à savoir que si parfois la nature morbide de l'acte n'échappe à personne à cause de ses qualités d'extravagance par exemple, il n'en est pas le plus souvent ainsi. Mais cela ne doit plus nous étonner maintenant, depuis que nous avons appris que tous les aliénés ne se conduisent pas toujours en « insensés ». Nous savons maintenant que beaucoup de ces malades ne se conduisent pas dans la vie de tous les jours ou ne se comportent pas au régiment vis-à-vis de la discipline, d'une façon assez différente des autres individus pour qu'ils soient — ou même qu'ils aient pu être — considérés par ceux qui leur commandent autrement, le plus souvent, que comme de vulgaires indisciplinés. Les actes d'un aliéné qui délire n'ont pas toujours en effet le caractère « de folie » qu'on s'attendrait à leur trouver et qui les ferait reconnaître du premier coup. C'est cependant ce que pensait sans doute encore ce député qui, le 11 juin 1909, dans la discussion relative aux conseils de guerre, comme on parlait de la nécessité de l'examen mental des prévenus militaires, s'est écrié : « Mais s'ils étaient fous, ils ne seraient pas soldats !!! » (*Journal officiel* du 12 juin 1909) parole qui ne voulait probablement que traduire l'étonnement habituel au public, lequel ne peut allier facilement les deux mots de fou et de soldat, tant le dernier terme implique l'idée de la bonne santé la plus complète.

Il y a donc une **indiscipline morbide**.

Comment et sous quels aspects se présente-t-elle ?

**L'indiscipline morbide** peut se traduire évidemment par tous

---

1. Communication faite au XIX⁰ Congrès des aliénistes et neurologistes de France (Nantes, 1-8 août 1909) : « *L'indiscipline morbide* » (Les indisciplinés habituels ou accidentels).

les manquements possibles. Elle peut revêtir au régiment la même apparence de délinquance que dans la vie de tous les jours, cela est bien certain, les hommes étant les mêmes partout, mais, en raison du milieu spécial où elle se produit, elle se présente le plus souvent sous certains aspects principaux, à savoir :

1° Sous forme d'actes de mauvaise volonté;

2° Sous la forme de violences ;

3° Sous la forme de délits.

1° **Actes de mauvaise volonté.** — Certains actes morbides ont le caractère d'actes commis volontairement par désir de ne pas exécuter l'ordre reçu ou de l'exécuter à moitié, et, parmi eux, certains sont des actes de *désobéissance simple* et d'autres sont des *refus d'obéissance catégoriques.*

Tous les anormaux sont sujets à la désobéissance, de quelque ordre qu'elle soit, depuis la plus simple jusqu'à la plus grave.

Les débiles en raison de leur bêtise sont souvent indociles. Ils ne comprennent pas, ils ne comprennent pas, et c'est tout, et ne cherchent pas à comprendre plus avant, ce qui leur serait impossible. Ils enfreignent les ordres ; ils n'exécutent pas ceux qu'ils reçoivent. On a beau les sermonner, les prêcher, les avertir, les menacer, les punir même, rien n'y fait. Leur désobéissance arrive à être de tous les instants, si bien que si on voulait réprimer les fautes dont ils se rendent coupables, il faudrait avoir la punition à la bouche toute la journée.

*L'entêtement du débile n'a d'égal que sa bêtise.* Si on insistait à vouloir faire obéir certains d'entre eux, ils feraient du refus d'obéissance tout le long du jour.

Ils désobéissent quand ils sont les infirmes de l'intelligence qu'ils sont ; ils le font encore bien plus quand, comme cela arrive assez souvent, ils deviennent à l'occasion des malades, quand ils deviennent « des persécutés ». Cela est évident!

Le simple déséquilibre mental est suffisant à lui seul pour causer un pareil état de désobéissance, la chose va pour ainsi dire de soi. Le folio de punitions de certains d'entre eux est bien là pour le prouver sans qu'on ait besoin d'y insister davantage.

Un jeune déséquilibré de 18 ans, au passé mouvementé, arrive au corps après avoir subi un conseil de guerre pour insoumission (il s'était engagé, était venu jusqu'à Châlons, mais était reparti de suite pour Paris, ayant rencontré dans le train un jeune homme « qui lui avait dit du mal du régiment »), était incapable d'obéir aux moindres ordres sans discuter à perte de vue. C'est ainsi qu'à la gymnastique il n'essayait même pas d'apprendre les mouvements : « il ne les savait pas, il ne les savait pas » et c'était tout ; et comme il ne pouvait pas y arriver du premier coup, il ne voulait plus recommencer les mouvements, malgré la lecture du code et qu'il se rendît compte de ce qui allait lui arriver. C'est un des meilleurs exemples que j'ai vus de désobéissance chez un déséquilibré. Et l'exemple est de tous les jours, l'indocilité de ces individus, leur manque d'esprit de soumission étant la chose la plus banale du monde.

On en a pour preuve l'histoire si typique de ce déséquilibré instable et impulsif dont nous avons parlé page 91, R... était incapable d'obéir sans rechigner, discuter, et cela malgré tous les efforts qu'il pouvait faire de la meilleure volonté du monde. Un jour l'adjudant veut le faire aller aux douches, il y était déjà passé. Au lieu de le dire, il se sauve, on le poursuit. Attrapé, il continue la même attitude ; on lui lit le code par deux fois, la troisième fois l'adjudant a pitié de lui et le renvoie. Un autre jour il promet à son capitaine de ne plus répondre, mais le soir même de ce jour, il n'accepte pas une observation et se sauve en levant les bras. Étant au garde à vous il ne se tenait pas très correctement, on lui en fait la remarque, il répond : « J'y suis, j'y suis cependant », et se fait punir, etc., etc.

Parmi les maladies mentales qui peuvent porter à la désobéissance il en est une dont le nom est déjà revenu maintes fois et qu'il importe qu'on connaisse bien dans l'armée, car c'est elle qui risque le plus de faire prendre un malade pour un homme de mauvaise volonté, parfois même pour un simulateur. Je veux parler de la démence précoce. J'en parle tout de suite ici parce que les malades de cette sorte sont, avant tout, des indociles ou du moins apparaissent comme tels. Nous avons vu que cette maladie est très fréquente justement à l'âge de nos jeunes soldats, c'est dire qu'il faut souvent compter avec elle. Or, si nous nous le rappelons bien, les malades qui en sont atteints ont l'aspect sournois, l'air en dessous, la démarche bizarre, l'attitude étudiée, les gestes équivoques et maniérés (maniérisme), leur langage est artificiel, ils sourient ou éclatent de rire à tout propos et même sans propos (fou rire sans motif, par exemple sur les rangs) et cela en vous regardant et presque à votre figure : ils ont l'air de jouer un rôle et de se moquer de vous. Vous pensez si en face d'un tel tableau on est porté instinctivement, — et le plus naturellement du monde bien entendu, — à crier à l'imposture et à la comédie. Et pourtant ces dehors étranges sont faux et sont la signature la plus expresse d'une maladie chronique, d'une folie la plus incontestable et aussi presque toujours la plus grave puisqu'elle est pour ainsi dire incurable.

Nous avons vu que dans ce genre de folie un symptôme tout à fait curieux et qu'il faut bien connaître, était cette tendance permanente à ne pas obéir que nous avons appelée le négativisme. Le dément précoce est lui aussi, tout comme le maniaque, atteint pour ainsi dire d'une maladie de la volonté ; mais sa folie à lui est une sorte de folie d'opposition : le malade résiste à tout ce qu'on veut de lui ; veut-on lui plier le bras, il ne se laisse pas faire et l'étend raide au contraire ; lui dit-on d'ouvrir la bouche, il la ferme le plus énergiquement qu'il peut ; lui dit-on de fermer les yeux, il les ouvre au maximum, etc... Il refuse de faire tout ce qu'on lui commande : il refuse de parler, d'écrire, de se lever de son lit, de marcher, de manger (on est obligé de le nourrir en lui passant une sonde par le nez), de se vêtir, etc... C'est donc tout le contraire d'un soldat lequel est, par définition, un être d'obéissance.

Mais le plus curieux c'est que le dément précoce fait plus que de désobéir à tout le monde, il fait une chose qui paraît impossible au premier abord : il se désobéit à lui-même. Parfaitement, puisque nous avons vu qu'il résiste à ses propres besoins, à ses propres désirs se retenant ainsi d'uriner, d'avaler sa salive, de manger, etc...

J'en ai assez dit pour faire comprendre l'étrangeté d'un pareil malade et comment il est facile de le prendre pour un farceur, pour un comédien, pour un simulateur en un mot. Mais on voit de suite comment ce genre de malades peut tout commettre dans l'insubordination mais surtout des actes de désobéissance évidemment, depuis la désobéissance la plus banale, jusqu'à la plus caractérisée (entêtement obstiné, refus d'obéissance catégorique) malgré toutes les démonstrations et la lecture du code, comme je l'ai vu.

A côté d'eux d'autres malades mentaux se montrent aussi insoumis.

Les *mélancoliques* commettent parfois des refus d'obéissance ou, plutôt, n'obéissent pas sans en donner la raison. Cela pourrait étonner au premier abord, les mélancoliques ne se posant pas habituellement en révoltés puisque ce sont des humbles, des tristes, des apathiques. Et, pourtant, ce sont peut-être ceux qui font le plus fréquemment des refus d'obéissance. Exemple : ce cavalier qui avait depuis peu de temps un folio de punitions complètement rempli ; il avait jusque-là accompli les premiers mois de son service sans accroc, quand, coup sur coup, tombe sur lui une punition pour « mauvaise volonté à exécuter un ordre », peu après « pour avoir fait constamment les plus grandes difficultés pour obéir », et pour divers manquements à des exercices. Un jour il refuse de se préparer à une manœuvre. Mais bientôt par deux fois il essaie de se tuer. C'était un mélancolique dont l'indocilité n'était pas bruyante, pas méchante : il se bornait à ne pas obéir et répliquait rarement.

Un autre mélancolique semblable se bornait, lui, à ne pas répondre du tout aux ordres qu'il recevait : il observait un mutisme complet, si complet même qu'il était impossible de lui tirer une parole ; il n'obéissait pas. Les observations, les menaces, les punitions, la perspective du Conseil de guerre, rien n'y faisait. — Mais le plus bel exemple de refus d'obéissance par un mélancolique est bien celui d'un soldat que j'ai eu à examiner. Un jour de

marche militaire, M... refuse de quitter sa chambre. Le lieutenant
l'envoie chercher par le sergent, M... descend avec, à la main, son
livret individuel (celui où se trouvent inscrits les articles du Code
militaire sur la discipline et ses sanctions) et dit « je refuse d'assister à la marche ». Le lieutenant lui demande s'il comprend la
gravité de son acte. Il répond que oui. On lui lit le Code, il persiste dans son refus. Il est envoyé au Conseil de guerre, où, interrogé il dit qu'il n'avait pas de motif pour faire ce refus. On a
beau le tourmenter de questions, on ne trouve pas de motif à son
acte et il n'en donne aucun, interrogé il ne répond pas ou bien
dit « qu'il n'en a pas ». Si l'on insiste d'une façon trop pressante,
il s'en va, c'est ce qu'il a fait vis-à-vis du médecin de son régiment, comme vis-à-vis de moi à plusieurs reprises.

Cette absence absolue de motif est bien faite pour surprendre
tout le monde, elle a du reste surpris tous ses chefs à son régiment, comme le rapporteur du Conseil de guerre. On a beau
passer en revue toutes les raisons qu'un soldat peut avoir pour
refuser de faire son service, même les plus saugrenues, même
les plus étranges, aucune n'a été la sienne. Il ne sait pas pourquoi
il a refusé de marcher, dit-il. Il a refusé, il a refusé; un point
c'est tout. Du reste il n'entre dans aucune explication et la conversation n'est pas longue avec lui puisqu'*il ne répond que par
oui ou par non à tout ce qu'on lui dit*. Une fois ou deux seulement il a répondu que c'était « une idée », mais il lui a été impossible de s'expliquer d'avantage. Il ne s'en préoccupe en aucune
façon, et son visage, qui ne reflète aucune pensée, présente même
pour la personne la moins prévenue une expression étonnam-
ment étrange, d'indifférence : il semble qu'il vit tout seul, comme
en lui-même, et loin des autres. Il se tient immobile, seul dans
son coin, étranger à tout : tout lui est égal, la prison, l'hôpital,
le régiment.

Mais, fait curieux, on retrouve cette tendance à l'opposition
aux actes dont nous parlions tout à l'heure en dessous de beaucoup de ses actions. Il avait déjà refusé maintes fois de faire
l'exercice à la caserne, il se sauvait ou se cachait au moment des

rassemblements, il refuse à l'hôpital, non seulement de répondre mais aussi d'accomplir les actes qui paraissent les plus simples et sans relation aucune entre eux : il refuse de courir, de prendre des médicaments, de soulever son lit; il refuse de se laisser mettre des pansements dans une oreille qu'il a malade ; un jour il refuse son repas sans plus de raison apparente. Car, quand on lui demande pourquoi il refuse de faire telle ou telle chose, ou il ne répond pas, ou il répond seulement: « pour rien ». Ce n'est qu'à la fin, après un séjour qui se prolongeait à l'hôpital, qu'on eut l'aveu du délire qu'on pressentait sous cette conduite d'entêtement et de paresse obstinée. Un jour, il me demanda de le visiter parce qu' « il croyait avoir une maladie de cœur », sa tante étant morte de cette affection.

Et c'était cette préoccupation mélancolique de sa santé qui le faisait se conduire comme il le faisait. C'était la crainte de « sa maladie de cœur » qui lui avait fait cesser non seulement tout exercice militaire, non seulement tout travail chez le maître tailleur où on l'avait employé par bienveillance pour l'aider à revenir au bien, *mais encore tout effort* et presque tout mouvement, car son lieutenant avait noté dans son rapport que cet homme présentait « une aversion singulière pour tout effort physique » et il raconte qu'il est arrivé à M. de se sauver au moment du petit exercice des employés auquel il était obligé d'assister comme tailleur. Mais sa conduite avait été encore plus étrange : *M. avait coutume, au moment où l'exercice commençait, de venir trouver celui qui le commandait en lui demandant de le mettre en prison, disant qu'il préférait cela à faire l'exercice,* sans donner un mot de plus d'explication. Cette conduite, bien qu'irrégulière, ne choquait pas trop de sa part parce qu'il était connu comme « mauvais sujet », qu'il venait de la prison militaire, où il avait purgé une condamnation à 1 an de prison pour refus d'obéissance, et que chacun à son régiment pensait (avec du reste ses parents qui dans l'enquête de la gendarmerie le présentaient comme un « vaurien ») qu'il avait pris en prison des goûts d'oisiveté de plus en plus grands.

En réalité c'était un mélancolique qui délirait, et sa conduite était très logique à ses propres yeux parce qu'il *ne voulait littéralement rien faire* par peur d'aggraver la maladie de cœur dont il se croyait atteint. A cause d'elle il avait renoncé non seulement au travail, ce qui pouvait lui être agréable et facile, mais même au plaisir, et « il ne jouait plus avec aucun de ses camarades par peur d'un mouvement d'effort inattendu qui risquerait de le tuer ».

Sa paresse était donc un des plus beaux spécimens qui puissent se voir, de cette *paresse pathologique* que nous avons décrite ailleurs[1].

Les *alcooliques* en commettent aussi en raison de leur grande irritabilité qui fait que parfois ils ne peuvent rien supporter et les fait se fâcher à tous propos et pour les motifs les plus futiles.

**D'autres aliénés,** surtout ceux qui ont des idées de persécution, peuvent aussi en commettre et il y a lieu de s'en souvenir à l'occasion. C'est ainsi qu'un alcoolique, qui en outre était aliéné, se croyait *persécuté* faisait ce refus d'obéissance incompréhensible (malgré la lecture du code devant témoins) de reprendre, un jour, ses piquets de tente pour les remettre sur son sac. Il se figurait que ses piquets, qu'on lui rapportait, n'étaient pas les siens, et que c'était pour pouvoir ensuite l'accuser de les avoir volés qu'on les lui remettait. Il allait passer au conseil de guerre quand on reconnut son état maladif.

Les *maniaques,* avec leur turbulence, leur agitation plus ou moins grande, réalisent évidemment le type le plus complet de l'indiscipline, depuis la simple désobéissance, la simple indocilité, jusqu'à la révolte la plus absolue. On se le représente très aisément, et cela va de soi. Mais comme leurs actes sont anormaux par leur quantité plus que par leur qualité le plus souvent, et cela en tout cas au début de leur maladie, on risque de ne les prendre pendant longtemps que pour des frondeurs ou des fortes-têtes qui veulent n'en faire qu'à leur idée.

---

1. *La paresse pathologique,* travail présenté au XXI<sup>e</sup> congrès des *aliénistes et neurologistes* à Amiens, 1<sup>er</sup>-8 août 1911.

Car même les plus malades d'entre eux paraissent agir avec logique et parfois même avec préméditation. Un excité de cet ordre chantait toute la journée sans qu'on pût le faire taire ; à l'occasion il se levait à trois heures du matin pour faire du pansage à son cheval ; mais aussi en cellule il descelle les barreaux, détruisant tout pour se venger, dit-il, de ce qu'on l'ait ainsi enfermé ; à l'hôpital il volait tout ce qu'il pouvait saisir, détruisait pour le plaisir de détruire tout ce qui lui tombait sous la main, ne cherchant que l'occasion de mal faire, commettant les pires gamineries... On ne peut faire entendre raison à un homme qui délire, et ce maniaque est le plus bruyant des délirants qui soient. — Il est évident qu'on reconnaît l'état maladif de l'homme quand il est arrivé à ce degré-là, bien entendu, et souvent avant.

Les *épileptiques* refusent aussi. Un épileptique vu par le professeur Simonin avait commis plusieurs fois des refus d'obéissance simples, et cela sans aucun motif plausible, disant seulement « que ce n'était pas son idée d'aller à l'exercice » par exemple. On mit de ce fait en prévention de conseil de guerre cet homme, qui était connu pour être d'un « caractère irritable, violent, parfois agressif », mais qui n'avait pas eu de crise visible pour tous.

2º **Violences.** — A. — Par paroles. Réponses grossières, insolentes ;

B. — Par gestes, menaces, etc. ;

C. — Violences vraies sur les personnes, sur les choses — bris de matériel, d'armes.


A. — VIOLENCES PAR PAROLES (c'est ce qu'on appelle les outrages). — Réponses grossières. — Les réponses simples sont rares, presque toujours elles sont grossières en même temps. Le déséquilibré est facilement impulsif, nous avons même vu qu'avec l'instabilité et l'inadaptabilité, c'était une des trois et des plus importantes de ses caractéristiques. Il est facile de comprendre que, si son éducation première n'a pas été bonne, la réponse immédiate et comme automatique de son être à toute excitation, quelle qu'elle soit, sera d'un ordre peu élevé. C'est ce qui avait lieu chez ce cavalier de la Part-Dieu de Lyon dont les réponses grossières faites à des brigadiers, soit même à des sous-officiers, avaient entraîné d'innombrables punitions (229 jours de salle de police et 179 jours de prison). Il répondait à tout bout de champ : il avait des réponses toutes prêtes aux injonctions qui lui déplaisaient.

Un grand déséquilibré qui a été réformé après que le conseil de guerre de Châlons eut bien voulu l'acquitter sur mon témoignage d'expert, avait été à chaque instant puni pour ses réponses, et réponses plus ou moins correctes selon le grade de celui à qui il s'adressait. Les moindres observations le mettaient hors de lui ; il se sauvait parfois en levant les bras quand la remarque qu'on lui faisait lui déplaisait par trop. Rien n'y faisait ; il ne se corrigeait pas, et pour cause, si bien qu'à la fin on avait pris le parti de ne plus rien lui faire faire.

Le débile est d'une intelligence grossière, il est aussi parfois d'un *naturel* grossier, il l'est même souvent. L'exemple est de tous les jours et trop commun pour qu'on y insiste ; mais c'est bien pire quand leur esprit se trouve en butte à des difficultés qui les dépassent trop ou qu'ils commencent à se troubler, de quelque façon que ce soit. Tel ce débile qui s'était montré indiscipliné dès les premiers temps de son arrivée au service : boulanger, il travaillait de son métier à la sectic. ; mais bientôt il faisait preuve d'une extrême paresse au travail, refusait d'exécuter les ordres qu'il recevait, répondait grossièrement à un sous-officier à plusieurs reprises, et pour tout. Il est vrai de dire qu'il finit par ne plus répondre du tout, pas même aux officiers quand ils l'interrogeaient. C'est que ce soldat, troublé par son changement d'existence, trouvait qu'il n'était plus « commandé pareil » que comme chez son maître, qu'« il avait au régiment non plus un seul patron mais deux cents qui l'abrutissaient »... Son patron lui sachant la tête dure, disait-il, « le traitait à coups de trique, mais le laissait tranquille à son métier »... Au régiment, où il ne comprenait pas les multiples choses qu'on exigeait de lui, il s'arrêtait de travailler et s'asseyait; si on insistait, il devenait grossier, répondait à tous les gradés, haussait les épaules devant ceux qui lui commandaient, regardait ses supérieurs d'un air narquois et insolent; les officiers ne parvenaient à le faire obéir qu'« en prenant les plus grandes précautions pour éviter de se faire manquer de respect », selon les paroles mêmes du commandant de la section. Il paraissait ne pas admettre les observations de ses chefs parce que sa faible intelligence n'en comprenait pas la portée ni le but. Et il était passé assez longtemps pour un simple mauvais soldat, parce qu'on trouvait qu'il comprenait d'autant mieux qu'il se défendait d'avoir commis la faute qu'on lui reprochait, et qu'« il cherchait alors à donner tort au gradé qui l'avait puni ». « Il en était arrivé à ce degré d'indiscipline où les moyens de coercition et les sanctions disciplinaires semblent ne plus produire sur lui aucun résultat » disait-on. On ajoutait qu'il semblait chercher comme à plaisir les occasions de se faire punir et d'aggraver sa situation!!! On le soupçonna même de vouloir, sans qu'on sût pourquoi, se faire envoyer aux compagnies de discipline! (et c'était un honnête garçon qui n'avait jamais subi de condamnation). On ajoutait cependant qu'il ne paraissait pas jouir de la plénitude de ses facultés, que son indiscipline se compliquait d'une certaine inconscience, « qu'à certains moments il paraissait drôle ». C'est ainsi qu'un jour il ne voulait plus sortir de prison et voulait au contraire continuer à y coucher, disant qu'il y serait mieux que dans la chambre (Il voulait éviter ainsi en réalité les soi-disant persécutions de ses camarades), et qu'un autre jour tourna pendant plus d'une heure autour d'un arbre en lui donnant des coups de pied, etc. Ses officiers comprirent enfin son état maladif et l'envoyèrent d'eux-mêmes à l'hôpital ayant bien eu l'idée que les actes d'indiscipline dont il se rendait coupable chaque jour de plus en plus étaient d'ordre pathologique. Ils avaient raison de penser ainsi et ils eurent raison de demander l'examen de cet homme, car son esprit était déjà fortement troublé: il avait de la mélancolie, des idées de persécution (Ce sont ses idées de persécution qui lui faisaient prendre cette attitude arrogante et hostile). Ses nuits étaient peuplées de rêves effrayants, etc...; bref, il commençait certainement un état morbide délirant de persécution qui pouvait devenir extrêmement grave.

L'indiscipline du *débile persécuté* est grave en effet. Il peut en arriver peu à peu à se croire l'objet de la persécution de tous, il interprète tout ce qui se passe ou tout ce qu'il voit et entend dans ce sens. Et il se révolte d'être ainsi en butte à une sorte de malveillance organisée et systématique qu'il croit rencontrer partout. Il voit des ennemis, des tyrans en tout le monde, des persécuteurs en chacun de ceux qui l'entourent. Il commence par désobéir, ne voulant plus écouter les injonctions qu'il croit dirigées uniquement contre sa tranquillité. Il ne voit qu'embûches, que tracasseries, que vexations, jusqu'au jour où tout éclate, où il refuse d'obéir, ne veut plus écouter ce qu'on lui dit, n'en veut faire qu'à sa tête ; alors, il parle brusquement, élève la voix, fronce le sourcil d'un air menaçant et va même jusqu'aux voies de fait quand l'occasion s'en présente. C'est ce qui arriva à un autre soldat qui *venait les mains dans les poches toiser son interlocuteur, quelque gradé qu'il fût, de très près, puis haussant les épaules tournait le dos en ricanant.* Quand on l'interrogeait, il disait que « cela le regardait » et ne voulait donner aucun détail sur ses affaires. A chaque question, il prenait l'*air goguenard et méprisant* d'un homme offensé par une question oiseuse et malveillante, et croyait qu'on se moquait de lui, à lui parler comme on le faisait, se bornant à dire : *Vous le savez bien, c'est inutile de me le demander* (phrase des plus typiques de celles que peut prononcer un persécuté qui croit le monde entier au courant de la persécution dirigée contre lui). Un jour, il eut une discussion avec un gradé et se disposait à lui faire un mauvais parti, accusant l'autre « d'être après lui ». Il avait tourné contre lui toute l'hostilité agressive que depuis quelque temps il montrait aux gradés, quels qu'ils fussent. Cet état de trouble mental l'amena à l'hôpital d'abord, puis à l'asile. A l'hôpital, il ne comprenait pas pourquoi on l'y avait envoyé, disant n'être aucunement malade et demandant à sortir, tout disposé à faire son service. « Le fera t-il correctement? » « C'est son affaire. » « Sera-t il convenable avec ses chefs? » « Il fera ce qu'il faudra, ceux qui ne seront pas contents le diront, lui se charge de les recevoir, il ne veut pas en dire davantage. » Il s'est livré à des démonstrations violentes quand on lui a enlevé son tabac, contre l'infirmier, contre la sentinelle qui l'empêchait de passer. Il a renouvelé sa tentative en pleine nuit, quelques jours après: il a bousculé la sentinelle et les hommes du poste ont dû intervenir pour le ramener à son lit. A l'asile, un jour, il disait qu'il s'était découvert un don d'intimidation contre ses ennemis. Enfin un autre jour, il a sauté à la gorge d'un gardien alors que celui-ci venait tout simplement lui dire d'aller aux bains. On juge de ce qu'il aurait pu advenir de lui si pareils faits avaient eu lieu au quartier à l'occasion du service.

Un autre débile, bavard comme un enfant et intarissable comme lui, mais d'aussi peu de jugement que lui, répondait toujours à chaque observation: « il ne pouvait pas se taire » il fallait qu'il répondît et cela à n'en plus finir (réponses verbeuses de débile). Mais il n'était généralement pas grossier, sauf exception. Il trouvait que son capitaine « était pire qu'un dompteur! ». Il lui dit un jour: « paraît que ça vous rapporte de punir!... ».

Le *maniaque* est selon son naturel, personnel, insulteur et grossier, volontiers obscène et ordurier. La chose va de soi.

L'*épileptique* cité ci-dessus avait aussi des **accès d'insubordination** pendant lesquels il répondait d'un ton arrogant aux personnes qui lui faisaient la moindre observation sur son travail.

B. VIOLENCES PAR GESTES, MENACES. — C. *Violences vraies envers les gens.* — C'est ce qu'on appelle les voies de faits.

Les deux chapitres se confondent ou en tous cas s'intriquent tellement qu'il est difficile de les dissoudre pour les présenter séparément. Ils forment en effet la substance des colères qu'on peut appeler des *colères pathologiques*, parce qu'elles sont vraiment maladives dans leurs causes comme dans leurs manifestations. Co-

lères pathologiques, qui se voient soudaines et inattendues chez
bien des individus, des anormaux petits ou grands comme des
malades (depuis l'alcoolique et l'épileptique jusqu'au maniaque et
au dément précoce), ainsi que nous le verrons.

Nous avons vu déjà que le simple *émotif* pouvait, à l'occasion,
donner l'exemple de ce genre de colère et que chez lui la moindre
contrariété, la moindre contradiction, pouvaient déterminer une
réaction bruyante qui, se nourrissant d'elle-même, peut arriver
bientôt à être tout à fait hors de proportion avec la cause primi-
tive. L'exaspération grandissant, l'irritabilité augmentant, le tu-
multe émotionnel intérieur de l'individu peut être tel qu'il ne sait
plus ce qu'il fait, qu'il se livre à des actes tout à fait déraisonnables, s'abandonnant à la colère la plus orageuse et la plus brutale
contre les choses et contre les gens, illustrée de propos grossiers
et injurieux. Ici la colère a une cause, si minime qu'elle soit,
mais elle n'est qu'une décharge motrice de l'émotion d'un petit
anormal.

Les *neurasthéniques* peuvent se laisser également emporter
ainsi mais eux c'est par leur « faiblesse irritable », et l'exemple
en est assez commun.

Les *débiles* sont parfois brusques par sottise parce qu'avec leur
maladresse constitutionnelle ils ne commandent pas à leurs muscles comme ils veulent. D'autre part, leur cerveau grossier ne leur
permettant pas de comprendre aisément tout ce qu'on dit autour
d'eux, ils sont portés trop facilement à croire qu'on se moque
d'eux, qu'on complote contre eux, qu'on les persécute, que tout
le monde leur en veut, d'où la colère et une colère d'autant plus
vite apparue qu'ils sont excitables et facilement excitables. Qui
n'a vu de ces pauvres diables, jouets de tous leurs camarades, devenir violents, tout à coup sous l'influence d'une moquerie ou
d'une parole mal entendue. Ils deviennent alors agressifs sans raison. Nous en avons rapporté des exemples précédemment, notamment l'histoire de ce débile qui avait donné un coup de mousqueton sur la tête d'un de ses camarades qui l'avait pris par la
manche ; mais, avant de venir au régiment, ce pauvre débile avait

été condamné pour coups et blessures, car il avait blessé une de ses voisines dans une querelle qu'il avait eue avec elle à propos d'une sotte futilité.

Ces débiles sont violents surtout quand ils s'excitent, et nous avons vu qu'ils le font très aisément. Il en est de même des *déséquilibrés*. Ceux-ci peuvent avoir des accès de colère que leur vaut leur impulsivité, la chose est bien connue ; mais ils peuvent aussi s'exciter tout seuls. Un jeune déséquilibré, au caractère irritable, dont nous avons parlé précédemment, après avoir refusé obéissance, est entré dans une forte colère, il s'était excité tout seul (il était en effet seul en prison), s'était monté la tête à se sentir enfermé « et exprès », disait-il, « pour gagner le cocottier et la montre en or » (termes d'argot militaire qu'il répétait prétentieusement et niaisement après l'avoir entendu de son sergent et qui veulent dire le Conseil de guerre et les travaux publics), il avait tout cassé sans autre raison. Je le trouvais dans un grand état d'excitation qui continua encore pendant ma présence un assez long moment, menaçant l'adjudant, parlant de lui faire son affaire, interpellant les hommes dans la cour, voulant s'en aller, etc... Le tout se termina par un profond sommeil après lequel il se montra moins excité et moins excitable surtout, mais qui ne lui avait pas enlevé le souvenir de sa colère.

Un autre bel exemple de colère pathologique est celui d'un déséquilibré déjà condamné trois fois par des Conseils de guerre pour insultes à des gradés et une fois pour violences (il était sauté à la gorge de son caporal, ce qui lui valut cinq ans de travaux publics). Pendant les grèves d'Épernay il laisse le cantonnement pour s'en aller prendre le train. Un caporal et des hommes le suivent : ils l'invitent à revenir après qu'on lui a refusé son billet, il ne veut pas. Il y a discussion, échange de propos. Il insulte tout le monde, mais surtout les gradés (« à qui il en veut dans toutes ses colères du mal qu'ils lui ont toujours fait »), car un sous-officier est intervenu. On veut le prendre. Il se sauve. Une vraie chasse à l'homme a lieu à travers les rues de la ville. Sa fureur devient de plus en plus grande : il tire sa baïonnette et les en menace. Il entre dans un café, plante sa baïonnette dans un banc et défie les hommes qui sont dehors. On la lui prend : il s'arme d'une bouteille et de son couteau. Les gendarmes viennent, il refuse d'obéir : même la menace de leurs revolvers ne le calme pas. Il les frappe. On arrive enfin à le ligotter pour l'emmener. De l'avis de tous sa colère, vraie furie, était vraiment anormale : peut-être un peu d'alcool l'avait-il préparée récemment.

Les *alcooliques* sont les malades qui commettent le plus fréquemment des violences et cela : 1° sans être ivres ; 2° étant ivres ; 3° en état d'excitation maniaque plus ou moins marquée.

1° Les alcooliques s'en rendent coupables très aisément sans être ivres bien entendu. On peut même dire que la violence est leur habitude, c'est un des méfaits qu'ils commettent le plus aisément. Exemple ce réserviste, condamné déjà trois fois par les Conseils de guerre, toujours pour les mêmes motifs d'injures et de violences, qui, à une des premières théories qui lui fut faite, avait ri sans motif et qui, comme son sergent lui disait de se taire, pour toute réponse lui sauta dessus et voulait lui faire un mauvais coup ; quelques instants plus tard son lieutenant voulant le sermonner, il lui donnait un coup de poing dans le ventre.

2° Mais ils s'en rendent coupables aussi et bien plus souvent en étant ivres. La chose est trop connue pour que nous insistions. Il y a même des circulaires ministérielles qui ont trait à la conduite à tenir vis-à-vis des alcooliques dans la rue ou à la caserne et qui reconnaissent ainsi le caractère de « folie passagère » de l'état d'ivresse (« L'ivresse est une courte folie » en effet, disaient déjà les anciens). C'est dire que cette reconnaissance officielle de l'état de maladie d'un homme qui est sous le coup de l'ivresse se fonde évidemment sur tout ce qu'on sait si bien de la perte de la conscience et du trouble très grand de la personnalité de l'individu qui est dans cet état trouble qui lui enlève toute direction de ses actes.

Mais si l'alcoolisation aiguë, l'ivresse, trouble le cerveau de l'individu normal, il est évident qu'elle va troubler à plus forte raison et plus rapidement encore le cerveau de l'individu anormal. Les anormaux sont en effet bien plus sensibles aux effets de l'alcool et des poisons similaires. Et c'est ici le lieu de se rappeler ce que nous avons dit à ce sujet, à savoir que plus leurs tares cérébrales sont marquées, plus leur susceptibilité aux toxiques et particulièrement à l'alcool est grande, et plus il en faut peu à un cerveau défectueux, comme l'est celui de ces anormaux, pour se troubler.

C'est pour cela que de même qu'ils ont, ainsi que nous l'avons exposé, une manière à eux de délirer sous l'influence des maladies ou des infections, ils ont aussi une manière à eux de se troubler ou de s'exciter sous l'influence de l'alcool. *Ce sont des intolérants d'alcool,* comme on dit en médecine mentale. **Les anormaux ne font pas en effet l'ivresse de tout le monde.** Même avec une dose minime, insignifiante, parfois pour des cerveaux sains, ils feront une **ivresse anormale, une ivresse pathologique.** On ne rencontre plus alors chez eux l'ivresse banale avec sa loquacité, son allure titubante et ses cocasseries d'allure, sa gaieté expansive, son amour excessif de l'humanité tout entière ou sa tristesse bruyante qui font la joie des gamins des rues. Leur ivresse pathologique est bien différente, et même — fait intéressant à noter, — elle est différente selon le genre de la nature anormale que ces sujets présentent. Elle n'est pas la même chez un débile que chez un déséquilibré.

*Chez un débile, l'ivresse est surtout confusionnelle,* chez un déséquilibré l'ivresse est surtout « délirante » (quelque forme que prenne ce « délire » et nous allons l'examiner plus loin). Et cette particularité d'action de l'alcool sur les cerveaux normal, débile, et déséquilibré, est bien faite pour retenir l'attention, puisque ce fait marque une fois de plus la différence entre ces 3 types de cerveaux, et que le poison lui-même les distingue comme la vie les différencie. (J'ai eu à examiner dernièrement un déséquilibré qui avait fait ainsi une ivresse anormale *seul* des 3 ou 4 camarades qui avaient bu avec lui et autant que lui. Seul — bien qu'il ne fut pas violent à l'état normal — il avait causé du scandale, brisé des réverbères à coup de sabre, avait insulté la garde, battu et outragé un sous-officier, etc.).

Le débile devient confus sous l'influence du toxique, comme le déséquilibré s'irrite sous la même influence, parce que le poison ne fait qu'exagérer leurs tendances naturelles : le premier sombre et s'enfonce dans l'anéantissement plus complet de ses pauvres facultés, l'autre aggrave subitement l'activité désordonnée de son intelligence que la volonté ne tient plus en bride : tous deux ne font en somme qu'accroître leur anomalie.

Veut-on un exemple de débile troublé par l'alcool? C'est bien celui de ce zouave qu'un dimanche soir des individus qu'il ne connaissait pas firent boire aux environs du camp de Sathonay, histoire de s'amuser de lui. Ce pauvre débile, qui n'avait jamais laissé les baraques bien qu'il eût 6 mois de service, fut vite ivre, et ivre de cette ivresse sans gaîté que ses pareils font. Le malheureux fut abandonné par ces individus à la nuit. Il ne revint pas au camp, dont il n'était cependant qu'à peu de distance, et, perdu, inconscient, resta ainsi 2 jours et 2 nuits à errer à l'aventure dans les bois d'alentour. Il ne reprit conscience que le troisième jour et revint au camp tout dépenaillé, sans avoir mangé pendant tout le temps.

Les *déséquilibrés*, eux, font de tout autres ivresses anormales. Le P^r Simonin, du Val de Grâce, avec sa longue expérience des expertises militaires, a montré dans un travail auquel nous ferons de larges emprunts ce que pouvait l'alcool et l'alcoolisation, même passagère, chez les anormaux psychiques de cet ordre. Les déséquilibrés font des ivresses anormales, des ivresses pathologiques de trois sortes selon qu'ils présentent l'aspect de l'*ivresse agressive et violente*, de l'*ivresse motrice* ou de l'*ivresse délirante*.

A. — Certains de ces anormaux ont l'**ivresse agressive et violente** : de sombres et taciturnes, ils sont devenus querelleurs. Pour un motif futile, pour une observation banale, ils prennent tout à coup en haine un de ceux qui les entourent et cherchent aussitôt à le frapper (exemple le meurtre inattendu et stupide de l'acteur Regnard). Et ce qui rend l'acte plus terrible dans ses conséquences et paraît lui donner un caractère de logique, c'est que sa violence tombe toujours sur quelqu'un à qui il reproche aussitôt quelque chose de réellement arrivé (mais quelque chose de réellement futile et que, de sang-froid, il serait le premier à trouver absurde comme motif de querelle). C'est pour cela que le délit où le crime que cet anormal va commettre sous l'influence de l'excitation subite de l'alcool va parfois sembler prémédité et peut paraître aux gens uniquement motivé par la passion, alors qu'en réalité le pauvre garçon n'avait jamais, au grand jamais, eu l'idée d'un attentat pareil auparavant, et que cette idée tout au contraire lui est venue à l'esprit pour la première fois au moment même de la mettre à exécution, poussée simplement en lui et aussi subitement sous l'influence de l'alcool.

B. — D'autres anormaux ont une forme anormale de l'ivresse telle que les effets de l'alcool n'excitent plus les centres intellectuels comme tout à l'heure mais paraissent se concentrer avant tout et presque exclusivement sur les cellules du cerveau qui commandent aux muscles et **par là aux mouvements. Ils ont une ivresse motrice** (excito-motrice, comme on dit en médecine). L'individu en question est en proie alors à une sorte de rage aveugle qui le pousse à frapper, à détruire, souvent sans motif et sans prétexte, tout ce qui s'offre à sa vue. Sa colère est déchaînée d'une manière effrayante : il est sous le coup d'une impressionnante rage de destruction que paraît lui faciliter une énergie musculaire incroyable et comme augmentée dans une mesure vraiment extraordinaire parfois. Ajoutez à cela qu'en agissant ainsi l'individu pousse des cris rauques, des rugissements, des sons à peine articulés, jure et blasphème, et on peut se faire une idée du tableau de désordre qu'on peut avoir sous les yeux. L'accès ne dure pas longtemps heureusement, il aboutit vite à un sommeil de brute qui ne laisse après lui qu'un souvenir confus ou même nul de tout cet accès de violence effrénée.

Un bel exemple est celui cité par le Pr Simonin d'un engagé volontaire, d'une sobriété reconnue, qui rentre un soir un peu pris de boisson ; le caporal de chambre lui prescrit de se tenir au pied de son lit pour l'appel. Il obéit d'abord puis, un instant après, déclare qu'il veut tuer le caporal pour empêcher qu'il ne le si-

gnale comme ivrogne et parce qu'il l'avait consigné quelque temps
auparavant. Il saisit sa baïonnette et se précipite sur le caporal.
On le désarme ; on le conduit à la salle de police : il se débat et
essaie de battre les hommes qui l'entraînent. Le lendemain, il ne
se rappelle presque plus rien. Ce jeune homme était le fils d'un
alcoolique notoire, détraqué, qui s'était noyé volontairement après
avoir fait plusieurs tentatives du même genre. Ce jeune engagé,
d'un caractère habituellement irritable et vindicatif, un mois auparavant, rentrant ivre aussi par hasard, avait voulu d'abord se
suicider, puis, quand on le conduisit aux locaux, il avait tenté de
frapper ses camarades d'abord de son sabre-baïonnette puis de
son couteau, enfin, s'étant échappé, il s'était jeté sur un étang
heureusement gelé. Le lendemain, il ne s'était souvenu de rien
non plus. On prononça un non-lieu en sa faveur, il ne passa pas au
Conseil de guerre et eut seulement trente jours de prison comme
peine.

Un autre soldat, rencontré ivre en ville par un sous-officier qui
l'incite à rentrer au quartier, l'apostrophe violemment, le menace
de sa baïonnette. Il va au quartier, tutoie le sergent de garde, l'in-
vective grossièrement. On veut le conduire en prison, il s'esquive
et revient sa baïonnette nue cachée sous son bras, veut frapper le
sergent ; désarmé, il s'échappe, disant qu'il va chercher son fusil.
Il va en effet le chercher et le prend, mais on l'appréhende et on
le met en cellule. Au paroxysme de la fureur, il démolit le lit de
camp et se sert des planches comme d'un bélier pour défoncer
la porte. On est obligé de le ligotter. Le lendemain, il ne se souvient de rien. C'était un nerveux chez lequel l'alcool à dose particulièrement faible amenait aisément l'ivresse anormale.

C. — Dans une autre forme d'ivresse anormale le sujet délire
véritablement. C'est ce qui était arrivé à ce jeune homme de dix-
neuf ans, garçon charcutier qui vient un soir, un grand couteau
de boucher à la main, s'accuser au commissaire de police d'avoir
tué six Prussiens dans sa chambre, « il en restait encore vingt »...
et demandait aux agents de l'accompagner pour achever le mas-
sacre. On le fait coucher, il s'endort et le lendemain ne se sou-

vient plus de rien... On apprit qu'étant à boire un verre de bière dans un café, il a acheté à des garçons bouchers, ses voisins de table, un de leurs couteaux, et ceux-ci profitent de ce qu'il paie sa consommation pour verser plusieurs petits verres de rhum dans sa bière. Notre jeune homme, qui était pressé, prend vite sa monnaie, avale tout d'un trait et part vite pour attraper un tramway... Tout le reste échappait à sa mémoire... C'était seulement parce qu'il venait de travailler à Metz que cette préoccupation des Prussiens lui était revenue... Ce jeune homme avait donc déliré, heureusement qu'il n'avait tué personne. — Il n'en était pas de même de cet autre si sobre d'habitude, qui, après avoir bu par hasard un litre et demi de vin blanc après dîner avec des amis, monte l'escalier cherchant quelqu'un et qui, rencontré par un garçon et forcé à descendre par lui, descend jusqu'à la cave et suivi par lui, lui tire un coup de revolver.

Un sous-officier, connu pour boire, et qui avait déjà été l'objet d'une rétrogradation pour alcoolisme est ramené une nuit de Noël par la police, à sa caserne : il avait été trouvé sur un boulevard à moitié dévêtu, causant tout seul, et venant d'une boulangerie dont il avait cassé la devanture pour vouloir aller se coucher chez le boulanger. Ce gradé déjà ancien était en plein délire.

Voilà les ivresses anormales que font les anormaux. — Mais ceux qui sont plus que des anormaux, les vrais malades mentaux, peuvent aussi faire de ces ivresses pathologiques, bien entendu ; et les épileptiques et les déments précoces peuvent, au même titre et de la même façon, se conduire comme nous avons vu que pouvaient le faire à l'occasion les débiles et les déséquilibrés sous l'influence du poison alcool. C'est ainsi qu'un jeune artilleur que nous avons fait réformer, et qui était seulement suspect de démence précoce, a été, à peine arrivé chez lui, renvoyé à l'asile, non pas parce que sa maladie avait évolué, mais parce qu'elle l'avait poussé à boire et lui avait procuré des ivresses telles qu'il était porté à une extrême violence vis-à-vis des siens et de son entourage.

3° Nous disions que les alcooliques commettaient des violences

d'abord sans être ivres, puis en l'étant. Ils les commettent encore
à l'occasion du développement chez eux de troubles mentaux, de
*manie*, qu'elle soit aiguë ou pas, et aussi plus ou moins fortement
apparente. Ces troubles créent chez lui cet état d'excitation que
nous avons appris à connaître. C'est à la manie, à un état maniaque, en effet, qu'il faudra toujours penser quand un homme,
qu'on connaît pour boire mais qui n'est pas ivre, se présentera
dans une surexcitation qui vous étonnera. L'exemple suivant est
intéressant à ce sujet. Il s'agit d'un réserviste, connu pour un
alcoolique et aussi pour un récidiviste de l'indiscipline et des
conseils de guerre, qui avait un passé militaire aussi chargé que
son hérédité. Il violente son sergent dès le jour de son arrivée et
paraît à tous en état de surexcitation. On met cette manière d'être
sur le compte de la boisson. Or, s'il avait bu avec excès tous les
jours précédents, il n'était pas ivre visiblement ce jour-là. Il
passe au conseil de guerre en octobre et fut condamné, mais
pendant les débats (et là évidemment, il ne pouvait s'agir d'alcoolisation, car s'il avait pu cuver un reste d'alcool le jour de l'incident, il en avait été sevré par toute sa prévention) il donna des
signes d'une excitabilité vraiment anormale. En effet, non calmé
par la détention et nullement arrêté par la crainte d'aggraver son
cas, en pleine audience, il a menacé le même sergent, pendant
qu'il témoignait, « d'avoir sa peau s'il le rencontrait ». Cette
sortie s'accompagna d'un état d'agitation très marqué qui se
manifesta quand il vit le sergent qu'il avait brutalisé. On n'y prit
pas garde. Il fut condamné avec plus de sévérité en raison de son
attitude. Mais, à la prison, il manifesta bientôt une complète inap-
titude au travail ; son insoumission aux ordres était absolue ; il
résistait à toutes les punitions. Il chantait à tue-tête, hurlait,
dansait à l'étonnement de tous du matin au soir. On voyait qu'il
y avait de la maladie dans son cas. On l'envoya à l'hôpital. Cette
agitation de maniaque continua longtemps : il ne dormait pas,
passait les nuits à courir de salle en salle, cherchant à faire rire
les malades. Il se parait de tout ce qui lui tombait sous la main,
se barbouillant la figure avec de l'encre rouge ou de la mine de

plomb : ce désordre des actes accompagnait celui des idées. Il fut envoyé à l'asile, son accès dura 5 mois. Cet homme était bien un alcoolique, un absinthique. C'était bien aussi un indiscipliné habituel qui avait passé trois fois au conseil de guerre, toujours pour des motifs d'injures et de violences, et il avait fait 5 ans de travaux publics. Mais c'était aussi un héréditaire, étant le fils d'un alcoolique épileptique, impulsif, dangereux et d'une hystérique. Il avait donc fait une crise de manie que son alcoolisation ancienne avait préparée de longue main.

Ces exemples sont suffisamment démonstratifs pour que nous n'y ajoutions rien.

Combien donc les instructions ministérielles qui donnent la conduite à tenir en présence des hommes ivres ont raison ! Et combien de soldats plus ou moins surpris par la boisson auraient évité le conseil de guerre, si on avait usé des ménagements nécessaires envers eux au moment où, ivres, ils se trouvaient à la caserne, au poste de police, à la prison, etc. C'est devant un alcoolique qu'on devrait se rappeler qu'un alcoolique est un véritable malade et qu'il faut le traiter comme tel. Il ne vient à l'idée de personne de maltraiter ou de rudoyer un homme qui s'est cassé la jambe et qui souffre au moment où on le transporte sur son lit. Le lit du malade qu'est l'alcoolique c'est la prison ; c'est bien entendu ; c'est même la cellule. Mais il faut l'y faire entrer avec les mêmes précautions. Et ce sont ces précautions qui seules peuvent éviter tout scandale, inévitable sans cela, avec toutes ses conséquences pour le bon ordre et pour le malade.

Et c'est ici que le principe d'autorité doit être mis de côté par l'officier ou le gradé qui a affaire à un alcoolique. Et la meilleure conduite à tenir pour éviter le scandale ou le délit (agression, refus d'obéissance, outrage, voies de fait), si fréquemment commis par les alcooliques, et qu'on aurait pu facilement éviter le plus souvent, c'est d'abord, quand on le peut, de lui éviter des spectateurs. En faisant retirer toutes les personnes qui sont là si cela se peut (par exemple quand la scène se passe dans un camp, à a caserne, à la chambrée, devant la porte du quartier, etc.), on enlève à l'ivrogne toute la galerie dont la vue seule peut suffire à l'encourager dans son agitation et dans sa loquacité et par conséquent dans sa résistance, et on enlève par le fait même à la scène tout son caractère d'indiscipline manifeste et publique.

Car c'est presque de la médecine que fait l'officier quand il a affaire à un alcoolique et qu'il doit le faire rentrer à la caserne (s'il le rencontre dans la rue) ou à la prison (s'il est au quartier en train de divaguer). C'est en tout cas de la médecine « militaire », de celle qui peut parfois sauver un homme et que de fois on l'aurait pu ! Dans le moment, c'est un malade que l'on doit traiter comme tel; parfois même c'est une moitié de fou que l'on doit éviter de rendre plus égaré encore par des exigences qu'il ne peut comprendre. Le lendemain, son alcool cuvé, il redeviendra un soldat qui doit rendre compte de son ivresse et qu'on punira sévèrement, mais surtout à qui on essaiera d'empêcher le retour de pareilles tentations et de leurs conséquences ; mais, pour l'instant, traitez-le en malade, qu'il est, et qu'il doit vous apparaître tout le temps qu'il le faudra. Prenez-le donc par la douceur, ayez donc une patience et un calme que vous auriez avec un malade qui délire. Vous ne vous fâcheriez pas contre un homme qui aurait la fièvre et qui déraisonnerait. Il ne faut pas plus le faire avec un homme ivre. « On ne discute pas avec un homme saoûl » dit la sagesse populaire bien couramment, comme chacun sait. Pourquoi vouloir alors le faire obéir avec des moyens qu'il est incapable de comprendre et qui ne vont qu'exagérer son agitation, c'est-à-dire son mal ?

Donc pas de brusquerie, et surtout pas d'exigence intransigeante et impossible à obtenir. Trop souvent on voit créer ainsi des cas de conseil de guerre qui n'auraient pas sujet d'être, si on avait pris les précautions nécessaires; et on ne peut pas comprendre ce que la bonne discipline y gagne.

Les mesures des instructions ministérielles sont très prévoyantes ; elles ont pris leur point d'appui sur ce que la médecine a appris au commandement de l'état de maladie aiguë et d'aliénation dans lequel se trouve tout homme égaré pareillement par la boisson. Et l'autorité n'a pas cru déchoir en acceptant les suggestions médicales au sujet des alcooliques. Elle n'a pas pensé un seul instant que son principe serait amoindri par le fait qu'elle aurait considéré les hommes dans cet état autrement que comme des coupables ! Tout au contraire, elle a réussi à éviter par cette sagesse des collisions entre ceux qui la représentent et ces alcooliques, à empêcher bien des scandales dans la rue où le respect qui lui est dû recevait trop souvent de trop nombreuses éclaboussures, en présence d'un public toujours heureux, comme les enfants à guignol, de voir battre le gendarme, quand les sentiments qui l'animent ne sont pas plus mauvais encore.

Enfin d'autres malades encore sont des violents, ont des colères pathologiques. Ce sont les **épileptiques**.

C'est chez les épileptiques qu'a été connue le plus anciennement la colère maladive, et le nom de *fureur épileptique* qu'on a donné à certains de leurs accès d'agitation délirante est bien fait pour marquer le caractère de violence indescriptible pendant lequel, les forces décuplées, ils brisent, détruisent, frappent dans l'excès de leur violence tout ce qu'ils trouvent devant eux. On sait qu'aussi ils peuvent s'enfuir de tous côtés, affolés, prenant les personnes qu'ils rencontrent ou qui les entourent pour des ennemis ou des êtres fantastiques, sur lesquels ils se ruent (Régis).

Les impulsions des épileptiques ont été connues de tout temps et nous avons dit précédemment que les violences contre les personnes, violences pouvant aller jusqu'à l'homicide étaient fréquentes chez eux, surtout quand ils sont alcooliques en même temps (ce qui est souvent le cas, passé un certain âge ou que leur épilepsie est due à l'alcool lui-même). Je rappelle en passant que tantôt ils obéissent à une impulsion violente, aveugle, brutale, qui les surprend, comme elle surprend tout le monde par sa rapidité et aussi sa brièveté ; tantôt ils ne font seulement qu'obéir à leur naturel d'êtres irritables au plus haut point, qui les entraîne à des crises de colère et d'emportement tout aussi subites, violentes et furieuses que les impulsions, mais déterminées par des raisons apparentes, si minimes soient elles.

Ces actes de violences peuvent porter aussi bien sur les choses que sur les gens.

Le soldat, dont nous avons parlé plus haut, observé par le professeur Simonin, avait des crises, des accès de colère constitués ainsi : il entrait d'abord subitement, sans raison aucune, dans une violente colère, proférant des menaces, des insultes, articulant des mots incompréhensibles et cherchant à frapper les personnes qui l'entouraient. Cette explosion durait cinq ou dix minutes sans qu'il ait un instant perdu connaissance et se terminait bientôt par une *torpeur* profonde qui résistait à toutes les interpellations, à toutes les excitations les plus énergiques. Ces *accès de colère*, ces crises de fureur pathologique se produisaient au cours de la journée : à l'hôpital, il frappa avec la dernière brutalité un malade qui ne lui disait rien.

Méfiez-vous toujours des violences exercées par des soldats sur d'autres qui ne leur disaient rien, comme dans le cas de celui qui lance un coup de poing sans aucune raison dans la figure d'un camarade. Elles sont toujours pathologiques.

Ce même soldat, sans crises vraies *d'épilepsie* avait des *accès d'indiscipline* pendant lesquels il répondait d'un ton arrogant comme nous l'avons vu.

Un autre malade, probe et laborieux, soldat ordonnance d'un officier n'avait des crises épileptiques que la nuit et encore peu bruyantes ; ses camarades le trouvaient parfois au pied de son lit ou bien l'entendaient s'agiter beaucoup quelques nuits ; une fois ou deux seulement, ils l'ont vu en crise avec des convulsions, mais de tout cela n'avaient rien dit à l'autorité par indifférence pour leur camarade de chambrée. Un jour en manœuvres, après une journée de fatigues, il se lève brusquement au milieu de la nuit et se précipite sur ses voisins de cantonnement qu'il roue de coups. Une autre fois à deux heures du matin il enfonce la porte du sergent major, réclamant son livret pour rengager, puis se précipite sur le sous-officier et le bourre de coups de poings. Il enfonce la porte d'un autre sergent major, jette les pièces de comptabilité par la fenêtre, et se précipite sur le sous-officier avec une chaise pour l'assommer.

Cette observation est intéressante parce qu'elle souligne l'intérêt que l'autorité a à être saisie de tout ce qui se passe en cours de service à la caserne, aussi bien le jour que la nuit, — ce qui n'a pas toujours lieu comme chacun sait, surtout quand il n'y a pas de gradés dans la chambre pour une raison quelconque —, en même temps qu'elle montre l'indifférence des troupiers vis-à-vis des actes insolites dont ils sont excusables évidemment de ne pas saisir toute la portée (Simonin).

Bien des individus qu'on appelait des *hystériques* et qu'on rencontrait beaucoup plus nombreux alors qu'aujourd'hui parce qu'on s'occupait trop d'eux (d'une façon qui cultivait sans le savoir leur manière d'être anormale), bien de ces petits malades mentaux ont présenté aussi des colères pathologiques. Je n'en veux pour preuve que l'histoire de cet indiscipliné terrible, cuirassier au caractère indomptable, qui, au cours d'une discussion violente avec son sous-officier, l'avait menacé de son sabre, le poursuivant ainsi à travers le quartier et qui termina cette scène de violence par une crise de nerfs, une crise convulsive ainsi que cela lui était déjà arrivé plusieurs fois. C'était en même temps un beau type de ce genre de déséquilibrés qu'on appelle des « fous moraux ». Nous l'avons déjà donné en exemple quand nous parlions de cette variété si dangereuse d'anormaux psychiques. Il avait déjà eu de ces colères extravagantes non seulement au régiment où il avait antérieurement poursuivi un autre sous-officier de la même façon, après une discussion également, mais même chez lui où, dans un de ces accès de colère, qui lui arrivait assez souvent, il se serait laissé aller à *se livrer à des voies de faits sur sa mère* (mère qu'il paraissait cependant beaucoup aimer).

Les alcooliques se fâchaient pour des motifs qui n'en étaient pas, mais ils en avaient un ou ils croyaient en avoir un, les épi-

leptiques n'en avaient nullement, les **déments précoces** non plus.
Les déments précoces ont aussi de ces accès de violence pathologique. Il suffit de se rappeler toutes les impulsions qu'ils peuvent
avoir pour s'en convaincre. On se méfiera par exemple d'un accès
de brutalité, survenu sans aucune raison, chez un homme qu'on
sait n'être pas épileptique. Tel homme qui brusquement se jettera
sur un autre, qui ne lui aura rien dit certainement, et le battra
avec une violence inouïe, ou qui, sans qu'un mot ait été échangé
entre eux, lui lancera subitement un coup de poing en pleine figure, — comme un cheval lance une ruade, avec le même mouvement automatique de déclanchement —, a bien des chances
d'être un dément précoce. Le coup fait, il ne s'inquiétera pas de
sa victime. Il peut lui arriver tout aussi bien de se lancer sans
raison la tête la première contre un gradé qui ne lui dit rien et
auquel chacun sait qu'il n'a aucun motif d'en vouloir. Et c'est
cela qui, si l'on fait bien attention à la façon dont la violence se
produit chez le dément précoce, fait bien voir que cet acte de violence a moins le caractère d'une *colère que celui d'une brutalité
inattendue, d'une détente musculaire inconsciente.*

Exemple : un dément précoce terminait une condamnation par
Conseil de guerre à 18 mois de prison pour voies de fait, quand il
fut envoyé à l'hôpital parce que son caractère exceptionnellement
difficile et insoumis avait épuisé les punitions de cellule, et qu'au
cours de l'une d'elles, on s'aperçut enfin que son intelligence avait
certainement sombré. Sa mère et son frère étaient venus le voir à
la prison, il leur montra une indifférence qui les étonna (au reste
sa famille n'avait appris sa condamnation que par les journaux,
il avait cessé de leur donner de ses nouvelles depuis quelques
temps avant). Il commença alors une agitation violente avec cris,
menaces, insultes, qui dura un peu, puis l'incohérence apparut,
au milieu d'*impulsions* qui le faisaient se jeter régulièrement sur
les médecins, les infirmiers, et sur les hommes. Il était fils d'un
alcoolique et avait été conçu sous l'influence de cette intoxication ; il était neveu d'aliénés et frère d'alcooliques. Sa vie avait
été celle d'un déséquilibré. Il avait un caractère à la fois vaniteux

et insolent. N'ayant pu en faire rien de bon, ses parents l'avaient fait s'engager. Sa vie du régiment n'avait été qu'une vie d'indiscipline.

On ne peut terminer le chapitre des violences envers les personnes sans rappeler que la *manie* peut apparaître chez des sujets autres que des alcooliques, et avoir le même résultat de brutalité ou d'agression. Un maniaque qui représentait bien le type de « l'excité », selon l'expression vulgaire, était cet engagé qui s'échappait de la prison puis de l'hôpital en détruisant tout ce qui faisait obstacle à son passage. Il descellait les barreaux de sa cellule, etc... chantant à tue-tête, il faisait tout le bruit possible et déchirait couverture et matelas. Et si l'on n'avait pas connu l'homme, on aurait pu s'étonner de ses actes, car il paraissait faire tout cela avec logique et préméditation « pour qu'on le laisse sortir, pour se venger de ce qu'on l'avait mis en cellule », déclarant qu'il continuerait tant qu'on ne lui donnerait pas à manger et qu'il ne serait pas fait sortant. Sa manie n'était pas au point d'être incohérente. En effet, à l'hôpital encore, il détruisait tout ce qu'il pouvait saisir, faisait des gamineries, riant comme un enfant de ce qu'il faisait. Un jour, il coupa une grosse corde qui soutenait un poteau de maçons au risque de les précipiter dans le vide. Mais il ne négligeait pas les occasions de se quereller avec ses voisins et a fait de *nombreuses tentatives de violences sur ses camarades*. Il était grossier, insulteur ; il était impossible de rien obtenir de lui.

Ce garçon, engagé volontaire, avait été interné un an avant son entrée au régiment (fait intéressant à noter pour souligner une fois de plus la valeur des engagés volontaires et montrer d'où ils viennent parfois).

**Les violences sur les choses** ont en tous points les mêmes aspects et les mêmes caractères que les violences morbides sur les personnes. Nous n'insisterons donc pas pour ne pas avoir à nous répéter.

Mais des anormaux ou des malades mentaux ne commettent pas seulement des délits militaires. Ils commettent également et au même titre des *délits de droit commun,* et de tous ordres, depuis des vols jusqu'à des meurtres et qui relèvent également de la psychologie morbide.

Un homme peut avoir une impulsion qui lui fasse s'emparer de quelque objet sans qu'il en ait conscience, tel un paralytique général, tel aussi un de ces grands sots que nous avons appris à connaître et dont nous avons vu un type commettre ce vol d'une montre qu'il ne savait plus retrouver parmi les objets du magasin du corps où il l'avait cachée. Des hystériques, des déséquilibrés en commettent de tout pareils (kleptomanie). Et la vie militaire qui réunit dans la même chambrée des individus de conditions si différentes et où tous n'ont pas le bon esprit de ne pas faire étalage de l'argent qu'ils reçoivent ou des objets qu'ils possèdent, la vie militaire peut être la cause indirecte d'une sorte de fascinations sur des faibles d'esprit ou de volonté. Certains débiles ont parfois la manie de chiper et cela au hasard des rencontres les objets les plus insignifiants des paquetages.

Mais les *délits et crimes sexuels* sont plus souvent que d'autres d'origine pathologique, qu'il s'agisse d'attentat à la pudeur, de viol, etc... et dans l'espèce de débiles, d'alcooliques ou de paralytiques généraux ou encore d'épileptiques ou de déséquilibrés. Il faut toujours en avoir l'idée. En tous cas les diverses *perversions sexuelles,* elles, sont très souvent le fait de déséquilibrés, comme aussi d'autres malades. La *pédérastie* devra être étudiée selon le milieu où elle se produit bien entendu, et elle n'a pas la même valeur selon qu'on se trouve ou non en présence d'individus vivant en foule sans pouvoir satisfaire leurs besoins sexuels normaux, cela va de soi. Nos camarades Jude, Rebierre, Boigey, Tranchant, ont montré le caractère acquis de ce vice, il n'y a pas lieu d'insister. Mais il faut peut-être cependant souligner le fait que quand des actes de pédérastie sont signalés dans une unité quelconque et arrivent à être connus des chefs, ceux-ci ont pour premier devoir de chercher le déséquilibré qui a importé ce vice. Car c'est ainsi le plus souvent que le fait se produit : depuis quelque temps on parle d'actes semblables, il sera facile de savoir d'où est née cette subite perversion; et on trouve aisément qu'on a reçu récemment un engagé volontaire sur qui les soupçons se portent tout aussitôt, ouvertement ou non. Il est aisé de le faire surveiller et on peut très aisément savoir ce qui en est, d'autant que la rumeur publique sait déjà, elle, bien longtemps avant les chefs, à quoi s'en tenir à ce sujet.

C'était le cas dans ce régiment de cavalerie qui avait reçu un engagé venu d'Algérie, lequel acquit bientôt une triste réputation et était en train de démoraliser son entourage immédiat tout au moins. Ce garçon mince, imberbe, au visage frais, poudrederisé, aux forts parfums, qui portait des bracelets aux poignets et une Jeannette au cou, avait l'allure la plus efféminée qui soit. Au reste, il faisait tout ce qu'il fallait pour attirer l'attention et les attentions. D'une vanité capricieuse, il recherchait toutes les occasions de jouer à la femme et, qui plus est, à la femme coquette, dont il avait tout le manège compliqué et toute la perfidie (montrant à tous toutes les lettres qu'il recevait, racontant sans vergogne les poursuites dont il était l'objet, heureux d'être ainsi le point de mire de tout son régiment), et dont il copiait les minauderies et jusqu'à la démarche avec les dandinements des hanches et les sourires alliciants. On le connut vite au régiment, et quand il lui arriva d'être puni on dut le mettre à la salle de police à part des hommes, « tant on avait peur du scandale » explique-t-il avec un orgueil charmé. Il avait débauché son brigadier auquel il faisait par la suite des scènes de jalousie, mais vis-à-vis duquel il se montrait d'une psychologie étrange et vraiment perverse, cherchant à avoir une lettre signée de son nom « pour pouvoir le faire prendre quand il le voudra », disant qu'il le poignarderait, etc... Ce jeune homme, de dix-huit ans à peine, avait un long passé de pédérastie passive. En Algérie, il avait commencé tôt dans ce rôle qu'il paraît avoir rempli par perversion de sentiments plutôt que d'instincts. Il était féminin, de nature et de goûts, ne désirant que des cadeaux de femme (fourrures, mouchoirs, gants, souliers à rubans, etc., etc.) se faisait appeler en Algérie « la Grande Gabrielle » et au régiment « la Joconde », et se faisait adresser ses lettres poste restante sous le nom de Marguerite. Mais il avait mené là-bas dans son pays une vie de plaisirs et de paresse, vivant dans la débauche et l'oisiveté, ayant des « amants » riches et ayant fait avec eux de nombreuses fugues de plusieurs côtés même en France, mais toujours cherchant l'argent pour satisfaire ses goûts de dépense. Quand il toucha la moitié de sa prime, soit 250 francs, du vendredi soir au dimanche il dépensa follement 150 francs en bricoles, cadeaux, porte-cigares, médailles, qu'il distribua aux camarades, plaques de phonographe, etc... Au point de vue sexuel, il peut être considéré comme un vrai perverti. Il n'y a pas d'inversion dans son cas, bien qu'il n'ait jamais eu de rapports féminins, il en a horreur. En effet ce qui domine chez lui c'est le déséquilibre mental, apparent dans toute sa vie comme dans tous ses actes. Dans sa vie, il a eu une vie aventureuse, essayé plusieurs métiers, fait du théâtre ; dans ses actes, il y a une manière d'être dont l'anomalie saute aux yeux. Ce déséquilibré qui « porte toujours du poison sur lui » a été victime de l'attirance bien connue de ses semblables pour les toxiques : il a fumé de l'opium et bu de l'éther ; mais le désordre de ses facultés est évident avec cette vanité, cette insouciante légèreté qui le fait s'engager simplement pour avoir rencontré dans le train un soldat à qui il parle de l'engagement et du régiment, et venir d'Algérie dans l'Est de la France d'un bond (simplement parce qu'on lui offre tel régiment et que la prime y est la plus forte), ce défaut de jugement, ce goût de la paresse, cette mobilité de sentiments et d'idées, ces passions vives, cette perversion sexuelle : tout dit clairement en lui l'anomalie mentale poussée au plus haut point. Il le démontra bien au reste : il se suicida trois jours après sa sortie de l'hôpital en se jetant par la fenêtre d'un 3e étage de sa caserne.

### DÉLITS PUREMENT MILITAIRES.

**Fugues.** — La fugue, le départ, est peut-être la forme la plus fréquente de *l'indiscipline morbide*. Parmi les hommes qui pratiquent les différents abandons de services, qu'ils s'appellent l'absence illégale ou la désertion, il y a beaucoup de malades, il y en a même plus qu'on ne pense et qui reproduisent toutes les variétés que la clinique d'asile a enregistrées depuis longtemps.

L'absence illégale est, on le sait, la petite désertion, la désertion en miniature, dont la durée est inférieure à 6 ou 15 jours selon que le soldat ne se trouvait pas ou se trouvait déjà en permission ou en congé régulier. Mais la désertion elle-même, qui est l'abandon de service le plus grave, est loin d'avoir constamment ce caractère de révolte réfléchie contre la loi, qu'on serait tenté de lui supposer au premier abord (surtout quand le soldat qui a déserté n'a pas même l'excuse apparente d'avoir répondu par la fuite à une vexation ou à une accumulation de vexations quelconques).

Oui, beaucoup de ces absences illégales, beaucoup de ces désertions, ne sont que la traduction d'un état mental anormal qui a passé inaperçu, ou que le premier symptôme d'une aliénation mentale qui commence, signe qui est parfois lointain, mais parfois aussi très rapproché.

Car s'il y a des anormaux parmi ces fugueurs, et on le comprend de suite, il y a aussi de nombreux aliénés parmi eux. La chose peut paraître étrange : il en est ainsi cependant ; et l'expérience en découvre tous les jours.

Ne faut-il pas rappeler ici ce que nous avons dit de la différence entre le milieu militaire et le milieu civil, à savoir que l'armée est un excellent réactif pour certains individus, qui n'auraient que bien difficilement rencontré l'occasion d'un pareil délit dans la vie civile, et qu'elle leur permet beaucoup plus que la société de commettre tout un ensemble de délits qui n'ont pour ainsi dire pas leur analogue vis-à-vis des lois qui régissent les autres citoyens. La fugue est en effet le type du délit purement militaire, du délit conventionnel, dont la gravité est faite des nécessités impérieuses du milieu.

Dans l'histoire de beaucoup de ces malades qu'on retrouve à l'asile, on voit noté très fréquemment ces abandons de service ; on le voit tout aussi fréquemment que la qualification de bon absent, plus souvent même que la qualification d'engagé volontaire. Le Pr Régis a eu raison de dire qu'en criminalité militaire tout aboutit à la fugue.

De simples anormaux commettent des fugues ; même il arrive à des *petits anormaux* d'en commettre à l'occasion. Exemple : c'est ainsi qu'un aimable et excellent garçon, qui n'était qu'un malheureux affectif, partit dans ces conditions un jour de sa garnison. Jeune engagé volontaire, venu de Bordeaux à la frontière, il avait pris du service sans grande raison dans un moment d'incertitude sur son avenir. Ce garçon très doux et très gentil (mais émotif au suprême degré), que son accent méridional trahissait trop dans le régiment de l'Est où il était, y avait été tourmenté tout à la fois par la rigueur de l'hiver et les vexations dont les engagés sont souvent l'objet malheureusement (et aussi les moqueries qu'on ne lui ménageait pas sur son parler), mais surtout par les difficultés de l'adaptation au métier de cavalier. Il partit à l'étranger dans une crise de désespoir. Ce jeune homme, qui aurait dû n'être qu'un excellent soldat et dont la désertion était une de celles qu'une bienveillance des moins attentives devait pouvoir éviter, y resta un an et demi. Il se rendit de lui-même, après avoir mené là-bas, en Belgique, la vie la plus modeste et la plus exemplaire qu'il soit possible d'imaginer.

Les *Débiles* font aussi des fugues, pas très souvent cependant surtout relativement aux déséquilibrés. Ils sont retenus à la caserne par leur docilité pour les bons débiles. On en voit cependant : c'est un débile par exemple qui part et rôde autour du quartier ; ou qui errant sur une route en effet de treillis revient à la caserne sur le conseil d'un officier qui le rencontre comme je l'ai vu.

(Leurs fugues ont un caractère d'irréflexion ou de puérilité qui les fait ressembler à celles de l'enfant, d'autres fois ils se laissent aller à l'entraînement.) Quand il est plus angoissé et que les circonstances le lui permettent il part chez lui. Exemple : ce grand naïf, débile et émotif, qui s'était engagé « parce que ses parents ne voulaient pas le laisser épouser celle qu'il aimait » et qui était vite tombé dans un grand désarroi au régiment. Ses parents ne lui écrivant plus depuis son coup de tête, il se sentait abandonné de tous et des siens et il en faisait aisément la confidence à ses officiers. Un dimanche, en rentrant vers la caserne, il lui prend subitement l'idée de partir chez lui. Il y arrive de nuit et, par peur des gendarmes, erre pendant **quatorze jours**, mangeant et couchant comme il pouvait. Il se laisse enfin remettre à la gendarmerie par son frère, n'ayant vu pendant tout le temps ni sa fiancée ni ses parents. — Au reste il avait déjà fait la même chose au jour de l'an pendant 4 jours, n'ayant plus retrouvé la volonté de rentrer et étant allé à son retour coucher à l'écurie pour ne pas être vu de ses camarades, qui l'y découvraient le lendemain.

Les débiles pervers commettent aussi des fugues. Elles ont un caractère plus compliqué de combinaisons et de précautions, mais elles n'ont rien d'intéressant en elles mêmes, et se rapprochent beaucoup comme motifs de celles des déséquilibrés.

Mais ce sont les *déséquilibrés* qui en commettent le plus : cela était à prévoir, étant donné ce qu'on sait, d'une part de leur intelligence, et d'autre part des troubles de leur caractère qui nous sont si connus.

Disons tout d'abord que le petit abandon du service, *l'absence illégale, c'est la grande faute militaire des déséquilibrés* (On en trouve qui n'ont qu'elle comme motif de punitions, mais alors répété un nombre considérable de fois : A la section de discipline de Cézembre, c'est elle qui y avait motivé le plus fréquemment le passage, 92,7 fois pour 100).

La plupart d'entre eux partent à cause de leur difficulté à tenir en place, c'est à dire à cause de cette instabilité qui les oblige à remuer, à changer de place, et ne leur permet pas d'appliquer leur malheureux effort d'une façon persévérante et soutenue.

Ils sont pour ainsi dire toujours prêts à être ailleurs que là où ils sont, toujours prêts aussi à faire autre chose que ce qu'ils font au moment même. De cette impuissance à persévérer dans leurs actes quelques uns se rendent compte, mais la plupart la subissent tout simplement sans s'en apercevoir. Ils ont une volonté courte qui ne dure pas. Ils ont, de son fait, une sorte de propension au mouvement, au déplacement, qui les livre pieds et poings liés à tous les hasards des tentations (et on sait s'ils y sont sensibles !) ou des circonstances de temps et de lieu (et on sait combien facilement ils se laissent commander, entraîner, toujours volontairement ou non).

Certains résistent plus ou moins bien à ce besoin de mouvement et peuvent avoir une vie à peu près correcte, même au service ; d'autres commettent un plus ou moins grand nombre d'absences coupables. Tout cela dépend en effet à la fois de la qualité du jument de l'homme et de la nature de sa volonté. S'il juge assez bien les choses et s'il a une puissance d'arrêt suffisante sur ses propres désirs, sur ses instincts, il peut savoir éviter de transformer une faute légère en une faute grave, et il sait, et il peut, s'arrêter au seuil même de la désertion, ne commettant alors que des absences illégales plus ou moins répétées.

C'était le cas chez ce déséquilibré, enfant naturel, fils de bonne famille, élevé à l'étranger par sa mère mais avec les plus grandes difficultés. Engagé par persuasion familiale, vite désenchanté, ce fut un soldat médiocre, qui ne croyait trouver que des satisfactions de vanité dans la vie élégante du cavalier. Il fait successivement six absences illégales, toutes ayant l'attirance par une femme pour seule raison. On avait eu beau l'éloigner de Paris, il y revenait constamment.

En effet *le déséquilibré fait des fugues pour les mobiles les plus divers*. Les uns partent parce qu'ils sont attirés par un pays nouveau, parce qu'ils sont entraînés par un camarade qui a su endormir par de belles paroles un reste de conscience peu vivace ou pour suivre ou retrouver une femme (fugue passionnelle par attirance purement sexuelle). Par définition un déséquilibré a un jugement, un raisonnement, une réflexion atrophiés, tandis que par contre son imagination débordante d'être captivable et suggestible par tempérament, le livre à tous les caprices de la folle du logis, ou tout simplement de l'heure ou du lieu. Sa volonté habituelle est inconsistante, irrégulière, discontinue, c'est une « volonté par à-coups », aussi n'est il pas étonnant qu'il soit cet être mobile, distrait, versatile, inconstant qu'on connaît. Entêté et impatient, il ne sait pas faire autrement que prendre pour premiers principes la satisfaction immédiate de ses désirs, de sa fantaisie et de ses instincts. Il ne sait que « *suivre l'impulsion* » du moment sans but fixe, sans suite. Il agit sans jamais se préoccuper de la gravité possible de ses actes et des conséquences probables. Aussi comprend on aisément comment il se fait qu'il obéisse dans ses fugues, aussi bien à l'attirance, à l'entraînement, qu'à ce goût que lui donne son instabilité de courir à l'aventure, d'errer au hasard, comme nous l'avons vu, et comme je l'ai vu chez ce soldat qui en était à sa 3ᵉ désertion.

B... enfant de domestiques de campagne constamment séparés, fils d'un père ivrogne, il a été élevé à la diable par une mère brutale que tous ses enfants ont quittée dès qu'ils l'ont pu pour se placer de tous côtés. Quant à lui, domestique depuis l'âge de 10 ans, après avoir à peine appris à lire et à écrire, il commence l'existence vagabonde qu'il continuera, faisant tous les métiers des champs les uns après les autres, changeant parfois tous les mois de patron et très tôt alcoolisé, mais assez bon garçon, pas méchant et honnête sans aucun doute. Pris bon-absent, il déserte une première fois le vingt et unième jour de son service, passe en Italie, parcourt à pied en mendiant le Piémont et la Suisse, puis fait sa soumission, à bout de ressources, chassé par le froid. Reversé à sa compagnie, il déserte une deuxième fois, six mois après, à la suite de la simple menace « d'une histoire » avec son caporal. Il reprend la route d'Italie, fait la Suisse, l'Alsace, revient en Suisse mais en travaillant comme manœuvre ou terrassier de-ci, de-là, quinze jours par-ci, un mois par-là. Puis, ayant l'idée « d'aller voir comment c'était fait l'Italie » il y retourne et en parcourt tout le Nord sans aucune idée de travail cette fois encore. L'hiver était venu, il se rend en février. Il passe au conseil de guerre, est condamné à deux ans de prison. Changé de régiment, il y arrive à la fin d'août, il accepte de faire les manœuvres qui étaient cinq jours plus tard, s'y montre excellent marcheur et bon soldat ; mais, à peine revenu, trois jours après, il déserte une troisième fois à l'annonce de trois jours de consigne...

Il parcourt en travaillant les mêmes contrées qu'il avait parcourues, Italie, Suisse, et en plus le Sud de l'Autriche et de l'Allemagne, ne restant jamais longtemps dans la même place, la quittant pour le motif le plus futile, par susceptibilité, ou sans motif, et alors qu'il y gagnait de bonnes journées. Il a été successivement terrassier, entrepreneur même, ouvrier horloger, garçon de cirque. Mais il fait aussi entre temps un second long et vrai vagabondage avec un autre déserteur rencontré là bas : ils vont ensemble à pied, sans travailler bien entendu, de Lausanne à Munich, puis lui revient par l'Allemagne. Il reprend alors du travail en Suisse : enfin, après plus de trois ans d'absence, dans sa troisième désertion il se rend dans l'espoir d'une amnistie. Grand, robuste, sans tare, paraissant plus vieux que ses 30 ans et déjà grisonnant, il raconte sa vie d'un ton très doux, avec une grande simplicité à peine satisfaite, sans jamais commenter son histoire, expliquant seulement « qu'il est comme ça », ni chercher jamais à justifier sa conduite. Son calme cache simplement un amour démesuré de sa tranquillité : il l'assure en évitant tout ennui par la fuite. Il laisse ses régiments à l'annonce d'une punition ou à sa seule menace ; il laisse ses innombrables situations pour les mêmes motifs aussi futiles, auxquels s'ajoutent parfois un froissement bien léger d'amour-propre, un ennui vague, et souvent aussi la simple fantaisie, tous motifs qu'il couvre pour nous, exprès, de la raison d'apparence meilleure « qu'il partait pour gagner davantage » ce qui est inexact[1].

Il est peu instruit, mais il a réussi à apprendre un peu l'allemand et l'italien, car il a une mémoire remarquable qui lui permet de se souvenir de ses moindres déplacements, de leurs dates et de leur durée, comme de toutes les distances kilométriques parcourues.

Son impulsivité et son instabilité ont tout fait. Mais comme il est d'un bon naturel, qu'il n'a pas de tendances perverses (il a su éviter tout délit jusqu'à ce jour), que sa volonté n'est pas exigeante, sa seule réaction est le déplacement, le départ. Du reste il a presque toujours eu l'habitude de ce semi-vagabondage. Inadaptable, mais en aucune façon obsédé, nomade seulement — ouvrier errant — quand il ne peut pas vraiment vagabonder comme il l'a fait par trois fois pendant des mois, il trimarde quand il n'erre pas. Solide, bon marcheur, il a un goût très marqué pour le plaisir musculaire de marcher et de l'attirance pour les pays nouveaux. C'est ainsi qu'il aurait fait une fois 183 kilomètres en trois jours (?) ; en tous cas une autre fois il fait sans gêne presque 200 kilomètres pour aller de Milan (Italie) à Riva (Autriche) où il venait d'entendre dire qu'il y avait du travail et où il part, à travers un pays totalement inconnu et dont il ne savait pas la langue, tout simplement sur cette seule indication. En somme, B... n'est pas tout à fait un extra-social. Ce n'est qu'un insuffisant social et il est en outre inoffensif. Ce n'est qu'un instable qui a du goût pour le vagabondage.

Pour d'autres, bien plus nombreux à la vérité, c'est une *histoire passionnelle* qui est la raison de leur départ. C'est le cas le

---

1. Mais il ajoute : « j'ai toujours été idéal pour voyager... quand j'entends dire qu'un pays est beau, j'ai idée d'y aller, et si j'y entends dire que dans tel pays on est mieux, alors j'y vais. »

plus banal des absences illégales. Que de troupiers font une absence pour retrouver une femme ! Nous ne croyons pas utile d'en donner des exemples ; ils sont de tous les jours.

La faiblesse de volonté du déséquilibré est telle ainsi à l'état normal ; on devine ce qu'elle devient quand son cerveau se trouble et on se rappelle avec quelle facilité il le fait sous l'influence de l'alcool, lequel lui est si pernicieux. Si l'alcoolisation est légère, elle ne trouble que par accident et passagèrement sa volonté, si elle est forte elle le fait d'une façon plus marquée et plus durable à la fois.

Car certains résisteraient assez bien s'ils ne buvaient pas ; mais à la première occasion de boire, leur cerveau étant troublé par tant soit peu d'alcool, leur volonté chavire tout à coup, leurs instincts prennent le dessus, ils ne peuvent plus qu'obéir à leurs tendances (*fugues des déséquilibrés alcoolisés*).

L'alcoolisation était faible et passagère dans le cas suivant qui est des plus typiques :

Un déséquilibré (porteur d'une curieuse déformation asymétrique de la figure qui aurait sans doute dû attirer l'attention sur lui) avait hérité sa disposition d'esprit de parents tarés surtout par l'alcool (comme cela est si fréquent). Après une enfance mouvementée et une conduite plutôt mauvaise, il était venu au régiment au camp de Sathonay avec les meilleures intentions. Il fait quatre mois de service sans punitions, mais, un matin d'un jour de semaine, il ne peut résister au désir d'accompagner en ville un camarade qui part en convalescence. Ils vont du camp à Lyon : ils y boivent, le camarade part simplement et notre jeune homme, les idées troublées par quelques libations, va à l'hôtel où il a ses habits civils et file sur Genève.

Ce n'est que plus d'un an après qu'il fait une deuxième absence illégale, en tout pareille, et où l'alcool joua le même rôle pour obscurcir sa volonté ; ce fut à la suite de libations légères d'un dimanche, qu'il resta à Lyon deux jours et demi. Ce soir-là ses camarades remontent au camp, lui ne veut plus revenir, va coucher à son hôtel, et les deux autres jours se promène tranquillement en ville en tenue.

Le caractère anormal de ses fugues était souligné par l'existence de fugues antérieures dans la jeunesse. Ainsi en effet à quinze ans d'abord, après une discussion avec son maître de classe, il était parti tout d'un coup, seul, avec 5 francs en poche, avait pris le train pour Marseille en montant dans un wagon à bestiaux, s'était faufilé sans être vu dans un bateau, avait débarqué à Alger, y était resté un mois à vendre du lait, puis, s'ennuyant, avait employé le stratagème suivant pour rentrer en France. Il s'était fait pour la circonstance marchand de journaux, monte à bord pour vendre et ne descend pas, s'étant caché ; il fut arrêté seulement en descendant du train sans billet à Paris.

Il avait fait aussi d'autres fugues semblables par caprice pour voir du pays, « brûlant le dur » c'est-à-dire prenant le train sans billet, et arrêté pour cela plusieurs fois.

Il se chargea lui-même, du reste, de montrer le degré de son déséquilibre mental et sa réalité indéniable aux yeux les moins avertis en commettant une troisième absence illégale tardive de cette façon : les 125 jours de prison qu'il avait eus au corps lui ayant valu 30 jours de rabiot, il en fait 25 tranquillement, mais le vingt-sixième il n'y tient plus, et, à l'encontre de la plus élémentaire sagesse, il file de nouveau à Lyon, parce qu'il sait que son père y est. Il lui raconte un mensonge, dit qu'il est libéré et part dans le Midi où son père l'envoie conduire des bestiaux. Quelques jours après il se rend de lui-même et revient tranquillement au régiment faire les 60 jours de prison qu'on lui inflige pour prix de cette ultime escapade (escapade qui cette fois a été absolument indépendante de toute influence d'alcool, ce qui démontre bien le naturel de son tempérament).

Dans le cas où l'alcoolisation est plus forte, la volonté de l'individu étant plus facilement troublée par un nouvel appoint d'alcool, les fugues seront plus fréquentes. C'est ce qui se voyait chez ce jeune homme en passe de devenir alcoolique, mais simple *alcoolisé* pour le moment et qui, les nombreux dimanches qu'il buvait, partait de Lyon chez lui et se faisait ramener le lundi par son père.

A côté des fugues du déséquilibré simple, à côté de celles des déséquilibrés alcoolisés se placent celles des *déséquilibrés alcooliques*. La défaillance de la volonté est plus grande et le sentiment du devoir est alors plus obscurci. Ex. V. ., alcoolique, fils d'alcoolique mort jeune. Il avait l'habitude de s'enivrer fréquemment, en tous cas le samedi faisait une fête qui se continuait jusqu'au lundi. Il oublia dans ces conditions de rentrer au corps et dégrisé n'osa plus revenir. Il est resté à Lyon, a repris du travail aussitôt et a continué à s'enivrer chaque semaine.

Plus l'homme est âgé et plus l'intoxication alcoolique a des chances d'être marquée : alors les tendances à l'impulsivité sont plus grandes et les tendances à la violence apparaissent. (Étant ivre ainsi, un ancien soldat récidivait les absences illégales : il ne voulait plus rien savoir du régiment et partait, mais il devenait agressif en même temps. Nous avons noté l'histoire de ce réserviste, récidiviste de la désertion et des conseils de guerre. Il lui arrivait la même aventure). Dans ces cas les fugues sont dues à l'excitabilité, autant acquise que naturelle, du caractère de l'individu lequel part dans un coup de tête sous l'influence de la boisson.

Les faibles de volonté, *les abouliques*, sont fréquents chez les simples prédisposés tout comme chez les autres anormaux, les *neurasthéniques* le sont aussi ; et parmi ceux-ci le sont également ceux qu'on appelle les psychasthéniques (Ce mot, créé par Raymond et Janet, veut dire simplement que ce sont des neurasthéniques dont toute la neurasthénie se passe en idées et qui ne souffrent pas de leur corps comme les autres espèces de neurasthéniques). Les neurasthéniques laissent parfois le régiment et ne veulent plus y revenir, étant retournés chez leurs parents. On ne les supposait pas des malades, ils faisaient leur service tranquillement comme les autres, paraissant sérieux et peut-être seulement un peu renfermés, ou bien passant pour « timides et craintifs ». Leur conduite militaire avait paru irréprochable, jusqu'au jour où ils font une fugue inattendue que rien ne faisait prévoir en aucune façon. Ils étaient passés inaperçus, on s'étonne de leur subite insoumission !

A l'inverse des précédents qui étaient des déséquilibrés actifs, peut-on dire, ceux-ci pourraient être appelés des passifs, puisque, déprimés légers, leur activité générale légèrement réduite les laisse au contraire inconnus, anonymes dans le rang, jusqu'au jour où survient le déplacement impulsif qui attire l'attention sur eux : tel ce jeune homme connu pour être un indécis,

un apathique, qu'on considérait comme sérieux, lent et un peu
trop tranquille. Un jour son emploi étant supprimé, il est renvoyé
de la place à son régiment. Sans savoir pourquoi il va chez lui
par le train, invente une histoire, puis en part, mais en route il
ne se décide pas à revenir et prend un train qui passe à une
gare d'arrêt et va chez sa sœur. Elle le trouve « tout drôle ». On
l'hospitalise. Son trouble disparut peu à peu.

D'autres fois, certains sujets sont *obsédés* par l'idée de la fugue,
du départ.

C'est cette fugue causée par une idée obsédante qu'on appelle
la *dromomanie,* c'est-à-dire que c'est une sorte d'obsession qui
pousse l'homme à partir du régiment, c'est une sorte d'obsession
impulsive en un mot. L'obsession est dans le fait que cette idée
de départ s'implante dans l'esprit de l'homme, d'une manière
absolument indéracinable, qu'elle le tourmente parfois jusqu'à
l'angoisse la plus cruelle, se fixe en lui au point d'occuper toute
sa pensée. L'homme ne voit plus rien que cette idée de départ
qui le préoccupe, l'assaille de tous côtés, revient à la charge et
finalement remporte la victoire sur la conscience (conscience plus
ou moins intense qu'il a de la faute qu'il va commettre, selon
son intelligence et son état mental antérieur, et surtout sa force
de volonté). Il y a d'abord pénétration de l'idée dans l'esprit de
l'homme, puis lutte d'où angoisse, puis défaite avec le soulagement immédiat qui la suit, puis aussi chez certains, remords de
la faute accomplie.

C'est cette idée obsédante que certains d'eux, même en France,
appellent « avoir le cafard » d'un mot qui a fait une bien grosse
fortune ainsi que nous l'avons dit. C'est le cafard que me disait
avoir un zouave que prend tout à coup l'ennui de chez lui. L'obsession d'aller chez lui augmente peu à peu depuis les débuts
de la semaine, le jeudi il avait presque envie de demander une
permission, mais il avait espéré que « ça se passerait » et il ne le
fait pas. Enfin le samedi soir de plus en plus émotif et déprimé,
il n'y tient plus et part après la soupe du soir. Mais déjà dans le
train, l'idée de sa faute se présente en lui de plus en plus forte.

Il arrive enfin à Besançon, où il habite, à une heure du matin, n'aborde même pas chez lui, reste à la gare et reprend le premier train qui était six heures plus tard.

Cet homme, « engagé volontaire sans savoir pourquoi », qui avait été un mauvais écolier et un mauvais ouvrier aux multiples métiers, mauvais soldat aussi, nous a ainsi présenté, *en miniature*, — puisque tout le drame s'est passé en quelques heures — tout ce qu'on peut être appelé à voir dans des obsessions impulsives plus sérieuses, comme on en rencontre dans d'autres absences illégales dont *celle-ci représente le type le plus parfait.* Les autres n'en sont que des variantes ou des amplifications.

L'obsession devient une vraie impulsion dans les deux exemples suivants :

J... était un homme qui avait fait des désertions successives. C'était un illettré qui avait déjà fugué de chez ses patrons plusieurs fois. Au régiment, il était également pris de cette même idée obsédante, irrésistible, de fuir, sans motif plausible, comme aussi bien entendu sans représentation des conséquences possibles de son acte. Il sacrifiait tout à la réalisation de son idée. Il en avait pleine conscience. « Quand l'idée de déserter me passe par la tête, c'est plus fort que moi, il faut que je parte ; je ne sais plus ce que je fais... » Ce débile mental, taciturne, était un syphilitique alcoolisé et impaludé. Il invoquait en outre un ancien traumatisme crânien et c'était en plus un tuberculeux. Les obsessions avaient beau jeu sur ce terrain si compliqué de tares.

L...., fils d'une mère névropathe et d'un père mort jeune marchand de vins, ayant un frère « forte tête » et une sœur « mal équilibrée », faisait son service à Lyon quand, en juin, il fait une *première fugue passionnelle par attirance sexuelle* ; il part à pied subitement pour retrouver une femme de son pays, ne reste qu'un jour chez lui et erre de tous côtés aux alentours, pendant 5 à 6 jours.

Il change de régiment ; *deux mois après deuxième fugue* semblable « pour voir sa mère malade ». Cette fois, il reste 20 jours à rôder de tous côtés, est porté déserteur, passe au Conseil et est condamné. Enfin un peu plus tard *troisième fugue* analogue pour le même motif et aussi parce que « le noir le pressait »... Il reste un jour chez lui, puis se réfugie dans les bois, n'ose plus rentrer, et ne se rend qu'au bout de plus d'un mois.

Débile, illettré, mais docile, il a déjà abandonné son travail des champs pendant plusieurs heures sans raison. Il a conscience et souvenir, partiel au moins, de ses fugues, et notion aussi de leurs conséquences disciplinaires. Sa dominante est la faiblesse de la volonté et aussi de la tendance à la mélancolie et à l'anxiété. Il n'a pas la force de vaincre l'idée rebelle et il part. Chez cet homme le caractère des fugues — soudaineté du départ, absence de préméditation, précipitation sans arrêt (la première fois il est arrivé directement à pied chez lui) — disent l'*impulsion psychomotrice* à déclanchement brusque, mais il n'est pas obsédé au préalable ; s'il n'ose plus rentrer et erre de divers côtés au hasard, c'est à cause de la faiblesse de sa volonté. Au reste, ayant été envoyé de nouveau à l'hôpital quelque temps après pour une nouvelle mise en observation, il a fait une *tentative de suicide* préméditée qui a failli aboutir : il s'est pendu, alors qu'il venait d'apprendre qu'il allait rejoindre la prison le lendemain. Ce fait souligne bien clairement *l'aptitude impulsive* du psychisme de cet homme.

*L'épilepsie* aussi fait commettre des fugues plus ou moins longues, mais parfois courtes, comme chez un soldat qui, sujet depuis longtemps à des « absences » épileptiques, s'était sauvé subitement pendant quelques heures dans la campagne sans aucun motif, et avait été ramené au régiment par des paysans : il n'avait gardé aucun souvenir de son acte. Il avait fait une fugue semblable à l'âge de 12 ans, parti de chez ses parents en pleine nuit et ayant été retrouvé chez son grand-père en Savoie un mois plus tard. C'est le même soldat qui, par la suite, fut arrêté pour avoir été vu sur la porte d'une maison de Lyon son pantalon déboutonné, la face tournée vers le mur, dans une posture inconvenante (exhibitionnisme épileptique). Cet *automatisme ambulatoire* épileptique avait bien chez lui ce caractère de brutalité tout spécial.

Courte ou longue, la fugue de l'épileptique est absolument automatique. Il part tout d'un coup, au hasard, droit devant lui, sans savoir ce qu'il fait, et se livrant souvent à des actes coupables en cours de route, selon que lui surviennent d'autres impulsions qui peuvent le porter aussi bien à mettre le feu qu'à tuer quelqu'un ou à se tuer lui-même. Quand il revient à lui, il ne sait rien de rien de ce qui s'est passé et il est tout étonné de voir où il est.

*L'hystérie* fait également s'en aller sans raison (*automatisme ambulatoire hystérique*) ainsi parfois dans une sorte de rêve que le malade vit et qu'il poursuit pas à pas, ou bien le fait partir dans une sorte de demi-conscience pendant laquelle il accomplit les actes ordinaires de la vie. Le plus souvent les malades agissent ainsi comme des automates, et quand la période de cette espèce de vie « seconde » est terminée, ils ne se rappellent plus rien de ce qui leur est arrivé.

Un fantassin avait fait de nombreuses fugues. Bien des nuits, en outre, il avait eu des crises de somnambulisme pendant lesquelles il allait du camp au ruisseau, lavait son linge et faisait son travail habituel. Mais bien des fois, le jour, il avait laissé le régiment pour revenir toujours à l'endroit d'une route voisine où il avait pris part à une rixe dans laquelle il avait tué un de ses camarades. Il obéissait ainsi à une préoccupation qui l'obsédait.

Un de nos malades fit une fugue de l'hôpital, où nous l'avions en observation, et nous fut ramené par la police un matin de bonne heure, étant parti encore en pleine nuit. Il se croyait dans une autre ville, à Reims, et revivait des scènes de sa vie d'autrefois, interprétant tout ce qu'il rencontrait dans le sens de ce qui lui était arrivé antérieurement dans cet endroit. Son rêve vécu dura plusieurs jours, pendant lesquels il continua comme le précédent malade cette sorte de délire en action qu'il avait.

Ajoutons qu'enfin il y a d'autres fugueurs encore. Tels sont ces *vagabonds,* qui continuent, étant soldats, leur habitude de vagabondage, qu'ils ne peuvent plus perdre, et qui recommencent 2, 3, 4 fois et plus une désertion qui leur rend une liberté qu'ils aiment maladivement. J'ai vu un individu qui était vraiment un Juif errant militaire et désertait à l'étranger dès qu'il était repris. — Il y a de ces vagabonds qui sont des déséquilibrés absolument inadaptables, sorte d'êtres revenus à l'état primitif et que la civilisation ne peut absorber et fondre avec les autres.

P..., lui, est un vagabond que le milieu militaire n'a pas transformé. Ce petit homme trapu, bréviligne, à la physionomie animale, aux sourcils jointifs, au front coiffé très bas et à la Marie-Stuart, a un masque d'une immobilité étonnante. C'est à peine s'il arrive à plisser le front en s'animant un peu.

Fils d'un alcoolique absinthique qui s'est fait écraser par le train
« parce que sa famille était trop difficile à mourir », P... est visiblement microcéphale. Son intelligence est très réduite, il n'arrive pas à
donner une date précise ; illettré, il n'a jamais fait que mendier avec
ses 6 frères, dès l'âge de 12 ans. Il aurait eu à 14 ans la fièvre typhoïde et à 16 ans la méningite (?).

Laboureur, il buvait. Oublié, dit-il, pendant 2 ans sur les listes de
tirage au sort (probablement à cause de son absence de domicile), il
va au régiment, à Toul. Il s'y plaint du coude droit (où il a une petite lésion qu'il accuse de l'avoir empêché de faire le maniement d'armes et de l'avoir, d'abord, obligé à se faire porter malade fréquemment, puis, plus tard, à partir après 6 mois de service). Il est arrêté
et condamné. Replacé à la même compagnie, il oublie de revenir à
son corps à la fin d'une convalescence et fait les vendanges de divers
côtés, puis fait surtout le colporteur, vendant fils, lacets, etc., mangeant et couchant comme il pouvait. Il est repris pour vagabondage
et condamné de nouveau, comme déserteur, puis enfin changé de
corps. Au bout de 5 mois et demi, il déserte une troisième fois, « son
bras lui faisant mal », mais surtout « il se trouvait trop vieux pour
faire l'exercice ». Il se remet colporteur, mais passe en Suisse cette
fois. Il explique que s'il a repris son métier de camelot c'est que son
coude l'empêche de tenir un instrument de travail (?). Au bout de 4
ans il est expulsé pour la troisième fois de la Suisse et remis entre les
mains des agents à Évian.

Il y en a aussi qui sont davantage et à qui l'asile est destiné
tôt ou tard, parce que leur qualité d'être asocial est une certitude
d'aliénation mentale qui ne manque pas d'apparaître un beau jour.

L... est un homme intéressant à ce point de vue que dans la vie civile il était vagabond et que dans la vie militaire il resta à son régiment, tant il est vrai que beaucoup de catégories d'individus même
très anormaux, et plus que cela, peuvent s'accommoder plus ou moins
de la vie régimentaire (mais plus ou moins seulement évidemment)
Agité, violent, s'emportant dès qu'on se permet de l'interroger,
il se vantait de lui-même d'être trimardeur, « de n'avoir jamais sali
ses mains par le travail », d'avoir encouru des condamnations pour
vagabondage et mendicité, mais jamais, disait-il orgueilleusement,
pour vagabondage spécial. Au régiment il était toujours en prison, et
on le savait si bien déséquilibré que le médecin du régiment l'envoya
avec le diagnostic « d'aliénation mentale » à l'hôpital, quand il fut

sur le point de passer au Conseil de guerre parce qu'étant ivre il avait menacé son commandant, baïonnette au canon.

Trimardeur par atavisme, comme son frère, comme son père lui-même l'était avant de s'être fixé quelque part en vieillissant, il mendiait aux portes ; le métier était dur au début, puis il y avait pris goût, faisant l'estropié ; « mes opinions politiques m'empêchent de travailler » dit-il en riant. Sa mémoire parfaite lui permet de tout raconter des 44 départements qu'il a traversés ainsi que l'Espagne et l'Italie.

Mais cette belle apparence de tenue ne résiste pas à un examen approfondi. Il n'a pour lui que sa bonne mémoire et son orgueil maladif de déséquilibré. Les lettres qu'il écrivait à sa famille et qui sont d'un presque illettré soulignent des idées morbides de grandeur qu'il n'avouait pas. Il se dit Empereur de l'Hindoustan et signe commandant en chef Louis Iᵉʳ. Il organise l'armée, donnant des titres et des grades à tous ses camarades de régiment, soldats, caporaux, sergents et adjudants. Il tient des propos grossiers et libidineux. Son orgueil natif s'y montre hypertrophié jusque dans le délire le plus caractérisé. Son autophilie s'y donne libre carrière dans les préoccupations sexuelles. Bref, ce vagabond devenu soldat et mauvais soldat évidemment, n'est pas autre chose qu'un fou moral devenu aliéné. Il termina à l'asile de Bron une vie qui avait commencé le plus poétiquement du monde comme celle de son frère le chemineau si bien chanté par Jean Richepin.

Mais d'autres sont plus encore de vrais malades. Il y a de *vrais fous* qui s'enfuient ! Il y a d'abord ceux qui délirent plus ou moins visiblement, qui font des *fugues délirantes.*

C'est en délirant, par exemple, que l'alcoolique s'enfuit (fugues oniriques de Régis).

Un sous-officier d'artillerie qui s'alcoolisait depuis longtemps, mais sans que cela fût remarqué d'une façon trop apparente, s'enfuit un jour tout dernièrement de sa garnison et fut trouvé dans une autre ville militaire à 6o ou 8o kilomètres de là, à moitié conscient, plusieurs jours plus tard. Il ne savait pas dire ce qu'il faisait là, ni par où il avait passé, ni ce qu'il avait fait au juste pendant ce temps. Il avait fui dans une sorte de *terreur*, habituelle à cette sorte de délirants, parce qu'il se croyait et se voyait poursuivi par tout le monde, et qu'il s'entendait menacé de tous côtés par les gens qu'il rencontrait (hallucination de la vue et de l'ouïe).

Autre exemple : Un réserviste de 3o ans, à l'hérédité chargée en aliénés, alcoolique invétéré, buveur d'absinthe, qui avait fait pendant son temps de service cinq absences illégales, part subitement le 8ᵉ jour de sa période. Étant couché sur son lit, un jour, il se *voit* entouré par ses camarades qui, croit-il, « menaçaient de le tuer... » Son délire commençait : il se sauve *entendant* toujours en même temps les mêmes voix menaçantes (il avait donc des hallucinations de la vue — ce qui est le cas le plus habituel et typique chez les alcooliques — et de l'ouïe).

Il traîne ainsi de village en village, errant pendant plus de deux mois, vivant de son argent, sans travailler, couchant le plus souvent n'importe où. Le jour, il se mêlait parfois aux conversations, écoutant ce qui se disait, restant peu de temps partout, mais ne rentrant pas au corps, car les voix lui disaient que « s'il rentrait on le tuerait... » et « il y avait des sentinelles qui le gardaient à vue de distance en distance... » Il s'accuse d'avoir commis un incendie pendant ce temps.

Enfin tout s'apaise ; il se rend. En prison, une fois, il s'est fortement barricadé « contre ses ennemis » ; un autre jour il sauta sans raison sur un de ses co-détenus. A l'hôpital, les hallucinations visuelles disparaissent les premières ; à l'asile, les hallucinations auditives persistent encore longtemps.

Tous les autres délires peuvent être causes de fugues.

Tel ce jeune soldat qui, dans un accès de folie mystique, partit un soir et fut arrêté longtemps après très loin dans une église. Tel cet autre qui part pour obéir à l'âme de son père qu'il croyait lui apparaître et dont il recevait des ordres impératifs[1]. Tel encore cet autre qui passe en Italie parce qu'il croyait qu'on voulait le tuer en France, ou ce réserviste qui s'évade en plein jour de la caserne pour errer dans la campagne et dans la ville, terrorisé par son délire, car il pensait aussi qu'on lui en voulait à mort (persécuté). Un autre avait fait deux petites absences illégales, mais aussi deux grandes désertions dans des conditions absolument semblables : il partait sans aucun motif plausible ; la dernière fois notamment, il n'avait plus que quelques mois à faire quand il partit juste après avoir été menacé d'une petite punition. C'était, comme on devait s'y attendre, un mélancolique qui se croyait coupable et déjà condamné.

1. Toutes ces observations sont tirées d'un travail sur les « Fugues dans l'Armée », présenté au *XIXᵉ Congrès des aliénistes et neurologistes de France* Nantes, août 1909).

Les mélancoliques eux si silencieusement immobiles dans leur coin ou quand ils se plaignent — ce qui n'arrive pas toujours — si ennuyeux par leurs lamentations peuvent en effet faire des fugues, peuvent partir inopinément. La chose a besoin d'être dite, répétée et sue, car on est parfois tout surpris d'apprendre le départ, la fuite, d'un malade semblable et on ne comprend pas pourquoi. Mais dans le cas du mélancolique muet, qui renferme toute sa douleur en lui, le fait est encore bien plus surprenant puisque rien ne pouvait faire prévoir un acte semblable : pourtant même quand il s'agit d'un mélancolique pareil, même quand, terrassé par la tristesse, il était incapable du moindre effort, du moindre mouvement, et qu'il n'avait pas même la force de hâter la mort qu'il appelle en lui-même pourtant de tous ses vœux (pas toujours, car certains se suicident pourtant ainsi, on le sait), cet homme est parti soit naturellement par la porte ou la fenêtre soit autrement (C'est dans ces conditions qu'un adjudant s'est, à la nuit, enfui d'un hôpital militaire en plein mois de janvier en chaussettes par la neige, et a été trouvé à quinze kilomètres plus loin dans un village avec des gelures des deux pieds). Ces malades en effet sont capables, c'est le cas de le dire, de l'énergie du désespoir et, à la grande surprise de tous, — surtout quand ils ne sont pas allés se tuer — ils peuvent tout à coup sortir de leur torpeur pour s'en aller au loin, fuir la douleur, ou essayer de se mettre à l'abri quelque part contre elle ou ce qui en est la cause.

C'est dire qu'un soldat qui peut n'être pas connu comme mélancolique avéré, c'est-à-dire pas regardé encore comme un vrai malade, peut aussi partir dans ces conditions ; et il est intéressant de le noter en passant.

Nous avons parlé autrefois des malades qui tombent dans la *confusion mentale*, qui deviennent des confus. Nous les retrouvons ici avec les débiles dont le cerveau se trouble soudain sous l'influence soit d'un choc émotionnel, soit du surmenage, soit des intoxications (dont la plus connue est celle de l'alcool, bien entendu). J'ai raconté ailleurs l'histoire de ce zouave, espèce d'incapable, qui avait pris quelques habitudes alcooliques et qu'un soir de dimanche des inconnus firent boire : il ne revint au camp que le mercredi matin, exténué, sale et déchiré, ne sachant plus ce qui lui était arrivé et ayant erré dans les bois d'alentour et repris conscience que ce jour-là (*ivresse confusionnelle du débile*).

Mais l'émotion, une émotion ou une succession d'émotions intenses suffisent à provoquer pareils phénomènes et il faut bien le savoir parfois : un autre débile, ancien pisseur au lit, à hérédité mentale chargée, a fait par deux fois le même accès semblable. Accusé tout à coup d'abord d'avoir aidé la désertion d'un jeune soldat, lui ancien, il fait une longue et pénible détention de 22 jours en cellule, avec la perspective tourmentante du Conseil de guerre. Reconnu non coupable, il sort de prison. Le lendemain il assiste à une marche-manœuvre fatigante sans entraînement et encore sous le coup de ses trois semaines d'émotions, trois semaines pendant lesquelles il avait perdu l'appétit et aussi le sommeil. Le soir, son caporal, par méchanceté, lui fait croire quand même à une punition. Il se couche très sombre ; il se retrouve chez lui le lendemain ; il y était arrivé à moitié habillé, divaguant et sans savoir comment. Guéri, il est remis à la même compagnie où il trouve le même milieu de défiance : on lui refuse toutes ses permissions, bien qu'il soit marié et père de famille ; finalement on le retrouve chez lui dans les mêmes conditions que la première fois, ayant fait une seconde fugue confusionnelle dont il n'a pas non plus le moindre souvenir, et qui n'était cette fois encore qu'une sorte de *courte bouffée délirante* apparue inopinément chez ce débile. On trouvera, plus loin, une autre observation de confus fort intéressante (voir page 313), c'est celle d'un déserteur auquel ses officiers crurent faire avouer une faute dont la maladie seule était coupable.

Les *déments précoces* font aussi des fugues : exemple, ce soldat ancien bon-absent qui venu chez lui en convalescence d'une soi-disant neurasthénie y *reste indéfiniment*, et la gendarmerie prévenue l'y trouve très tranquillement. C'était un grand garçon microcéphale, c'est-à-dire au crâne tout petit, fort peu intelligent, sans instruction, qui était en perpétuel mouvement et dont l'attention était impossible à capter. Il faisait aux questions des réponses à côté et avait ces grands éclats de rire hors de propos dont nous avons parlé et par lesquels il coupait tout ce qu'il disait. Il était indifférent à tout et complètement dément, absolument inconscient. Je l'ai trouvé à l'asile de Bron où il était depuis une dizaine d'années.

D'autres malades semblables font aussi des fugues tout aussi étranges et ayant un caractère d'inconscience visible, et cela pour tout le monde (comme le soldat qui escaladait les murs du quartier en plein jour et s'était enfui plusieurs fois à travers champs, pendant le service en campagne). Mais parfois aussi,— et c'est cela qui est important —, rien dans la fugue du malade ne peut donner lieu à matière de remarque, tant tout paraît naturel, motivé, bien conduit, conscient, tant le malade se souvient bien de tout. C'est ce qui était arrivé à ce pauvre diable qui était à la prison de Lyon depuis 20 jours; il avait été condamné à six mois de prison pour désertion, quand il fut visible que cet homme commençait à perdre l'équilibre mental, se livrant à toutes sortes d'excentricités pour bientôt, mis à l'asile, apparaître aussitôt comme le dément le plus caractéristique. Nous donnerons plus loin un autre exemple de fugue semblable d'un dément précoce qui avait fait une désertion qui avait paru très naturelle (voir p. 3io).

J'ai même rencontré un vrai aliéné d'un genre spécial, rare au régiment, parmi les déserteurs. J'ai reçu un jour à mon régiment un homme de 27 ans qui sortait d'une maison centrale où il avait purgé une condamnation à trois ans de prison pour des escroqueries qu'il avait pratiquées pendant une troisième désertion. Et il venait pour répondre justement de cette dernière désertion devant le Conseil de guerre. C'était un fou de la catégorie des *délirants chroniques*, le plus beau type de fou lucide, qu'on puisse rencontrer parmi les hommes du rang[1].

Ce déséquilibré, à l'hérédité extrêmement chargée de misères, fils d'un alcoolique mort jeune suicidé et d'une mère indigne, avait bien

---

1. V. *Bulletin de la Soc. de Médecine militaire française*, n° du 1er décembre 1910.

en comme vie l'odyssée la plus aventureuse qui soit du dévoyé de village : mendiant dans le bas âge, placé par l'assistance publique dans différentes fermes d'où il s'échappait toujours pour revenir chez lui (fugues d'enfant qui annonçaient de très loin celles qu'il devait faire au régiment, comme c'est le cas le plus souvent) ; devenu grand, il avait pris la route, vagabondé de tous côtés, à travers tout un coin de France, et fait tous les métiers du chemineau honnête, c'est-à-dire tous les métiers des champs et des bois. Mais ce prédisposé au cerveau fragile avait sombré en route et d'une bien curieuse façon qui avait (comme cela arrive couramment) échappé à tout le monde jusqu'à ce jour. Ce grand jeune homme, au maintien d'une correction un peu nigaude, très réservé, avec un air résigné de noblesse dans l'humilité qui ne manquait pas de frapper, finit par se laisser arracher son secret « par mes bons soins » comme il disait, car il ne l'avait jamais dit encore à personne et ne voulait pas plus le dire cette fois-ci au Conseil de guerre ! Le juge du tribunal qui le condamnait le lui avait bien dit : « X... vous nous cachez quelque chose !... ». C'était exact ; il leur avait à tous caché son *délire* et, ce qui est plus étrange, chez un complètement ignorant comme lui, c'est que son délire n'était autre chose qu'un *délire scientifique*. X... était en effet un de ces fous raisonnants, comme il en court quelques-uns dans le monde. C'était plus qu'un inventeur méconnu, qui avait envoyé au ministère de la guerre (ce qui était exact) un document sur la navigation aérienne et avait la tête pleine « d'idées » qu'il était incapable au reste d'expliquer logiquement. (Il suffisait par exemple qu'il vît un phénomène de la nature pour le comprendre et inventer un instrument ou échafauder une théorie.) Car il délirait sur tout ce qui avait une apparence de science, astronomie, mécanique, mathématique, médecine même, et il laissait entendre qu'il était une sorte de *messie scientifique* « venu sur terre pour éclairer les choses ».

On juge combien ce curieux et en tout cas bien rare exemple d'indiscipline morbide avait peu à faire avec le régiment ! Bien que n'ayant que dix mois de service à faire il avait repris sa liberté bientôt pour « faire des expériences » disait-il. Bref, cet aliéné méconnu avait été condamné par deux juridictions civiles et militaires !...

Mais la preuve la plus convaincante de la nature parfois, et souvent même, maladive des fugues de nos soldats est celle tirée de ce que j'ai rencontré à l'asile de Bel-Air à Genève, en Suisse [1] dans le service du Pr Weber.

_____

1. V. *Encéphale*, août 1909. « Les déserteurs à l'étranger ».

On pourrait croire au premier abord, par exemple, que s'il y a
bien quelques fous parmi ceux qui s'enfuient et qu'on  rattrape,
— cela dans une proportion difficile à déterminer, bien entendu,
et pour bien des raisons (dont la première est que l'examen mental des déserteurs  est  rarement  pratiqué) — il n'en  est pas de
même pour les autres. On admet,  par  contre, que tous ceux qui
ne sont pas arrêtés sont, par définition, sains d'esprit, la meilleure
preuve en étant, — semble-t-il, — le fait qu'ils sont assez habiles
pour ne pas se laisser reprendre. Et on pose en fait que tous ceux
qui ont eu la précaution de mettre  la  frontière entre la loi et
eux, ayant été plus malins, doivent continuer à vivre tranquillement là où ils se sont réfugiés, jouissant en paix du fruit de leur
désertion à l'étranger. On  ne peut voir là en effet à priori qu'une
circonstance aggravante de plus de leur  délit... Mais il n'en est
pas ainsi malheureusement. Ce que nous avons trouvé à cet asile
suisse l'établit d'une manière tout à fait irréfutable et qui ne laisse
pas que d'impressionner. Nous  y avons vu huit  déserteurs que
leurs  officiers ne pouvaient pas  juger comme malades au moment où ils partirent de leur régiment, mais qui cependant n'ont
pas tardé à échouer à l'asile ainsi qu'on va le voir.

Le premier était un jeune homme de 23 ans qui était soldat ordonnance à Valence, chez un officier qui connaissait sa famille ; c'est
dire qu'il avait été considéré comme  un excellent soldat et que c'était
pour cela que l'officier l'avait choisi. Il était du reste bien noté quand
« subitement et sans aucun motif » il déserte, sans en avoir parlé à
personne, et vient à Genève ; deux ou trois mois après sa désertion, il
est amené à l'asile, excité, incohérent, fou ! Il y reste quinze jours, on
le croit guéri et on le laisse sortir ; moins d'un mois plus tard on le
ramène dans le même état !   Chez lui en tout cas la désertion avait
réellement été le premier fait pathologique de sa vie psychique. Jamais on n'avait rien remarqué chez lui auparavant qui pût faire
prévoir cette folie, et tout le monde le considérait comme absolument
normal.

Le deuxième, qui avait 22 ans, était un  faible d'esprit, un débile
mental, jouet de tout le monde, qui n'avait rien pu faire de bien bon
jusqu'au régiment. Vingt-quatre jours après son incorporation, il
déserte parce qu'il se « croyait malade »... Il vient à Genève chez des

parents et ne veut plus revenir au régiment. En réalité sa faiblesse d'esprit s'était transformée peu à peu, s'était aggravée invisiblement. Il était devenu violent, menaçait tout le monde, était allé faire du bruit au consulat de France pour demander une indemnité à l'armée française « parce qu'elle obligeait un poitrinaire comme lui à travailler »... Il est arrêté, emprisonné, et de là interné à Bel-Air. Il était devenu dément précoce !

Le troisième est un déséquilibré : fils de famille, X de Z..., qui n'avait réussi à rien, s'était engagé par désœuvrement « pour accompagner son frère qui partait au service ». Mais bientôt il escroquait de l'argent à des gens, faisait la noce. Il se dit malade ; on le met à l'hôpital ; il s'en sauve et vient à Genève. Le père vient l'y chercher, il file ; rattrapé, il file à nouveau, court la France et la Belgique. Ramené en France, il s'échappe de la prison militaire et revient à Genève. Il est arrêté parce qu'il battait sa maîtresse, voulant qu'elle fît de la prostitution. Menteur, fourbe, dupeur, dénué de toute affection ou intérêt pour rien ni personne, égoïste fieffé, souteneur, c'était un type de fou moral, il fut bientôt dirigé sur l'asile.

Le quatrième avait 21 ans ; il venait aussi de la prison parce qu'il avait été arrêté pour cambriolage, il avait déserté de la Légion un an et demi auparavant après deux ans de service, s'étant engagé sous un faux nom, un faux âge, une fausse nationalité. C'était un épileptique et un alcoolique absinthique et son cerveau était très touché par les maladies.

Le cinquième, qui avait 24 ans, avait déserté, lui, au cours de sa deuxième année de service pour suivre une femme. Il était alcoolique depuis longtemps, et c'est encore l'alcool qui, deux ans après sa désertion, l'a amené à l'asile. Il s'est mis à délirer un beau jour en ville.

Le sixième a bien 35 ans, mais il est à son huitième internement ! c'est-à-dire qu'il a été lui aussi interné jeune, aussi jeune que les autres, pour la première fois. Né en France de parents belges, il s'engage à 19 ans à la Légion ; au bout de deux ans il déserte, mais bientôt entre à l'asile d'Armentières pour des crises d'épilepsie dues à son alcoolisme, mais il y revient sept fois de suite.

Le septième a aussi 35 ans quand il entre à Bel-Air. Comment a-t-il évité l'asile jusque-là ? on ne sait ; car c'est un pauvre d'esprit dont le cerveau aurait pu sombrer bien plus vite qu'il ne l'a fait ! Il a d'abord déserté une première fois après quelques mois seulement de service ; arrêté, condamné, il est envoyé en Afrique, d'où il déserte une seconde fois, puis une troisième fois, et réussit à venir à Genève, pour s'y faire interner, étant devenu fou aigu cette fois dans sa prison où il purgeait, fait curieux, une première condamnation (il s'était laissé très facilement entraîner par des femmes). Il s'évade de l'asile et trouve le moyen d'aller plus bêtement encore se faire arrêter comme déserteur en France dans son propre village.

Le huitième enfin est encore plus intéressant puisque c'est aussi un fils de famille, X. de Z..., qui est le type le plus beau de cette **paresse pathologique** dont nous avons déjà parlé. De Z... avait été intelligent et avait commencé des études qu'il lui a été impossible de terminer. Renvoyé chez lui parce qu'il ne travaillait plus du tout, après avoir obtenu son baccalauréat, il mène la vie de fainéantise et d'oisiveté la plus indolente qui soit. Aussi est-il considéré par tous ceux qui le connaissent de près ou de loin comme le *pire des paresseux.*

Il passe son temps en effet au café à boire et à jouer aux cartes, se levant et se couchant tard, traînant d'hôtel en hôtel sous prétexte de se reposer (car il a quelque fortune), ayant des maîtresses. Comme au moment de venir au régiment il prétend avoir des crises de nerfs, on fait faire une enquête par la gendarmerie : elle lui est des plus défavorables, le représentant comme tout à fait capable de faire son service militaire, « lequel lui fera le plus grand bien » ajoute-t-on et « sera pour lui une bonne école » disant le juge de paix de l'endroit.

C'était un *dément précoce* ; ce paresseux fieffé avait déjà été traité dans une maison de santé pour une « soi-disant neurasthénie ». De nombreux médecins s'étaient déjà occupés de lui avant que ses parents ne se soient résolus à le mettre eux-mêmes à l'asile. Il leur avait causé de multiples ennuis, tant à cause de ses goûts de paresseux et de débauché qu'à cause des impulsions qu'il avait eues (un jour, il avait voulu sans raison tuer son frère d'un coup de revolver). A l'Asile, il se montrait tel que sa maladie le faisait être ; indifférent absolument à tout, incapable d'aucune initiative, restant immobile dans un coin des jours entiers, n'ayant qu'un désir impulsif, partir pour faire la noce et boire, mais se présentant avec la physionomie typique du pauvre être dont l'intelligence commence à se fermer au monde extérieur, ayant un faciès figé, et ne répondant plus aux questions qu'avec la plus désespérante lenteur, traduction manifeste de la déchéance de ses facultés en train de sombrer.

On voit en réalité dans ces simples exemples combien nous avons raison de dire que les déserteurs ne vivaient pas tous tranquillement là où ils étaient. Nous avons vu ce qui était arrivé à certains d'entre eux, en Suisse. Ce fait diminue d'abord le nombre des déserteurs dont on n'a plus jamais de nouvelles au régiment ; puis il établit une fois de plus quels rapports étroits il y a parfois entre la désertion et l'aliénation mentale ; et enfin il n'est pas sans autoriser avec grande apparence de raison cette supposition que d'autres déserteurs, que nous ne connaissons pas, ont pu finir également leurs existences de « hors la loi » de la même façon quelque part dans d'autres asiles de la Suisse ou d'autres pays. En tous cas, pour certains, malades ils sont partis, malades ils restent, et ils ne tardent pas à voir leur maladie se confirmer malheureusement très vite, puisqu'avant vingt cinq ans, c'est-à-dire dans les quelques mois ou les quelques années qui suivent immédiatement leur fuite, ils ont presque tous subi l'internement.

La désertion n'est donc parfois, comme nous le disions en commençant, que le fait de la maladie, et l'abandon du régiment que le symptôme parfois très précoce d'une aliénation mentale qui commence.

**Ne déserte pas qui veut**, en effet. Quoi qu'il en soit, il ressort de tout ce que nous avons dit, que les fugues sont fréquentes dans le milieu militaire et nous avons essayé de montrer par des exemples que leurs aspects en étaient aussi variables que leurs causes.

Nous ne pouvons donc qu'en tirer cette conclusion toute simple et toute naturelle qu'**on aurait tort de confondre tous les hommes qui commettent ces divers abandons du service** et de leur appliquer à tous également les rigueurs des règlements militaires. **Il ne faut pas les punir sans avoir étudié chaque cas en particulier et, si l'on a un doute, soumis l'individu en question au médecin ou à l'expert qui déterminera la part de la maladie dans le délit commis.** Toutes ces escapades ne se ressemblent pas, ni leurs auteurs non plus, et **les fugues sont souvent des actes d'indiscipline morbide au premier chef** comme on l'a vu. **Parmi les fugueurs il y a plus de malades qu'on ne croit et beaucoup plus de fous qu'on ne dit.**

*<br>* *

**L'officier devant un délit.** — Si maintenant, songeant à la façon dont ils ont réagi à la discipline militaire, nous jetons un coup d'œil d'ensemble sur les différentes manières d'être de nos anormaux et de nos malades, quels qu'ils soient, et sur leur conduite vis-à-vis de leur tâche journalière de soldat, nous voyons que les actes contraires à la règle qu'ils commettent apparaissent d'une manière générale à l'officier sous deux aspects : selon qu'ils semblent ou non constituer des actes d'indiscipline.

C'est dans le premier cas (absences illégales, injures, refus d'obéissance, rébellion, voies de fait, etc.), que « le commandement trouve dans l'indiscipline une cause si naturelle et qui explique si bien tous les événements qu'il ne peut se demander s'il y a autre chose », selon les fortes paroles de Granjux, d'autant que la notion de cette autre chose lui est étrangère. Si, au contraire, les actes de l'individu ont frappé par leur bizarrerie, s'ils n'ont pas de relations directes avec le service, ou si, même s'étant produits dans le service, ils n'ont pas porté atteinte à la discipline, dans ce cas alors — et dans ce cas seulement — l'homme est envoyé à la visite du médecin du corps.

Dans le premier cas, en effet, en présence des actes contraires à la règle qu'il étudie, l'officier a tout naturellement, — et cela se comprend, — la tendance à se réserver le jugement de tous les faits considérés par lui comme des actes d'indiscipline. L'idée ne peut pas lui venir aussi aisément que pour les autres actes, que ces actes puissent être autre chose qu'un manquement voulu à la discipline nécessaire, discipline qu'il a le devoir de faire observer pour le maintien rigoureux de la loi militaire.

Avec tout ce que nous avons dit précédemment, l'officier comprendra aisément maintenant qu'il ne faut pas, parce qu'un acte est taxé d'indiscipline vis-à-vis de la règle commune, s'arrêter là de son étude. Il ne faut pas par crainte « d'énerver la discipline » (comme on le dit) se refuser à l'examiner en dehors, pour ainsi dire, du principe d'autorité que l'officier représente nécessairement aux yeux des autres, comme aux siens propres. Il lui faut savoir regarder *objectivement* l'acte reproché pour pouvoir en étudier la genèse et les mobiles véritables.

Mais il devra se rappeler aussi cette chose importante à savoir, que c'est de son jugement que va dépendre le sort de l'homme. Qu'arrive-t-il en effet? L'homme commet un acte d'indiscipline, son officier le punit; si la faute est grave, l'homme est mis en prévention de Conseil de guerre sur la plainte même de l'officier, sur le jugement qu'il a porté, lui, le premier, sur un soldat qu'il doit connaître mieux que personne (d'après ce qu'on doit penser de la facilité qu'il a eue de le voir à l'œuvre et de l'apprécier). Il en aura un exemple typique dans ce qui se passe au Conseil de guerre où le rapport du capitaine de l'homme a le poids que l'on sait, comme témoignage vécu, dans la décision des juges du Conseil. Cela va de soi du reste. Mais c'est une preuve que ce témoignage, qui a d'abord décidé de la mise en jugement de l'homme, a une importance dont le poids se fait sentir jusqu'à la condamnation. Souvent le Conseil, du reste, s'en rapporte trop pour ainsi dire à ce témoignage, résultat, pense-t-il, d'une vie vécue côte à côte, pour apprécier l'individu qu'il va juger. C'est pour cela que certains individus sont ainsi punis qui ne le méritaient parfois pas.

J'ai rapporté ailleurs[1] l'histoire de ce zouave, engagé volontaire, qui ne reparut pas au camp de Sathonay au retour de sa première permission. Il était revenu de chez lui avec un camarade d'une autre régiment qui l'avait laissé à Lyon (dont le camp n'est qu'à quelques kilomètres). On supposait un meurtre par des apaches dans cette banlieue déserte. Or, ce jeune engagé était bien connu pour s'être montré pendant ses trois mois de service extrèmement mou, apathique, indolent, en un mot, inerte. Son attitude passive n'avait fait qu'augmenter, malgré tous les reproches qu'il subissait, sans nullement réagir. Il ne parlait que pour demander du feu et allumer sa cigarette. Bref, sa mauvaise attitude, son manque total d'énergie, l'avaient rendu peu sympathique. Son sergent l'accusa même, un jour, sur les rangs «d'être un masturbé », croyant expliquer par là sa mollesse et son affaissement; l'autre ne manifestait rien.

<hr>

1. V. Congrès des Aliénistes et Neurologistes, Bruxelles, août 1910.

Cette réputation de mauvais soldat, paresseux, indifférent, avait fait penser que sans doute, il avait déserté : il revient le 14ᵉ jour de son absence, en pleine nuit ; il se présente au poste, *juste la veille du jour où il allait être porté déserteur*. Mais quelques heures après il était reparti sans avoir abordé la compagnie.

6 jours plus tard on le ramena au camp. Il venait d'être trouvé à 3 kilomètres de là, dans un jardin, sale, couvert de boue, dépenaillé. Il était dans cet état de confusion mentale, que nous avons décrit plus haut, inerte, d'une docilité extrême, se laissant conduire, asseoir, etc..., mais n'obéissant plus aux injonctions militaires, l'air complètement absent avec un visage absolument inexpressif. Totalement indifférent à tout, il ne répondait plus que machinalement, et seulement par oui et par non, qui tombaient comme ils pouvaient aux questions fréquemment répétées. Il ne savait pas où il était, et ne se rappelait pas ce qu'il avait fait de son temps.

Son lieutenant vint le voir au moment où j'examinai l'homme et il l'interrogea. Il lui posa des questions comme il l'aurait fait à n'importe quel autre soldat. « Tu es parti de chez toi, à telle heure ! tu as pris tel quai, n'est-ce pas ? Ils t'ont entraîné ? etc... » L'autre ne répondait toujours que par oui ou non, qu'il disait un peu à tort et à travers. Le lieutenant mettait son trouble sur l'émotion et la crainte de la sanction, et croyait qu'il avait obtenu de lui l'aveu de toute sa conduite et rétabli l'histoire entière de sa fugue. Et il fut très surpris quand je lui montrais que s'il interrogeait notre malade en lui demandant des choses précises, le numéro de sa compagnie, de son bataillon, le jour, l'année, l'heure, l'homme ne répondait pas : il savait seulement son nom, son pays et répondre oui et non. Il ignorait comment s'appelaient ses officiers et son lieutenant lui-même : il avait perdu toute la mémoire et ne comprenait plus ce qu'on lui demandait. Son cerveau était incapable de recevoir ce qu'on lui faisait parvenir. Le lieutenant était stupéfait de s'apercevoir de ce qu'avait eu d'illusoire tout son long interrogatoire.

J'envoyai chercher le capitaine et le commandant, et tous deux, engageant la conversation avec lui, s'y laissèrent prendre et crurent l'homme repentant et contrit simplement. Ayant mis au courant le commandant, je l'invitai à répéter l'interrogatoire en inventant de toute pièce une histoire. « Vous aviez une femme à Lyon ? Réponse : oui. — Elle habite rue de la République ? Oui. — Au numéro 56 ? Oui. — Vous étiez chez elle ? Oui. — Elle s'appelle Jeanne ? Oui. — etc., etc... » Et le commandant construisit à son grand étonnement un roman complet. Il se rendit compte de l'erreur qu'on aurait commise, en punissant l'homme automatiquement à son arrivée au régiment sans l'avoir vu, pour son délit d'absence illégale. Il se rendit compte de la facilité avec laquelle, dans l'instruction de l'affaire de cet homme, on aurait pu croire obtenir ses aveux et quel tort on aurait eu de le mettre en prison et de l'envoyer de là au conseil de guerre, sans l'avoir fait examiner par un médecin. Dans l'espèce, c'est parce que connaissant l'homme comme un débile, j'avais eu le pressentiment que sa désertion était maladive, que je l'avais fait mettre à l'infirmerie, et non pas laissé aller en prison dès son retour et examiné. Il fut réformé après être resté à l'hôpital Desgenettes à Lyon plus de deux mois dans le même état.

Ce débile avait sombré lentement, sans qu'on s'en doutât, parce que la vie automatique du rang permet à l'homme d'avoir encore pendant assez longtemps un semblant d'activité normale, car elle le porte pour ainsi dire : il fait ce que font les autres, et il obéit par habitude encore quelque temps alors que son cerveau est déjà malade.

Ce fait est des plus typiques. Il prouve surabondamment combien il est vrai que tout officier est appelé à décider en reconnaissant ou non l'état mental maladif d'un homme, de son sort final. La chose est grave ; il ne faudrait pas l'oublier, puisque nous venons de voir que notre malade a couru le risque de passer inaperçu et d'être condamné bien qu'il fût complètement perdu du cerveau.

**C'est l'officier qui par son jugement de la nature (morbide ou non) des faits commis, oriente l'homme vers le médecin**

ou vers le juge. On voit combien la solution est différente et combien le problème gagne à être éclairé par des connaissances en psychiatrie pour tous ceux qui ont charge d'hommes !

L'officier devra donc se souvenir de cette remarque que les actes commis par des militaires aliénés ou entrant dans l'aliénation sont jugés en premier, et trop souvent en dernier ressort, exclusivement par des officiers, pour apporter dorénavant toute son attention à l'étude de l'homme qui vient de commettre une faute et dont il a le sort à décider.

# XVI

## NÉCESSITÉ DE LA COLLABORATION
## DE L'OFFICIER ET DU MÉDECIN

**La collaboration de l'officier et du médecin** est nécessaire plus que jamais pour l'œuvre à entreprendre d'amélioration du milieu militaire. Cette collaboration n'est pas — bien loin de là — un chapitre nouveau à ouvrir dans le gros livre de la vie intime d'un régiment. Elle existe constante et sa pratique est de tous les instants, toute pleine de bénéfices bien connus et bien appréciés de part et d'autre. Elle a seulement besoin d'être plus complète, plus étendue, et aussi d'être rendue plus fructueuse en s'appuyant sur des notions plus claires et plus précises.

Ces notions, les médecins militaires les possèdent déjà ou les posséderont bientôt, car ils savent bien que la psychiatrie n'est pas autre chose qu'une application de la clinique dans une branche particulière de la médecine. Au reste, cette psychiatrie leur est enseignée dans toutes les facultés au même titre que toutes les autres branches médicales. S'ils ne conservent pas dans leur entier tous ces divers enseignements spéciaux au point par la suite de pouvoir exercer comme spécialistes, ils ont assez appris au cours de leurs études pour pouvoir s'en servir toutes les fois que l'occasion s'en présentera : ils n'ont pas besoin d'être spécialisés comme oculistes pour posséder d'une manière que l'expérience journalière démontre parfaite toutes les maladies des yeux !

Il en sera bientôt de même pour la psychiatrie.

Le médecin militaire saura bien vite par exemple dépister le malade sous le coupable, quand il sera averti complètement des modes de réaction individuelle des diverses catégories de malades, d'aliénés, comme il l'est depuis longtemps et d'une manière si démonstrative pour tous, de celle de tous les anormaux !

D'autre part le médecin militaire sait bien ce qu'il est pour un régiment et pour la discipline. Il soigne, il conseille, il protège et les hommes et le régiment; mais il a en outre une influence morale qu'il connaît bien sur la discipline de la troupe. *L'hygiène mentale* de celle-ci fait partie de ses préoccupations. L'intérêt qu'il porte à la constitution mentale de la troupe à côté de la constitution physique n'est pas nouvelle pour lui, puisqu'à tout instant il en analyse les éléments, un à un dans sa salle de visite.

Il sait toujours où en est le régiment au point de vue de l'effort à fournir et de la fatigue ressentie; il saura pareillement quand il le voudra où il en est au point de vue mental. Aussi verra-t-il à peine dans cette tendance nouvelle à s'occuper davantage de la mentalité du soldat une extension de ce qu'il faisait lui-même déjà tous les jours : il le faisait instinctivement; et c'est même parce qu'il est un bon psychologue le plus souvent, qu'il est un bon, un excellent médecin militaire, qui sait déceler le faux du vrai, reconnaître la part de vérité médicale et réelle, sous les apparences dont elle est entourée ou qui la masquent, comme aussi sous les dehors de l'exagération ou même de la simulation : sa sagacité, sa perspicacité cliniques sont populaires à bien juste titre.

Il ne trouvera ici qu'une arme de plus, — et une arme scientifique —, pour savoir donner à chacun ce qui lui revient, mais aussi bien entendu par contre pour savoir exiger de chacun ce qu'il doit donner au pays de son effort et de ses services.

Quant à l'officier, il ne verra ici rien autre chose qu'une tendance vers une meilleure méthode de dressage militaire, je dirai même qu'une plus complète application de la méthode même du dressage militaire que les règlements actuels lui indiquent; **le but** à poursuivre, pour le médecin comme pour l'officier, n'est pas autre chose en effet que l'amélioration de la qualité du soldat par une utilisation rationnelle de ses capacités.

La collaboration journalière de l'officier et du médecin ne trouvera donc ici qu'une occasion de plus de s'exercer, et, nous en sommes sûrs, elle sera efficace. « Cette collaboration se fera tout naturellement quand les officiers seront mis au courant des idées générales directrices de la psychiatrie pour savoir reconnaître le malade sous le soldat et surtout quand, faisant abstraction de toute idée théorique et philosophique, ils admettront simplement que certains sujets, de par leur constitution psychique, sont tout à fait inaptes à s'adapter à certains milieux et qu'il y a intérêt pour ces milieux à s'en débarrasser » (Antheaume et Mignot). C'est cette connaissance que nous avons voulu leur donner ici. Et les deux auteurs que nous venons de citer ajoutent qu'en demandant au service de santé les renseignements techniques qui leur sont nécessaires pour juger de la mentalité d'un de leurs hommes « les officiers ne feront que se documenter, vis-à-vis des fonctions cérébrales de leurs soldats, de la même manière qu'ils trouvent tout naturel de le faire vis-à-vis de leurs fonctions organiques banales »... par exemple de la bonne santé de leurs poumons ou de leur cœur.

L'adjonction des sous-officiers à cette collaboration n'aurait certainement que de bons effets. Les sous-officiers sont souvent des jeunes gens intelligents, capables de voir vite le degré d'intelligence, d'activité et les anomalies d'un homme. Suivant celui-ci partout tous les jours, à l'exercice, aux marches, à la chambrée, ils peuvent pénétrer plus que l'officier l'esprit de l'homme, lequel se cache moins d'eux que de tout autre. Le sous-officier est donc par cela même bien capable de donner des renseignements très précieux à son officier. Mais il le fera certainement encore mieux s'il est guidé par lui dans cette recherche. Et très simplement l'officier peut appeler son attention sur l'intérêt qu'il y a pour lui à être fixé sur la conduite de tel homme hors du rang. Le sous-officier peut alors faire causer l'homme qui se méfiera moins de lui, et obtenir de lui de précieux renseignements, sur les siens comme, surtout, sur lui-même.

Officiers et médecins empêcheront ainsi par cette collaboration, éclairée à la lumière des notions que nous avons développées, non seulement nombre de défaillances et de rébellions, mais aussi nombre de mauvais exemples et peut-être de malheurs en temps de paix, mais surtout en temps de guerre.

De là enfin résultera, outre une préparation plus complète de l'officier à sa tâche d'éducateur et une facilité plus grande pour lui dans l'accomplissement de son devoir de chef, une meilleure adaptation de chaque homme à son devoir de soldat comme aussi une discipline plus appropriée à ses capacités, et partant plus juste dans ses exigences.

# XVII

## L'OFFICIER NE DOIT CRAINDRE NI L'ERREUR NI L'ABUS

Il ne faudrait pas que l'officier puisse garder à l'esprit quelques préoccupations sur l'application des données que nous lui avons présentées dans ces pages. Non.

**L'officier ne doit pas craindre l'erreur ni l'abus.** — L'erreur 1° Non ! que l'officier ne craigne pas trop l'erreur ni de sa part ni de la part du médecin, auquel il enverra ses malades ou ses suspects. Qu'il ne craigne pas trop d'abord qu'en suivant plus ou moins à la lettre les recommandations qui lui sont présentées ici il puisse provoquer par exemple la simulation par le trop grand soin qu'il mettrait à dépister les troubles mentaux chez les hommes qui lui sont confiés.

Parlons un peu en effet de la **simulation**.

C'est presque un axiome de dire qu'*on y pense plus souvent qu'on ne la rencontre*.

Nous avons dit dans le précédent chapitre que l'idée en vient *a priori* et pour ainsi dire naturellement à l'officier devant un soldat qui prétend ne pas pouvoir faire son service ou qui commet tels ou tels actes étranges.

Nous avons dit pourquoi il en était ainsi, à savoir parce que l'officier « *juge* » l'homme avec ses « propres mobiles » à lui, c'est-à-dire décide que l'acte de cet homme est un acte coupable, parce qu'il veut toujours mettre un motif d'action sous un acte quelconque et qu'il met les siens propres sous les actes de l'homme. Il se dit que si l'homme fait telle ou telle chose, c'est que l'homme y a son intérêt et il cherche tout de suite lequel. Et cela parce qu'il ne comprend pas aussi aisément qu'un médecin que si un acte est commandé par le cerveau, il peut être ordonné par un cerveau malade, qui n'a plus par conséquent les mobiles d'action qu'on a d'ordinaire et qui n'en a même parfois pas du tout.

L'officier ne peut pas en effet aussi aisément que le médecin se défendre des circonstances troublantes du milieu pour *voir de suite le malade sous le soldat*, c'est bien évident (aussi doit-il lui amener le malade le plus tôt possible !)

Nous avons vu qu'il fallait s'efforcer de voir « objectivement » les actes des hommes pour pouvoir reconnaître ceux qui étaient causés par la maladie parmi tous les autres actes normaux.

Cela étant, la simulation est-elle fréquente? Non. (J'entends la simulation des troubles mentaux, bien entendu, et non pas la simulation des maladies en général qui ne sont pas en sujet ici). Il y a plus : **la simulation de la folie est extrêmement rare.** Il y en a très peu qui l'invoquent ou plutôt il y a très peu de délinquants qui essaient de se faire passer pour aliénés.

Assurément cette simulation est possible; mais tandis que jadis on l'estimait extrêmement fréquente, aujourd'hui qu'on connaît de mieux en mieux les diverses manières d'entrer dans l'aliénation, on la considère comme exceptionnelle.

Raynaud dit que si l'on analyse les observations publiées dans des ouvrages déjà un peu anciens, mais qui ont eu une grande célébrité, par les médecins militaires qui pensaient que la simulation de la folie était facile et fréquente, on a peine à en trouver qui aient un cachet sérieux d'authenticité ou bien — chose importante à retenir — « elles prouvent justement le contraire de la thèse que l'on prétendait soutenir ». Ces médecins étaient certes de bons observateurs, mais ils se trompaient parce qu'ils n'avaient pas les notions de psychiatrie qu'on peut avoir aujourd'hui couramment et qui les auraient éclairés là-dessus. C'est dire, par cet exemple, combien l'homme le plus intelligent aurait tort de s'en rapporter à ses seuls dons d'observation, s'il n'est pas aidé par de solides connaissances de cette branche spéciale de la médecine.

Il faut dire en effet que, hélas ! beaucoup de fous ont été condamnés comme simulateurs autrefois. Chavigny déclare que de tous les cas qui lui ont été soumis sous la rubrique de « folie simulée », les plus nombreux étaient des cas de folie bien authentique qui avaient été jugés simulés en raison des circonstances du milieu. Il donne comme exemple le cas d'un artilleur que des troubles du caractère avaient fait placer à l'infirmerie en observation ; on avait conclu à la simulation (simulation que les parents du malade eux-mêmes dénonçaient aussi). On le renvoie faire son service, où son mauvais vouloir lui fait avoir punition sur punition, quand, un matin, le colonel l'aperçoit cherchant sa nourriture dans un tas d'ordures. Interrogé, il expliquait qu'il voulait ainsi échapper à la malveillance de ses camarades qui cherchaient à l'empoisonner : il était atteint du délire de la persécution !

Un petit groupe seulement, ajoute-t-il, était constitué par des anormaux à l'intelligence incertaine qui n'avaient rien trouvé de mieux que d'exagérer leurs vrais troubles mentaux pour paraître plus insuffisants ou plus détraqués qu'ils ne l'étaient.

Il faut donc se méfier de l'idée de la simulation.

Il faut s'en défendre beaucoup car, comme l'a dit un célèbre aliéniste dans un aphorisme toujours vrai (qui ne s'adressait pas aux médecins militaires mais bien aux aliénistes civils eux-mêmes !) **on ne simule bien que ce qu'on a déjà**, et c'est ce qui arrive en effet. Un anormal, se sentant insuffisant, cherche tout naturellement sa défense dans son insuffisance même et qu'il trouve bon d'exagérer ; c'est même ce que font beaucoup d'entre eux chez qui cette tendance se rencontre souvent. Un sot réussit à simuler la sottise mieux qu'aucun individu normal pourrait jamais le faire ; c'est même ce qu'il réussit le mieux et il serait beaucoup plus embarrassé de paraître intelligent ! Il le sait et il essaie toujours dans les circonstances difficiles de se défendre de cette façon. On peut croire qu'il simule, non ; il exagère tout simplement et encore tout au plus ! En veut-on un exemple ?

J'ai reçu un jour à l'expertise d'un régiment de l'extrême Est un jeune soldat qu'on reconnaissait pour un débile mais qu'on soupçonnait d'être un simulateur probable. C'était un grand gaillard solide et trapu qui avait un sourire constant sur les lèvres « *le sourire du débile* » (ainsi que l'a bien fait remarquer Chavigny), sourire qui lui donnait un air assez finaud. Il était à ce régiment depuis peu de temps, étant venu d'un régiment de cavalerie de la proximité de Paris. A son premier régiment il aurait fait semblant de ne pas comprendre le français et « simulé l'imbécillité ». Son capitaine, s'opposant avec juste raison à toute punition avant d'être sûr de la simulation, le fait prendre en observation à l'infirmerie puis à l'hôpital. L'opinion des médecins était conforme à la sienne ; mais ils ont tous jugé qu'il ne fallait voir qu'une preuve de plus du peu de développement de son intelligence dans la faible ingéniosité du moyen employé pour simuler. Comme il prétendait avoir la crainte exagérée du cheval il est présenté à la Commission de réforme pour « hippophobie », changé d'arme et versé dans un régiment d'infanterie, car il répétait qu'il voulait « servir comme tambour ». Mais il se trouve qu'il est Breton et qu'il fut envoyé sur la frontière belge. Lui qui pensait naïvement en échappant au cheval et en passant dans l'infanterie être envoyé dans son pays (comme il me l'expliqua) se montre à son nouveau régiment — où il ne trouve que des Bretons qui ne parlent pas le même breton que lui !     maladroit, inintelligent, à charge à ses gradés et à ses camarades qui étaient obligés de le débarbouiller, de l'habiller ; et ses effets et ses armes étaient dans un état de malpropreté repoussant malgré les observations et les punitions (rapport du capitaine). Cet officier s'aperçut que J. souffrait de « nostalgie », et il le trouva perdu au milieu des difficultés de sa nouvelle vie et mêlant le peu qu'il avait appris aux dragons avec ce qu'on lui apprenait à l'infanterie, d'où nouvelle source de complications (le demi-tour par exemple, qui n'est pas le même dans les deux armes, le tourmentait beaucoup, et il ne savait plus comment placer ses pieds ; le port d'arme du mousqueton et celui du fusil qui étaient différents l'égaraient).

Il dit qu'il n'a jamais compris comment on pouvait arriver à faire à gauche par 4. Il répondait invariablement aux observations faites « je ne sais pas » ou « je n'ai pas eu le temps ». Il est noté comme ayant toujours « fait preuve d'un manque absolu d'intelligence ». Par contre, observait-on, il n'oubliait jamais l'heure de la soupe et le capitaine concluait que c'était « ou un simulateur adroit ou un pauvre diable dont on ne fera jamais un soldat... »

En réalité ainsi qu'on s'en doute déjà, c'était un débile de la catégorie des débiles dociles et affectifs, qui avait l'intelligence d'un enfant de 13 ans à peu près. Ce qui trompait en lui c'était d'abord son apparence : il était content de lui ; et ce qui trompait encore plus c'était de voir ce grand corps vigoureux avec ce sourire finaud qui lui donnait l'*air beaucoup plus intelligent qu'il n'était.* Il avait bien été nostalgique (il continua à l'être au début ; à l'hôpital, il ne l'était déjà plus). Mais ce qui trompait encore plus sûrement en lui, c'était le fait qu'il avait une assez bonne mémoire. Celle-ci lui servait, à l'hôpital, à essayer de faire rire ses camarades. C'est ainsi que les premiers temps il parlait tout le temps, ses camarades n'arrivaient pas à le faire taire. Il leur débitait des niaiseries apprises par cœur (qu'il redisait à satiété constamment les mêmes), des vieilleries apprises dans son enfance dans un vieil almanach, proverbes, dictons, signes du zodiaque avec leur signification correspondante pour les traits du caractère, toutes choses qu'il répétait mécaniquement et sans en changer un mot. Il décorait ses récitations d'appellations prétentieuses et sottes qui sont bien la meilleure signature de sa débilité mentale. Réciter les signes du zodiaque, il appelait cela pompeusement « *faire les considérations modernes* » et, très content de lui, il débite sur chaque mois une phrase comme une stance : « l'homme né en avril sera hardi, etc., etc... » Il disait aussi qu'il savait faire « *les gestes magnifiques* ». C'était des bruits imitatifs faits avec la bouche et auxquels il attribuait un sens merveilleux qu'il n'a jamais pu arriver à m'expliquer au reste, pas plus que leur dénomination. Il les faisait et refaisait sans cesse, persuadé qu'il avait fait là 4 tours de force, heureux d'amuser les autres qui se jouaient de lui !

Bref, il s'agissait bien d'un débile, mais d'un débile qui, après avoir voulu paraître bête sans aucun doute, a voulu paraître intelligent (il apprenait tout ce qui lui tombait sous la main, arithmétique, géographie). Sa débilité a pu être naturellement exagérée par les difficultés et le trouble de l'adaptation comme aussi par sa nostalgie passagère, mais il est évident qu'il a essayé de trouver en elle moins une arme qu'un recours contre le désarroi des milieux successifs où le hasard l'avait placé, puisqu'il n'avait pas su mieux faire comprendre le désir véritable d'aller chez lui. Il est aujourd'hui dans le service auxiliaire et il y accomplit son temps tranquillement, mais pas sans qu'on ait eu à déplorer son manque si manifeste d'intelligence devant toute la peine qu'on a eue à lui trouver un emploi facile qui lui convienne. (Il était maladroit — il cassait la vaisselle à l'hôpital — ; au régiment il fut un peu ballotté d'un côté à l'autre pour cette même raison.)

Ne croyez donc pas trop aisément à la simulation.

Il est arrivé à bien des malades de passer pour des simulateurs (et cela sur la dénonciation même de leur entourage) et qui n'étaient malheureusement que des malades !

Tel était le cas de ce zouave du camp de Sathonay qui, deux jours après son arrivée au corps, était devenu complètement muet ; il comprenait et exécutait les ordres, mais avec mauvaise volonté, trouvait-on. Mis à l'infirmerie il continuait à ne pas répondre, refusait toute nourriture, ses camarades étaient unanimes à dire, ainsi qu'un sous-officier de son pays qui le connaissait, qu'il le faisait exprès et qu'il simulait. On le voyait en effet à l'infirmerie refuser de boire et se cacher pour aller boire tout seul aux lavabos. On demande une enquête à la gendarmerie ; elle lui est absolument défavorable. Tous ceux qui l'ont connu sont du même avis: « il simule depuis le conseil de revision pour ne pas être soldat ». Tous insistent sur ce qu'il parlait comme tout le monde auparavant ; le secrétaire de la mairie de l'endroit raconte que le jeune homme est venu le voir pour lui demander par gestes qu'il lui fallait quelque chose. L'autre lui ayant dit que s'il ne parlait pas il n'aurait rien, il se décide à dire ce qu'il veut, puis repart « en refaisant le muet de nouveau ».

On croit d'autant plus aisément cette histoire de simulation que C... est un très mauvais sujet, qu'il vient d'être condamné à quinze jours de prison pour outrage public à la pudeur et violation de domicile. Il était bien aliéné, hélas ! C'était justement un de ces déments précoces dont nous avons parlé.

Un autre soldat que ses parents avaient eux-mêmes déclaré simulateur est entré à l'asile de Bron en 1908 et y est encore !

La simulation est donc très rare, il faut bien se le dire, et, en présence d'un acte étrange, extraordinaire, bizarre, comme devant un individu qui paraît réellement avoir l'esprit troublé, la meilleure conduite à tenir est de le croire sur parole pour ainsi dire et de le faire examiner aussitôt.

Il faut se rappeler que si même tout était contre le sujet, on a encore le devoir de se dire que « *ne simule pas qui veut* », et il est bien prouvé aujourd'hui que le plus grand nombre de ceux qui ont vraiment simulé au point de tromper le médecin n'étaient pas normaux, mais étaient bien plus près d'être de vrais aliénés que d'être des gens sains d'esprit.

Tous fous alors, docteur ! nous dit-on parfois en riant. Et on ne peut que répondre : « Mais non ! mais non !... quelques-uns seulement, et les autres pas tous aussi solides du cerveau qu'on le croit, tout simplement ! Et enfin, et **surtout, pas tous pareils** ! voilà tout ! »

*<br>* *

2° **Ne pas craindre l'abus.** S'il ne doit pas craindre l'erreur, il ne doit pas plus craindre l'abus.

Non, que l'officier se dise bien au contraire que la prophylaxie est vraiment la meilleure et la plus efficace, sinon même la seule efficace des thérapeutiques. (Toujours prévenir n'a-t-il pas mieux valu et n'a-t-il pas toujours été plus certain que guérir ?)

Non ! ce n'est pas en portant trop d'intérêt à la santé physique de ses hommes qu'un capitaine, qu'un chef, a fait d'eux de moins bons soldats, bien au contraire. Ce serait une banalité que de répéter que des soldats mieux nourris, mieux soignés, et qui savent qu'une sollicitude attentive surveille leur état de fatigue et s'inquiète de leurs besoins, sont plus aptes que tous autres à l'endurance et à l'effort. Leur rendement est bien meilleur, c'est indiscutable : *une meilleure hygiène n'a jamais fait qu'accroître la faculté de produire de l'énergie,* tout au contraire. Et les guerres modernes sont des victoires que l'hygiène journalière a préparées de longue main.

**Il en est en tout de même pour l'hygiène mentale du soldat:** *Une troupe bien surveillée mentalement ne peut être qu'une troupe mieux conduite.*

Que l'officier ne craigne donc pas de provoquer la simulation. Enfin qu'il se dise bien qu'il ne s'agit pas pour lui de prendre une décision personnelle sur la réforme de l'homme, mais qu'il se dise tout simplement qu'il a pour tâche de tirer le meilleur parti pour l'armée des hommes qui lui sont confiés et qu'il ne peut le faire avec méthode et profit que de la façon que nous lui avons exposée, comme aussi que son devoir le plus important dans l'intérêt des hommes qui lui sont confiés est de faire part immédiatement au médecin de tout ce qu'il pourra observer d'anormal chez ses soldats.

**Puis aussi ne craignez pas de voir ce qui est. Ce qui est, est** ; l'interpréter est autre chose. Car si c'est bien vous qui observez, qui donnez des renseignements au médecin, dites-vous bien (pour votre tranquillité même si cela est nécessaire), que ce n'est pas vous qui jugez, qui décidez de la réforme ! C'est à lui de prendre cette responsabilité professionnelle, aidez-le seulement de tout votre possible à la prendre !

Au reste, même pour le triage à faire parmi les anormaux, triage qui peut paraître et qui est parfois vraiment plus difficile, il ne paraît pas qu'il faille avoir aucune crainte de supercherie. Un professeur de psychiâtrie d'Allemagne, le P<sup>r</sup> Cramer, faisant récemment une conférence sur ces genres de malades à des médecins militaires de son pays, disait « : *Je tiens pour impossible qu'un médecin bien au fait de la phychiatrie, qui connaît la vie et qui sait voir, puisse être trompé* ». Cette parole doit être une réponse suffisamment probante à la crainte que certains pourraient avoir que le médecin spécialiste lui-même ne soit parfois trompé.

Qu'on ne craigne donc rien ! qu'on ne redoute pas même la recherche systématique, le dépistage raisonné des anormaux dans les régiments, bien au contraire. Car le jour où ce dépistage serait pratiqué dans la troupe et où des centres d'observation créés dans l'hôpital militaire de chaque corps d'armée pourvoieraient à l'observation approfondie de tous les suspects de maladie mentale ou à l'examen détaillé de chaque anormal, ce jour-là un grand pas serait fait pour l'amélioration du milieu intérieur de l'armée. Quel soulagement ce serait pour le médecin du régiment comme pour l'officier de savoir que toutes les non-valeurs ou toutes les demi-valeurs mentales seraient étudiées là avec méthode ! quel profit la tranquillité de l'un et de l'autre ne retirerait-elle pas d'une pareille certitude, qui laisserait au premier plus de loisirs pour s'occuper d'autres malades qui appellent ses soins d'une manière plus urgente et au second plus de satisfaction dans la tâche qu'il a de dresser les camarades normaux d'un débile ou d'un déséquilibré qui les gênaient.

A l'étranger pareilles institutions existent. Quand elles existeront en France, il paraît absolument évident qu'à l'encontre de toute crainte qu'on pourrait en avoir, il y aura à l'avenir beaucoup moins de pertes d'hommes à redouter pour les effectifs puisque le *dépistage rationnel des anormaux aura pour corollaire nécessaire la distribution à chacun d'eux du traitement ou de la situation qui leur conviennent.* Il n'en peut résulter qu'une utilisation meilleure de leurs moyens. Et c'est ce qui doit avoir lieu le plus rapidement possible pour que le bénéfice à en retirer soit le plus réel: plus tôt ces anormaux seront envoyés à l'hôpital, plus vite la solution donnée aura permis d'éviter des malentendus, aura dénoué des situations parfois très délicates comme il s'en élève devant la discipline avec le cas de certains de ces individus qui compliquent la tâche de tout le monde et rendent l'instruction et même l'exercice de l'autorité parfois très difficiles.

[Nous ne pouvons pas en donner de meilleurs exemples entre beaucoup d'autres que celui de ces sujets qui, après avoir été souvent à la visite pour des raisons plus ou moins apparentes, avoir d'abord été tenus pour suspects de mauvaise volonté puis bientôt punis — qu'ils aient ou non été reconnus malades par le médecin — sont enfin considérés comme des *simulateurs.* Il suffit de nous rappeler combien de malades mentaux accusent des troubles réels ou pas, des diverses parties de leurs corps, combien d'anormaux peuvent arriver à se préoccuper d'une manière angoissante ou extravagante d'une infériorité physique ou d'une petite lésion anatomique (à laquelle ils attribuent leur désharmonie avec le milieu, bien entendu) pour avoir le droit de dire que ce devrait être un principe de **ne jamais déclarer simulateur un soldat sans examen mental préalable.** Il n'est pas douteux que le médecin de régiment tout comme l'officier seraient heureux d'être délivrés de cette responsabilité d'avoir à demander les rigueurs de la loi contre un soldat qui pourrait être un malade].

# XVIII

## IL NE DOIT PAS REDOUTER POUR LA DISCIPLINE

1° AVANTAGES DE LA PSYCHIATRIE POUR L'OFFICIER.

Je dois dire enfin un mot d'une autre crainte, c'est celle qu'un commandement trop habitué uniquement à la discipline automatique, comme l'était l'ancienne, pourrait opposer aux études du genre de celle-ci : c'est la crainte d'affaiblir la discipline par l'intérêt trop grand porté à un individu, à son état d'esprit, à son moral, à ses pensées, et cela, lui semble-t-il, au détriment de l'intérêt général lui-même.

Est-il vraiment besoin de défendre l'officier moderne, l'officier d'aujourd'hui, d'une pareille crainte? Je ne le crois pas.

Toute la méthode d'éducation militaire, tout le dressage militaire en un mot, est fondé sur des idées nouvelles qui lui sont *imposées* par les conceptions tactiques actuelles. Le dressage s'est lui-même indivualisé car il lui a été abondamment démontré que la meilleure façon de dresser et de préparer une collectivité était d'en dresser, d'en préparer isolément d'abord les individus qui la doivent constituer.

L'éducation du soldat doit donc être actuellement plus psychologique qu'elle ne l'a jamais été.

*Il ne faut pas craindre pour la discipline, non ! puisque c'est la meilleure façon de tirer le maximum de rendement des individus que de savoir ce qu'on est en droit exactement, scientifiquement, d'exiger d'eux et de les mettre en état de le produire.*

Et c'est justement ce que cherche à réaliser cette conception nouvelle, de l'étude scientifique, psychiatrique, du milieu militaire, seule capable de donner à chacun ce qui lui convient. *Cette étude ne vise en effet pas à autre chose qu'à* **l'utilisation rationnelle des individus dans l'armée,** utilisation qui n'est pas encore cherchée sur cette base, base dont toutes les données lui sont fournies par la science.

C'est la phobie de la faiblesse numérique, et c'est le désir du nombre seul, qui pourraient porter à être surpris qu'on veuille rejeter de l'armée des gens qui n'ont pas toujours l'apparence de malades, il est vrai, mais qui ont pourtant des raisons médicales de ne plus y rester. On ne devrait pas oublier cependant ces paroles de Chavigny qui rappellent que l'armée ne se sert peut-être pas suffisamment de l'avantage immense qu'elle a sur la société : « l'armée, collectivité à but déterminé, peut et doit », dit-il, « assurer une sélection entre ceux qui doivent la composer, car elle n'est pas astreinte comme la société à subir indistinctement tous les individus que le hasard a fait naître », paroles très justes qu'on ne devrait pas perdre de vue, même quand on a le devoir de prendre en mains l'intérêt le plus exigeant de l'armée.

Car si on se rappelle cela et si on se souvient surtout de ce qu'on peut surmener un cerveau tout aussi facilement qu'on surmène un corps, forcer une pauvre intelligence aussi aisément qu'on peut forcer un cœur ; si on n'oublie pas non plus le fait que la contagion mentale est parfois plus dangereuse que la contagion physique, et qu'un déséquilibré avéré par exemple est plus dangereux à la caserne qu'un tuberculeux qui crache ses poumons, que d'autre part il n'y a pas que le nombre de fusils qui compte et que la valeur morale d'une armée est un facteur indéniable du succès et de la victoire, on ne s'étonnera pas qu'on veuille rejeter de l'armée les individus qui ont des raisons médicales de ne pas y entrer. **L'égalité devant la loi s'arrête à la maladie et parfois aussi dans certains cas à l'anomalie mentale.** Et la conviction de tous qui n'est pas loin de se faire ardente et complète sur tous ces points, aidera puissamment à l'application de cette œuvre de préservation de l'armée que les psychiatres proposent aujourd'hui à l'officier. Et l'officier l'accueillera favorablement car cette œuvre, — il le sait —, qui est toute au bénéfice des malades, est aussi, et pour ainsi dire avant tout, au bénéfice de la discipline et par conséquent de la facilité de sa propre tâche comme enfin de la conscience même qu'il en a.

## 2° Avantages de la psychiatrie pour le juge et pour la justice militaire.

A tout cela j'ajouterai, puisque l'occasion se présente de le faire : **n'ayez pas même la crainte du psychiâtre !** comme certains pourraient être tentés de l'avoir. Non ! disons-le en passant, **l'armée n'a rien à craindre, bien au contraire, de la perspicacité de l'aliéniste, et la justice militaire encore moins.**

Il ne faudrait pas tomber en effet dans le préjugé banal qui consiste à reprocher à l'expert de dépister trop facilement l'anomalie et même la maladie mentale, c'est pourtant ce que certains font. Mais ils devraient bien se dire que l'expert lui-même ne dépiste que ce qui est ! Et on n'a peut-être pas suffisamment réfléchi au fait qu'il a parfois d'autant moins de mal à dépister ce qui est, qu'on ne remarque pas suffisamment dans l'espèce — comme l'a dit si justement Hesnard[1] — que « les cas à propos desquels ce procès de tendance est fait à l'expert concernent justement les anormaux (et même les aliénés confirmés mais d'apparence lucide) qui sont restés ignorés jusqu'au jour où la répétition vraiment étrange du même délit inexpliqué ou l'aggravation d'un trouble

---

1. V. *Archives de médecine navale*, sept. 1910. Note sur la responsabilité médicale des prévenus militaires.

mental discret, ont désigné le psychopathe méconnu à l'examen de l'aliéniste. »

C'est en effet le plus souvent quand ces sujets « ont donné des signes d'anomalies assez graves et assez évidents, assez durables, pour faire soupçonner à des personnes ignorantes de la psychiatrie, l'existence d'une maladie mentale qu'on l'envoie au spécialiste ». Et on s'étonne après qu'il déclare que cet individu est un anormal !

Dans les cas de conseil de guerre par exemple, c'est le plus souvent la justice militaire elle-même qui lui envoie l'homme, parce que vraiment sa conduite était par trop étrange, qu'il a répété d'une manière trop incompréhensible toujours les mêmes délits, ou qu'on ne s'explique pas les mobiles de son action, etc., etc. Bref parce qu'en un mot tout désignait trop crûment le délinquant comme un malheureux anormal, si ce n'est pas comme un pauvre malade !

Donc ne pas avoir peur du psychiâtre et encore bien moins de la psychiatrie, est-il besoin de le dire. Car **la psychiatrie n'a que des avantages pour le juge et la justice militaire.**

Elle seule peut d'abord aider le magistrat militaire, par le *témoignage scientifique* qu'elle lui apporte, à prononcer la peine juste « en substituant, — comme le dit si bien Hesnard —, à une impression, à une décision d'intuition ou de sens commun, la critique scientifique avec toutes les garanties qu'elle comporte, dans l'application de la peine juste comme aussi des circonstances atténuantes, si le magistrat les juge nécessaires... » Elle seule peut, là aussi comme ailleurs (à la caserne par exemple), tirer ensuite « le meilleur parti possible de la capacité militaire du sujet après l'expiration de sa peine, en indiquant par l'exposé du sens des tendances morbides de l'individu, s'il peut rendre des services à l'État, la nature de ces services et sous quelles conditions il peut être utilisé... »

Les Drs Sérieux et Libert (*Encéphale,* octobre 1911. Contribution à l'étude des Asiles de sûreté) ont même dit que « la répression des actes antisociaux s'inspirait d'une façon incohérente, tantôt des dogmes de la théologie, des théories des juristes, des spéculations du spiritualisme, tantôt des rêveries chimériques des idéologues, tandis que c'est la science psychiatrique qui devrait intervenir. C'est elle qui devrait étudier la nature des actes délictueux et criminels ainsi que l'état mental des inadaptés au milieu social. Bien mieux, c'est elle qui devrait être la pierre angulaire des études pénales. »

Nous conclurons donc simplement une fois de plus que **la psychiatrie doit devenir de plus en plus « l'auxiliaire indispensable du juge et de l'officier »**.

*<br>* *

Une remarque est à faire ici : il faut bien reconnaître qu'il y a quelque chose qui peut risquer de fausser légèrement la considération qui est due à l'expertise psychiatrique. C'est le fait que le médecin, en présence des anormaux, est mis en demeure de choisir entre la réforme qui les rend à la liberté et à la société, où ils vont continuer leur vie de désordre et de mal, et le maintien au régiment, au corps d'épreuves ou à la prison quelconque où ils se trouvent et où ils vont continuer leur vie d'indiscipline. Si on se borne à les réformer « la foule des anormaux, que tient seule en respect la peur de la répression, ne manquerait certes pas d'abuser d'une mesure qui permettrait la satisfaction de leurs instincts » disent Antheaume et Mignot. Et nous le pensons tout comme eux.

Aussi sommes-nous les premiers à demander que la société se hâte de voter et de construire les Asiles-prisons réclamés, — il est bon qu'on le sache — par tous les aliénistes eux-mêmes pour tous ces malfaisants, tous ces nuisibles, tous ces anormaux constitutionnels dangereux, qui roulent de la rue à la prison ou à la maison de correction, puis de la caserne au Conseil de guerre et ailleurs, pour tâter plus tard un peu de l'asile à la première occasion quand ils sont un peu plus âgés, mais aussi malheureusement en sortir bien vite parce que n'étant pas assez aliénés pour y être gardés ils y échappent rapidement de par la lucidité de leur esprit comme ils avaient échappé à la prison de par leur responsabilité déclarée « atténuée ». Et ils recommencent indéfiniment leur vie de perpétuels inadaptés, d'antisociaux nocifs qui sont, peut-on dire, « en état dangereux permanent ».

Quand une loi de sécurité sociale aura été votée contre eux, qu'on aura édifié *cet asile de sûreté* que tous les psychiatres sont les premiers à réclamer depuis si longtemps à grands cris, quand on aura la possibilité de mettre en sûreté tous ces individus qui se montrent chaque jour incapables de vivre en liberté sans être un danger permanent pour la société, alors — mais alors seulement — l'expert militaire sera débarrassé de la crainte de donner une prime à la délinquance en rejetant de l'armée plus délibérément tous les individus qui n'y doivent pas être. Quand ces établissements spéciaux de sûreté demandés par Magnan, P. Garnier, le Pr Gilbert Ballet, Maurice de Fleury et par tant d'autres existeront, il sera plus libre pour conclure !

« Les sujets qu'on réformerait à la suite d'actes délictueux et dont la responsabilité serait reconnue comme partielle, devraient », disent encore Antheaume et Mignot « être placés dans des établissements spéciaux. Là, ils seraient surveillés, mis dans l'impossibilité de nuire et soumis au travail obligatoire, et l'on pourrait tenter le relèvement moral de ceux qui sont encore éducables... »

*<br>* *

Ce regret exprimé revenons maintenant à ce qui a trait au passage des hommes devant le Conseil de guerre.

Si nous pouvons espérer qu'avec les notions que nous lui avons exposées l'officier sera à même d'accompagner l'envoi d'un homme à l'observation médicale d'un rapport détaillé, précis, indiquant le résultat de ses recherches et de ses constatations, nous pouvons souhaiter aussi que le rapport qui enverra l'homme au Conseil de guerre (au lieu d'être, comme il l'est parfois actuellement, ainsi que le dit le Pr Régis, « un procès-verbal des faits, pour ne pas dire un simple acte d'accusation ») deviendra un exposé psychologique, impartial et précis, d'une grande utilité pour l'expertise médicale.

Quand les notions psychiatriques présentées ici seront courantes, on ne pourra heureusement plus voir ce qu'on voit encore trop souvent au Conseil de guerre. Là en effet, par suite du manque d'habitudes psychologiques (malheureusement si général chez les officiers), le simple observateur peut constater journellement plusieurs choses fort intéressantes pour lui : c'est d'abord qu'on paraît s'y souvenir encore trop peut-être des vieux âges de la justice, des époques où le droit pénal était uniquement objectif et qu'on ne tenait compte que du fait réalisé : la personnalité de l'agent était indifférente, on l'ignorait ; c'était avant tout le dommage subi, la personne offensée, qui étaient pris en considération. Aujourd'hui au Conseil de guerre on rapporte malheureusement encore presque tout à la matérialité du fait.

La justice ordinaire admet, elle, que la peine n'est pas commandée par le fait, mais par l'individu. Elle met sa préoccupation à individualiser la peine, c'est-à-dire à rendre la répression plus conforme à l'individu lui-même. Au Conseil de guerre, au contraire, ce qui frappe c'est qu'*on ne s'efforce pas toujours de comprendre l'homme sous le soldat*, ce qui frappe, outre parfois une trop grande préoccupation de faire des exemples, c'est de voir cette *indifférence quasi-totale de beaucoup trop de juges militaires pour la genèse de l'acte*. Trop souvent même, on voit les juges s'arrêter dès que la preuve de la faute et son aveu sont faits, et ne pas aller plus loin dans la poursuite de la vérité : l'étude du prévenu, de son niveau mental leur échappe trop souvent. Même l'idée ne leur vient jamais non plus d'interroger les propres témoins de l'affaire (qu'ils soient à charge ou à décharge, n'importe !) sur ce qu'on pensait du prévenu à la caserne ; et pourtant ils auraient appris, comme dans certains cas, qu'il était la risée de tous, le jouet du quartier, ou qu'il était au contraire considéré comme « un loufoque »..., un vrai « fou » que tout le monde appelait ainsi et traitait comme tel...

*<br>* *

Nous osons espérer que les notions qu'a voulu répandre ce livre aideront le juge au Conseil de guerre à mieux comprendre son devoir et son rôle, en gagnant peut-être les meilleures volontés à la pensée d'une justice basée sur une plus parfaite connaissance de l'homme lui-même et de ses multiples manières d'être.

On se rappellera que tout acte est fonction du sujet, c'est-à-dire de sa nature saine ou morbide, mais aussi des circonstances et du milieu où il a été accompli. On saura qu'à côté des gens sains il y a des malades, mais aussi des infirmes qui sont les anormaux, et que parmi ceux-ci s'il en est quelques-uns chez lesquels tout est pathologique, **la grande majorité des anormaux présente un mélange essentiellement variable, selon les individus et la nature de leurs anomalies, de l'élément pathologique et de l'élément délictueux.**

Nous voulons dire que chez nos anormaux tout n'est pas toujours pathologique, heureusement! Ils savent dans une certaine mesure, — variable avec chacun d'eux, bien entendu — se rendre compte de la faute qu'ils commettent, et c'est ce qui intéresse le juge et ce que l'expertise mentale met en relief en examinant l'individu comme aussi bien les circonstances qui ont accompagné le délit, afin de décider la part de l'anomalie et aussi la part d'un moment maladif de l'anormal dans le délit lui-même (car la lucidité du sujet, variable avec chacun d'eux, peut évidemment aussi être variable avec les moments).

Quand tous les prévenus seront examinés mentalement au préalable, comme cela est si désirable, combien la préoccupation que le juge pourrait avoir de ne pas suffisamment voir clair dans la mentalité d'un délinquant sera épargnée à son esprit.

*Car l'examen mental de tout prévenu devrait être fait* (même celui des hommes en prévention de conseil de discipline, à plus forte raison celui des prévenus des conseils de guerre). Des congrès d'aliénistes l'ont demandé pour la justice militaire, les mêmes aliénistes le demandent tous les jours pour la justice civile.

Est-il besoin de légitimer longuement cette demande ? La crainte de condamner un aliéné méconnu ne suffirait-elle pas à la justifier ? Et cette crainte, nous l'avons vu, a failli se réaliser dans plusieurs des exemples que nous avons rapportés au cours de ces pages.

Faut-il ici rappeler l'exemple si typique cité plus haut de ce pauvre zouave, confus, qui aurait pu rentrer directement en prison et passer au conseil de guerre et qui aurait certainement été condamné puisqu'il avouait tout ce qu'on voulait ! On se souviendra seulement de ce malade, « messie scientifique », condamné par les deux juridictions civile et militaire, et qui allait être condamné une troisième fois par l'une d'elles.

Car ne croyez pas que ce fait soit isolé, puisque récemment encore deux hommes m'ont été envoyés à l'examen et ont ensuite été réformés alors qu'ils venaient de purger une condamnation par un conseil de guerre pour des délits qui antérieurement n'avaient été causés que par leur état pathologique. On voit l'avantage de l'examen mental de tout prévenu quel qu'il soit pour éviter pareilles condamnations.

Mais en attendant que cet examen soit dans la loi, le rapporteur près du conseil de guerre devrait tout au moins consulter le médecin spécialiste sur la valeur de certaines fautes avant de poursuivre. Quand on étudie le dossier d'un homme en prévention de conseil de guerre on trouve parfois des indices véritables et des plus typiques, soit de sa débilité, soit de son déséquilibre, soit même de l'aliénation du délinquant, tous indices qui vous imposent le diagnostic ou tout au moins sa possibilité et devraient rendre l'examen nécessaire. Exemple du débile que tout le monde reconnaît pour un minus habens, qui fait un « vol bête », ramassant par exemple une pièce de monnaie par terre et ne la rendant pas, ou vole des objets ou des aliments aux camarades ; exemple aussi du déséquilibré que chacun reconnaît pour un vrai loufoque, que tout le monde traitait de « fou » parce que tous, chef et camarades, l'avaient jugé à l'œuvre et bien jugé.

Aussi la consultation médicale donnée sur les simples pièces par l'expert éviterait déjà parfois de poursuivre des malades, à plus forte raison l'*examen sommaire de tous les prévenus* permettrait-il de mettre de côté ceux qui sont à examiner plus complètement, et, une fois qu'ils auraient été reconnus aliénés, de leur éviter au plus tôt une flétrissure qui ne saurait les atteindre.

Il ne s'agirait que d'un **simple triage psychiatrique** qui permettrait de ne pas retarder l'action de la procédure entamée. On n'examinerait longuement que ceux qui paraîtraient le nécessiter, cette étude courte mais suffisante ayant donné la certitude qu'il ne s'agit pas d'aliéné ni de déficient d'un degré trop élevé, c'est-à-dire de trop grands anormaux. Car, comme le dit si justement et avec tant d'autorité le professeur Régis : « Il n'y a qu'un moyen d'éviter la grave erreur — si commune, hélas ! en justice militaire — consistant à condamner un malheureux malade, c'est de soumettre tous les inculpés à une sorte de vérification psychique ». Cette vérification serait une expertise à 2 degrés : au premier degré, examen mental de tout inculpé militaire ; au second degré, expertise complète de ceux que la première observation aurait désignés comme suspects de trouble mental. Ce n'est pas parce que l'expertise obligatoire n'existe pas encore devant la juridiction civile (elle existera sans doute bientôt) qu'on ne peut la désirer devant la juridiction militaire. « On conviendra, dit-il, que ce n'est pas une raison suffisante pour repousser un progrès, que de constater qu'il n'est pas réalisé ailleurs et la justice militaire s'honorerait en montrant la voie à la justice civile. »

Quoi qu'il en soit de ce point particulier, tout ce que nous avons dit dans ces pages par ailleurs ne souligne-t-il pas l'aide précieuse que la psychiatrie peut et doit donner à la justice militaire ?

# XIX

## CONCLUSIONS

Nous terminerons ce livre en disant que l'officier assistant aux premières manifestations des troubles mentaux qui peuvent survenir chez le soldat, il est de toute utilité qu'il soit en mesure de s'apercevoir au plus tôt de ce qu'a d'inattendu, d'inaccoutumé ou d'excessif, d'anormal en tous cas, — de morbide en un mot —, l'attitude ou la conduite d'un de ses hommes. **Il faut qu'il sache reconnaître suffisamment, ou pressentir tout au moins, ce que peut avoir de pathologique la manière d'être d'un individu ou l'action même d'un délinquant.** Il faut qu'il cesse de le considérer à priori comme sain d'esprit et qu'il évite par conséquent de le traiter comme tel dans la répression de ses fautes contre la discipline, pour le faire soumettre aussitôt à un examen médical. Ainsi instruits, les officiers de troupe seront mieux armés pour faire servir la collaboration qu'ils réalisent chaque jour avec le médecin militaire à cette *hygiène intellectuelle et morale de l'armée, véritable fondement et base même de la discipline* dont parlait le professeur Simonin (du Val-de-Grâce) au congrès de Nantes.

Officiers de troupe, mais à plus forte raison juges et rapporteurs au conseil de guerre et officiers de corps d'épreuve ou de pénitenciers, seront ainsi mieux préparés à diriger leur conduite et en même temps à saisir toute l'importance de l'expertise mentale comme à en apprécier les résultats. Tous pourront ainsi soumettre à l'examen du médecin dans les meilleures con ditions de rapidité le suspect ou le malade, et celui-ci pourra être retiré aussitôt de la collectivité et traité comme tel, au grand avantage de l'homme lui-même bien entendu, mais aussi tout également de la discipline et par suite du devoir même de l'officier.

Ce livre sera pleinement justifié s'il a pu à l'occasion faire naître à l'esprit cette pensée utile que **mentalement les hommes sont loin de tous se ressembler, et qu'on a besoin pour les commander avec profit non seulement de les aimer, mais aussi de les comprendre et de savoir le faire dans tous les détails de leur organisation cérébrale.**

Ce livre voudrait aider à l'élimination plus rapide de l'armée des aliénés comme aussi des anormaux dont l'anomalie est assez accentuée pour être incompatible avec le service militaire. Il espère aussi contribuer à dépister plus rapidement les uns et les autres.

Par contre, il pense aider à utiliser tous les anormaux moins atteints au mieux de leurs intérêts propres comme au mieux également de ceux de l'armée.

**L'étude psychiatrique de l'homme, avec la surveillance mentale qui en est la conséquence, ne peut avoir que d'inappréciables avantages pour la meilleure des justices comme pour la plus stricte des disciplines.**

Si, à la lumière de la science, l'armée commençait ainsi l'étude rationnelle de sa constitution intime, il n'en pourrait rejaillir qu'une grande clarté qui s'étendrait peut-être jusque sur la société tout entière. Car si on a réussi à montrer ici quelques hommes sous leur vrai jour, on peut en espérer une amélioration dans les rapports qu'on doit avoir avec eux, c'est-à-dire en somme un gain considérable pour la vérité et pour la vie. Et l'armée complétant ainsi son rôle bienfaisant d'éducatrice aiderait de la sorte par l'exemple donné à la marche victorieuse et incessante de l'humanité.

# PREMIÈRES CIRCULAIRES MILITAIRES

## AYANT TRAIT A L'ÉTUDE DES ANORMAUX

## ET A LA SURVEILLANCE MENTALE DE LA TROUPE

14ᵉ Corps d'Armée          Lyon, le 18 octobre 1909.
Gouvernement Mᵗᵉ de Lyon
État-Major

—

*Gouverneur militaire de Lyon, commandant le XIVᵉ corps d'armée,*
*aux généraux, chefs de corps et de service de la XIVᵉ région.*

Au moment de la reprise de l'instruction dans les corps de troupe, et de l'incorporation des jeunes soldats, le gouverneur appelle l'attention des généraux et chefs de corps sur le programme d'ensemble de l'instruction à donner aux troupes d'infanterie (B. O. P. R. nᵒ 39, du 20 septembre 1909, page 1459). Un certain nombre des dispositions de ce programme sont également applicables à toutes les armes.

MM. les chefs de corps ne perdront pas de vue, en particulier, les dispositions de la page 1404, relatives aux malingres, retardataires et engagés volontaires. Ils feront exercer, par les médecins sous leurs ordres, une surveillance constante sur les malingres. *L'état mental aussi bien que l'état physique des jeunes soldats doit être l'objet de la sollicitude des officiers et des médecins. L'attention doit se porter spécialement à ce point de vue sur les illettrés, les bons absents, les hommes atteints de tares morales qui ont besoin d'être assistés ou surveillés.*

Notifié pour exécution aux généraux chefs de corps et de service de la 14ᵉ région.

*Signé :* Général V. ROBERT.

14ᵉ Corps d'Armée  
Gouvernement Mᵗᵉ de Lyon  
Direction  
du service de Santé
—

Lyon, le 4 novembre 1909.

*Le médecin-inspecteur Nimier, directeur du service de santé du gouvernement militaire de Lyon et du XIVᵉ corps d'armée aux médecins-chefs de service des corps de troupe.*

Tandis que l'aptitude physique au service militaire a suscité de nombreux travaux, l'aptitude mentale des jeunes soldats ne paraît pas avoir retenu l'attention autant qu'elle le mériterait. Cependant les médecins militaires et civils, spécialement adonnés à la psychiatrie, ont trouvé dans la mentalité militaire un sujet d'étude dont ils se sont efforcés de déduire des données utiles pour la sélection du contingent.

Le problème est loin d'être facile à résoudre; mais en rester à l'élimination des idiots et des fous ne saurait plus suffire. Il existe des *malingres* mentaux et des *mal équilibrés* mentaux. Les uns et les autres en deçà d'une certaine limite sont à rejeter de l'armée, tandis qu'au delà ils sont aptes au service, avec ce correctif toutefois que l'éducation militaire doit tenir compte de leur état. De plus, on ne peut omettre ici de signaler les *mentaux mal dressés*, dont l'éducateur militaire est également tenu de s'occuper.

Pareil souci de la mentalité du soldat jadis n'avait pas grande raison d'être. Le parfait militaire était un véritable automate, capable de reproduire avec une complète exactitude un petit nombre d'actes pour ainsi dire caractéristiques de son état social; physiologiquement parlant, c'était surtout un médullaire dont la cérébralité somnolente, peu actionnée par la vie de chaque jour, se réveillait sous l'excitation accidentelle des hasards de la guerre ou des quelques accidents du temps de paix. Tout autre se présente le soldat moderne; en majorité c'est surtout un cérébral. L'activité cérébrale, — jadis apanage des classes dites supérieures, — à notre époque est manifeste chez l'ouvrier des villes et grandit de plus en plus chez le campagnard. La vie militaire, elle aussi, s'est transformée et compliquée. Par suite, il ne suffit plus à l'éducateur militaire de provoquer par la répétition des actes la formation de quelques centres réflexes dans la moelle. Le jeune soldat n'offre plus un système nerveux qui se laisse passivement modeler; l'excitation reçue ne s'arrête plus à l'étage médullaire, elle gagne les centres cérébraux où elle s'imprime et se transforme avant de se répercuter à l'extérieur. La mentalité du jeune soldat, tout autant que celle du gradé, conditionne les résultats de l'éducation militaire.

Il est en effet à remarquer que si jadis il s'agissait surtout de donner aux hommes l'instruction ou mieux le dressage physique militaire, actuellement le soldat doit être éduqué, c'est-à-dire développé physiquement et mentalement vers sa fin spéciale, l'état militaire. Ce n'est pas le lieu ici de traiter la question de l'éducation militaire; le seul point à retenir c'est que de plus en plus s'impose la nécessité de tenir compte des différences individuelles, de répartir dans un premier groupe ceux qui, physiquement et mentalement, sont au-dessus de la moyenne compatible avec le service militaire, en un mot les *normaux*, et dans un second groupe, ceux qui ne paraissant pas évidemment impropres à ce service, sont pris ou conservés à l'essai, en un mot les *douteux physiques et mentaux*.

Il s'agit donc pour nous, dans la pratique, de découvrir les *douteux mentaux*. Les anormaux ou, comme il est dit plus haut, les *malingres mentaux*, les *déséquilibrés mentaux*, voire encore les *mal dressés mentaux*, peuvent être dépistés par le médecin ou reconnus plus ou moins rapidement par ceux qui sont en relations constantes avec eux, les camarades, les gradés, le chef de leur unité. Mais, de prime abord, ainsi que le prescrit la circulaire du gouverneur n° 836 du 18 octobre 1909, votre attention doit se porter sans tarder sur les illettrés, les bons absents, les recrues atteintes de tares morales, en un mot sur des hommes qui se caractérisent comme ayant besoin d'être assistés ou surveillés.

Votre tâche est délicate, c'est de votre part affaire de tact et d'expérience; mettre l'examiné en confiance est une condition capitale de succès pour une observation que vous facilitera sans doute le schéma d'examen psychiatrique que je vous adresse [1].

*Signé :* NIMIER.

[1]. Voir à la page suivante le plan d'examen que M. le Médecin-Inspecteur Nimier avait bien voulu nous demander d'établir dans le but de dépister les anormaux.

# PLAN D'EXAMEN POUR L'ETUDE D'UN ANORMAL

> Nom :
> Prénoms :
> Age :
> Profession :
> Régiment :
> Compagnie, batterie ou escadron :

## I. — ANTÉCÉDENTS

### 1° Antécédents de famille : enfant naturel ?

**A** | *a)* PARENTS | Leur âge.
Leur condition sociale (métier du père et de la mère),
    métiers où l'on boit : cafetier, aubergiste, etc.
Leur santé, leurs maladies { tuberculose. / syphilis.
Leurs intoxications (surtout l'alcoolisme).
Leur degré d'intelligence par leur situation sociale, leur
  gain, etc.
Leur équilibre mental par leur caractère (tranquille, vif,
     emporté, etc.)
     par leur bonne entente familiale,
     par leurs condamnations, etc.

*b)* FRÈRES
ET SŒURS :
 *Vivants.*

Nombre.
Age.
Profession ou situation sociale.
— Pour les frères, ont-ils fait service ? réformés ? gradés ?
 engagés ?
Leur santé.

Leurs maladies surtout les
 maladies nerveuses.
{ crises ? convulsions ? / bégaiement. / surdité-mutité. / incontinence nocturne d'urine /  prolongée, etc.

Leurs malformations.
Leurs intoxications (alcoolisme).
Leur équilibre mental par leur caractère, etc. (voir plus haut).
Leur degré d'intelligence et d'instruction.
    { illettrés, /  certificat d'études, etc

 *Morts.*   Combien ? a quel âge ? de quoi ?

**B** | AUTRES ASCENDANTS

directs : grands-parents
{ paternels.
{ maternels.

collatéraux
{ oncles, tantes, grands-oncles, etc., cousins...

leur santé ou leurs maladies
{ toxiques.
{ infectieuses.
{ diathésiques
{ surtout tuberculose, syphilis, alcoolisme.

---

**Pour A et B.**

Leurs maladies cérébrales et nerveuses.
Malformations congénitales.
Débilité mentale.
Epilepsie.
Folie (internement ou non).

Etudier en particulier leur déséquilibre mental.

Anomalies
{ du caractère. { inconduite. { mauvaise réussite.
{ de la moralité. { passions (joueur, buveur).

Irritabilité morbide et mobilité d'humeur, originalité excessive (bizarrerie de la conduite).

Actes délictueux ou criminels (condamnations).

Hystérie.

Suicide.

---

## 2° Antécédents personnels.

Né à terme ?
S'est-il développé comme les autres enfants ?
Etait-il précoce ou non ? en retard ?
A-t-il marché et parlé à l'âge de tous les enfants ?

*Dans la première enfance* a-t-il eu
{ des accidents nerveux ou des maladies
{ a-t-il uriné tardivement au lit ?
{ colères violentes ?
{ crises ?
{ convulsions !
{ méningite ?
{ traumatismes crâniens ?
{ rougeole, coqueluche, etc.

Pendant la seconde enfance et la jeunesse a-t-il eu
{ des maladies générales ? lesquelles ?
{ Des troubles psychiques.
{ périodes d'affaissement.
{ — de tristesse.
{ — d'ennui (noirs).
{ — ou d'exubérance sans cause.

Etudier en particulier l'influence de la puberté à ce sujet.

---

**PUBERTÉ**

A-t-il eu une période tourmentée de préoccupations ?
{ mysticisme.
{ obsessions.
{ scrupules.

A-t-il eu des changements marqués dans le caractère ? Tristesse, etc.

A-t-il eu des accidents nerveux ou mentaux ?
{ épilepsie.
{ hystérie.
{ neurasthénie, etc...

Onanisme ?

A-t-il appris facilement à lire, écrire, compter? Aimait-il apprendre?

**À L'ÉCOLE**

Était-il dans les bons?
- attentif.
- intelligent.
- paresseux (école buissonnière, maraude...)

Interroger son affectivité.
- Était-il doux, méchant?
  aimé de ses camarades?
  de ses maîtres?
- Aimait-il ses parents? Bonne entente?
- Était-il peureux, timide, émotionnable?

son caractère.
- Était-il obéissant?
- Était-il susceptible? Vaniteux?
  jaloux?
  batailleur? Impulsif?
- A-t-il souvent changé d'école?
- A-t-il fait des *fugues*? (fugues scolaires).
- En avait-il fait auparavant? (fugues enfantines).

---

**LE MÉTIER**

Étudier son temps d'apprentissage et sa vie d'ouvrier.
A-t-il fait ce seul métier? Combien de patrons?
Se faire expliquer les changements de métiers et de patrons.
A-t-il voyagé (pour son métier ou non)... Tour de France, trimard, vagabondage vrai.
Que gagne-t-il?
Avait-il un salaire moyen? c'est-à-dire égal à celui de ses camarades d'âge et d'atelier.
Étudier son caractère pendant cette époque.
        sa conduite avec ses camarades.

Étudier ses réactions sociales.
- Dans son milieu social.
- A-t-il eu des histoires avec la police (délits, condamnations)?
- A-t-il subi des entraînements? Lesquels?
- Insister sur l'alcoolisme et la tendance à boire.
- Que boit-il? Ivresse fréquente?

Étudier sa vie sexuelle.
- Excès... maladies vénériennes, histoires de mœurs, onanisme.

Antécédents militaires.
- Appelé? Engagé?
- Étudier son adaptation militaire :
- Comment s'est-il adapté?
- A-t-il eu une période de dépression et de quelle durée ou de quelle gravité a-t-elle été? (dépression mentale de la recrue ou de l'engagé).
- Ses punitions. Leur fréquence, leur motif (paresse, saleté, mauvaise conduite, réponses, grossièreté, etc.).
- Ses condamnations.
- Sa manière
  - de se conduire.
  - de servir (rapports de ses officiers, interrogatoire des gradés et des camarades).

## II. — EXAMEN CLINIQUE

**ASPECT EXTÉRIEUR**

Attitude
- Naturelle.
- Modeste, humble.
- Affaissée.
- Orgueilleuse, affectée.
- Hostile, agressive.
- Méfiante, etc.

Tenue
- Simple, naturelle, banale.
- Correcte.
- Négligée, sale.
- Recherchée, soignée.
- Excentrique? etc.

Physionomie
- Indifférente.
- Ouverte, franche, intelligente.
- Méfiante, sournoise.
- Triste, joyeuse.
- Irritée.
- Niaise, etc.

Mode d'expression
- Voix, langage.
- Gesticulation, tics, grimaces.
- Mimique
  - Normale, c'est-à-dire
    - Adéquate (c.-à-d. appropriée).
    - Naturelle.
    - Rapide.
    - Concordante.
    - Homogène.
    - Suffisamment persistante.
  - Absente
    - Ou insuffisante.
    - Ou fugitive.
    - Ou trop persistante.
  - ou : Excessive, inadéquate, discordante, dissociée, latéralisée (*latéralisme expressif*) (très important).

**ÉTAT PHYSIQUE**

Taille.
Développement.
Force.

Santé générale
- Sensibilité.
- Réflexes.
- Motilité.
- Trophisme.
- Sommeil (très important).

État des sens.
Vices d'organisations, malformations.
Stigmates dits de dégénérescence portant sur la taille, la tête, le crâne, la face, les oreilles, les dents, le langage (défectuosités de la parole : blésité, etc.), la mâchoire (prognatisme), le développement (asymétrie faciale et corporelle), la peau, les cheveux, les poils, les membres, les organes génitaux, mutilations. *(Ne pas oublier leur valeur relative.)*
Tatouages? les étudier.
Maladies physiques (en particulier les maladies nerveuses et l'alcoolisme).

ÉTAT PSYCHIQUE

*a*) INSTRUCTION { primaire, supérieure, etc...
inférieure, analphabétisme.
incomplète (arriérés scolaires).

*b*) INTELLIGENCE

moyenne, normale
inférieure
*insuffisante.*

Étudier alors par les épreuves de débilité :

1° *l'attention* { normale.
mobile (étourderie).
faible.

2° *la mémoire* { Poser quelques questions : âge, date et lieu de naissance, sa situation géographique (sur quelle rivière, près de quelle grande ville, etc.), son importance, le nombre d'habitants, de maisons? Comment s'appelle son régiment? son capitaine, ses gradés? Depuis quand est-il soldat? Le prix d'un billet de chemin de fer pour chez lui, décrire la ligne, nommer les villes traversées. Combien de classes dans les trains? Quel prix son billet? Combien coûte un pain? etc... Comment le fait-on? Avec quoi? etc.

Les saisons? Quand les feuilles sèchent-elles? Quand Noël? etc... Se faire montrer les pièces de monnaie. Les jours? Combien? Les mois?

Faire dire les chiffres et répéter à l'envers ainsi que les jours et les mois. Voir s'il se souvient de la question d'il y a 5 minutes, d'une conversation d'il y a 4 ou 5 jours.

3° *le jugement* { Bon sens, rectitude de l'esprit; faire questions. Demander la différence entre arbre et buisson, corbeille et caisse, mensonge et erreur. Faire donner un exemple de dévouement, de bravoure, etc...

Faire faire des calculs simples : on achète pour 3 sous, combien rend-on sur une pièce de 20 sous? pour 3o sous, combien sur 100 sous? (Se faire rendre sur de l'argent.)

Montrer des images et en faire expliquer le sens (très important). Raconter une histoire simple et la faire répéter pour voir s'il en a compris l'essentiel.

<table>
<tr><td rowspan="10">b) INTELLIGENCE (Suite).</td></tr>
</table>

|  |  |  |
|---|---|---|
| | *4° l'association des idées.* | Faire compléter les phrases ou syllabes d'une histoire : Il — avait ——fois un sol— qui av— long— — servi etc... Faire faire une phrase avec 3 mots donnés (Ex. : soldat, fusil, main ; soleil, fenêtre, chambre ; juge, voleur, prison, etc...). Noter les réponses. |
| Étudier ensuite : | *les sentiments* | religieux. *affectifs* (très important). sociaux. |
| | *le caractère* | (La personnalité : résultat des sentiments dominants et de la nature de la volonté). faible, timide. colère, violent, impulsif. orgueilleux, vaniteux. franc. audacieux. paresseux, etc... |
| | *les tendances, instincts, penchants,* | et leurs perversions (perversité) (voir plus bas). |
| | *la volonté* | normale, forte, faible, diminuée, indécision, *suggestibilité*, *docilité*, *crédulité* (très important), aboulie, psychasthénie. |
| | *la sensibilité* | |

*c)* STIGMATES DITS DE DÉGÉNÉRESCENCE

A) — *Dans l'ordre des facultés intellectuelles.*

*a)* Qui sont inexistantes
(totalement ou partiellement)
- Idiotie.
- Imbécillité.
- Débilité mentale.

*b)* Qui présentent de la déséquilibration, de la désharmonie.

Lacunes dans le
- raisonnement.
- jugement.
- le bon sens, la logique.
- la continuité, l'esprit de suite (*instabilité mentale*) (stigmate très important).
- l'attention.
- la volonté (aboulie).

Malgré la présence possible de fonctions cérébrales très développées :
- mémoire.
- imagination.
- élocution, etc.

D'où la possibilité de l'existence d'aptitudes ou même de talents divers (musique, habileté manuelle, etc.)

B) — *Dans l'ordre des facultés morales.*

Qui sont : *a*) Inexistantes (totalement ou partiellement) } fous moraux.
                   (*amoralité*) } idiotie morale.
           (stigmate très important) } débilité morale.

*b*) Déséquilibrées, désharmoniques

avec simplement des lacunes { dans les sentiments affectifs (*inaffectivité*) (stigmate très important).
dans le sens moral.
dans les sentiments éthiques.

Mais avec le plus souvent l'existence excessive, l'hypertrophie

de certaines aptitudes ou penchants {
*émotivité exagérée.*
entraînements passionnels et instinctifs (notamment vers les excitants).
*irritabilité.*
*impulsivité* (stigmate très important).
perversions sexuelles.

C) — *Dans l'ordre des facultés sociales.*

*Inadaptabilité* (stigmate très important) {
scolaire.
familiale.
professionnelle.
corporative, militaire.
sociale (insociabilité complète).

Mysticisme {
religieux.
politique.

---

Signaler enfin les autres maladies mentales.

*<br>* *

Nous donnons ci-dessous un **modèle d'enquête à faire par la gendarmerie.** Il n'est qu'un spécimen de tous ceux qu'on pourrait établir dans ce but. Il nous a servi fréquemment. Il ne vise qu'à recueillir des renseignements ; mais il n'enlève nullement le devoir de les interpréter (selon surtout qu'ils sont ou non tendancieux, comme cela arrive, bien entendu). Enfin, on remarquera qu'il n'empêche pas de faire porter l'enquête sur tel ou tel point particulier à éclaircir plus spécialement (fugues antérieures par exemple ou alcoolisme avéré des parents, etc., etc...).

# MODÈLE D'ENQUÊTE A FAIRE PAR LA GENDARMERIE

Interroger non seulement les parents et les voisins, mais aussi le maire, les maîtres d'école, les professeurs, les patrons et toute personne notable qu'il peut être utile d'entendre, notamment les médecins.

Mettre entre parenthèses la source des renseignements quand ils ne viennent pas des parents eux-mêmes et qu'il peut y avoir intérêt à le faire ; faire suivre dans ce cas le renseignement donné des mots : *voisin, médecin* ou *commissaire de police* ou *patron*, etc...

### Enquête sur le soldat :

Nom, prénoms :
Régiment :
Lieu d'origine :
Est-il enfant naturel ?

### Qui sont ses parents ?

Vivent-ils ?
En bonne santé ?
Leur âge ?
Leur métier ?
Sont-ils morts ? de quoi ?
A quel âge !
La mère a-t-elle fait des fausses cou-
    ches ?
Combien ?
Est-elle nerveuse ?
A-t-elle des crises ? lesquelles ?
Quelle est la réputation des parents ?
S'entendent-ils bien ?
Boivent-ils ?
Ont-ils subi des condamnations ?

### A-t-il des frères ?

Combien ?
Ont-ils fait leur service :
    Engagés ?
    Réformés ? pourquoi ?
Se portent-ils bien ?
Ont-ils bonne réputation ?
Boivent-ils ?
Ont-ils subi des condamnations ?
Lesquelles ?

Y en a-t-il de morts. . . . { Combien ? / De quoi ? / A quel âge ?

### A-t-il des sœurs ?

Combien ?
Que font-elles ?
Se conduisent-elles bien ?
Se portent-elles bien ?

Y en a-t-il de mortes. . . . { Combien ? / De quoi ? / A quel âge ?

HAURY.

### Que savez-vous d'anormal sur les siens ?

Grands-pères, grand'mères, oncles, tantes des deux côtés.
Y a-t-il des fous dans la famille ?
Y a-t-il des gens mal équilibrés ?
Qui se conduisent mal ?
Ou des condamnés ?
Des suicidés ?
Des ivrognes ?
Des épileptiques ?
Des infirmes ?
Des idiots ?
Des sourds-muets ?

### Que sait-on de lui comme enfant ?

S'est-il développé comme les autres ?
A-t-il marché et parlé à l'âge de tous les enfants ?
Quelles maladies d'enfant a-t-il faites ?
A-t-il pissé tard au lit ?
A-t-il eu des crises ? des convulsions ?
Des colères violentes ?
A-t-il reçu des coups sur la tête ?
Quel genre d'enfant a-t-il été :
facile ?
difficile ?
aimait-il bien ses parents ?

### Où a-t-il été élevé ?

Par ses parents ? par qui ?
Allait-il régulièrement en classe ?
Pendant combien de temps y alla-t-il ?
Comment a-t-il appris ?

### Quel genre d'élève a-t-il été ?

Qu'en pense son maître d'école ?
Était-il doué ?

A-t-il eu son certificat d'études ?
Quelle instruction a-t-il ?
Avait-il bon caractère ?
Était-il aimé de ses camarades ?
A-t-il souvent changé d'école ?
Avait-il de mauvais instincts :
brutalité ?
méchanceté ?
Ou de mauvaises habitudes ? (masturbation ?)

### Quels métiers a-t-il faits ?

Combien de patrons ?
Quelle a été sa conduite à l'atelier ?
A-t-il eu des histoires avec ses camarades ?
Que gagnait-il ?
Avait-il un salaire égal à celui de ses camarades ?
A-t-il toujours travaillé ?
A-t-il vagabondé ?
A-t-il été sur le trimard ?
A-t-il subi des entraînements ?
Lesquels ?
Buvait-il ? de quoi ?
Depuis quand ?
Est-il facilement ivre ?
Supporte-t-il bien la boisson ?
Comment était-il quand il était ivre ?
A-t-il eu des histoires avec la police ?
A-t-il commis des délits ?
Lesquels ?

### A-t-il été condamné ?

Quand ?
Combien de fois ?
A quoi ?
A-t-il fait des excès quelconques ?
A-t-il fait la noce ?
Est-il joueur ?
A-t-il attrapé des maladies vénériennes ?

A-t-il eu d'autres maladies ?

A-t-il jamais donné des signes de dérangement de l'esprit ?

Lesquels ?

Avait-il des changements marqués dans le caractère ?

A-t-il eu des crises ? Comment sont-elles ?

A-t-il déjà été interné ou a-t-il dû se faire soigner pour la tête ?

Quand ?

Où ?

Combien de temps ?

## Quelle réputation a-t-il ?

Passe-t-il pour aimer ses parents ?

Passe-t-il pour être bon ouvrier ?

Pourquoi s'est-il engagé ?

*Date et Signature :*

Nota. — Mettre sur la feuille d'enquête ordinaire les autres déclarations des personnes interrogées à l'effet d'établir (par exemple :)

1° Si X...

2° S'il est vrai, comme le prétend X..., qu'il soit parti parfois de chez lui ou de chez ses patrons subitement sans savoir comment et qu'il ait été trouvé à... etc...

3° Etc..., etc..., etc...

# ADDENDUM

—

## LES « APACHES » DANS L'ARMÉE ET LEUR TRAITEMENT RATIONNEL

(Communication au XXII⁰ congrès des médecins aliénistes et neurologistes.
Tunis, avril 1912.)

Il s'est fait ces temps-ci dans l'opinion publique un mouvement remarquable d'idées pour la réussite d'une œuvre de *prophylaxie morale* dont l'armée et la discipline ne peuvent retirer que le plus grand bien.

Il y a une question des *Apaches dans l'armée* qui s'est vue traitée par tout le monde à la fois, ce qui était bien un des meilleurs indices de l'urgence de sa solution : des quotidiens l'exposaient, des sociétés diverses prenaient des résolutions demandant au ministre de la guerre d'intervenir pour rejeter de l'armée « tous ces condamnés de droit commun qui font subir à nos enfants leur contact déshonorant et pervers », des députés se proposaient d'interpeller ou interpellaient sur le même sujet. Finalement, la chambre a été saisie d'un projet de loi qui doit débarrasser nos régiments des « apaches » qui y sont incorporés et qui ne le seront plus, et cela par une simple modification apportée aux articles 4 et 5 de la loi sur le recrutement de l'armée. Cette loi a été promulguée le 30 mars dernier.

La loi nouvelle abaisse de trois mois à un mois seulement le taux des peines pour délits d'outrages publics à la pudeur, vol, escroquerie, abus de confiance ou attentat aux mœurs qui entraînent l'envoi aux bataillons d'Afrique. Elle ajoute les délits nouveaux de coups et blessures, violences contre les enfants et rébellion, qui ont la même conséquence à la condition que les peines aient été de six mois au moins. Elle y envoie toujours tous les récidivistes, c'est-à-dire tous ceux qui ont été l'objet de deux ou plusieurs condamnations, quelle qu'en soit la durée pour l'un ou plusieurs des premiers délits susdits; mais elle y ajoute tous ceux qui ont subi de même deux ou plusieurs peines pour les autres délits dont nous parlons plus haut et aussi pour les délits nouveaux de filouterie d'aliments et de vagabondage (pourvu que dans tous ces cas la durée totale des peines ait été de 3 mois au moins).

Une mesure s'imposait, en effet, vis-à-vis d'eux. Il faut les écarter des rangs, et personne n'y contredira. Mais, dans les mesures à décréter contre eux, les médecins qui les connaissent bien ont le devoir de se demander s'il n'y a pas peut-être une précaution à prendre qu'il ne faudrait pas oublier. Cette précaution, c'est *d'éviter de les confondre tous sans examen* dans la même réprobation...

Tous ces « apaches », ou mieux, — car ils sont loin de l'être tous, — tous ces **condamnés antérieurement**, sont-ils semblables et doivent-ils être tous, et au même titre, des réprouvés qu'on chasse sans qu'on ait le devoir de s'inquiéter de ce qu'ils vont devenir? Le salut des autres, de notre jeunesse saine et honnête, importe plus que le leur propre, nous dira-t-on! Sans aucun doute, ce qui est sain est plus intéressant à sauver que ce qui est malade. Mais on peut sauver la jeunesse saine sans cesser pour cela d'apporter à un certain nombre d'individus le secours ou négliger de lui accorder l'intérêt qu'ils méritent malgré tout, surtout quand l'œuvre à entreprendre vis-à-vis d'eux n'est pas à

leur seul bénéfice, mais bien au contraire à celui de la société toute
entière.

Et n'est-ce pas le devoir du médecin, du médecin militaire
de venir dire au législateur : « Dans votre mesure d'exclusion,
prenez-soin, vous qui avez souci de la société elle-même, — et
non pas seulement de celle de demain, d'après-demain, d'en deux
ans, — prenez garde de faire tout ce qui est en votre pouvoir
pour éviter de vous préparer une moisson de mal, si l'on peut
dire, en cultivant de mauvaises plantes en serre chaude. Prenez
bien garde à ne pas aggraver le mal social, déjà si grand, en
fournissant à certains de ses auteurs l'occasion trop favorable
pour eux de se cultiver d'eux-mêmes d'une manière toute particulière ?

Que va-t-il arriver, en effet ? On a pris une mesure générale
qui enlèvera des régiments tous les condamnés antérieurement
pour les mettre aux bataillons d'Afrique, *on va courir le danger
de réunir des éléments bien disparates si ne sont pas prises les précautions nécessaires et même indispensables.*

Admettons un instant que tous soient des tarés ; ils ne le seront
pas tous également. Or, tous nos camarades de l'armée qui ont
la pratique des bataillons d'Afrique, comme aussi des pénitenciers ou ateliers de travaux publics, ou simplement des prisons
militaires (où ces mêmes tarés se retrouvent en nombre important), savent et ont tous dit hautement le danger de faire vivre
dans une trop alarmante promiscuité des hommes tarés à des
degrés divers. Tous savent, où que cela se présente, en combien
peu de temps les quelques malheureux qui ont encore quelques sentiments élevés ou tout simplement normaux se dégra-
dent vite — où que ce soit — au contact des meneurs, des fortes
têtes, et cela, aussi bien par imitation, par faiblesse, que plus
malheureusement... par crainte. Tous ont dit longuement ailleurs (voir la discussion à la Société de Médecine Militaire
Française, 1910-1911) quelle école de vice et de perversité
étaient ces groupements-disciplinaires ou non-faits d'éléments
si disparates, et tous (même ceux qui avaient l'espoir le plus

tenace de les voir être une école de moralisation) ont raconté leur désenchantement à ce sujet pour cette raison même du défaut de catégorisations.

Si l'on peut déplorer de voir ensemble des détenus militaires de moralité différente, combien aurait-on le droit de redouter encore bien davantage qu'on mette tout simplement en commun des hommes qui ne sont plus même des délinquants. La société qui leur demande compte de leurs actes passés n'a-t-elle pas le devoir de faire quelque chose de plus pour eux ?

On va les exclure de l'armée métropolitaine, mais dans quelles conditions ? Il n'est pas possible que, lors de leur versement aux bataillons d'Afrique, on les y mette en bloc, pêle-mêle et sans aucun choix. Nous ne pouvons pas croire qu'on ne songera pas à prendre les précautions de trier l'ivraie, sinon du bon grain, s'il en existe, du moins de celui qui n'est pas encore trop mauvais. Car tout le monde doit bien penser qu'ils sont loin de se ressembler tous comme des frères. Et il n'est pas possible qu'on ne veuille pas faire quelque distinction parmi la foule si disparate de ces réprouvés.

Si on pense faire sinon une sélection, du moins un choix parmi eux *sur quelles bases va-t-on faire ce classement ?*

Disons-le de suite nettement : *il vaudrait mieux que ce ne soit pas uniquement sur le chiffre de leurs mois de prison* (comme on l'a fait jusqu'à ce jour pour d'autres), *ni même seulement d'après la nature de leurs délits,* ce qui serait loin d'être toujours suffisant.

Il nous semble qu'il y aurait mieux à faire, si l'on voulait éviter de faire une œuvre tout à faire contraire à celle qu'avait voulu l'idée philanthropique du sauvetage de ces individus en les incorporant dans les rangs de tous pour essayer leur relèvement. Il faut en effet craindre qu'après s'être peut-être trop intéressé à ces déchus, on les délaisse complètement comme des parias. Ils ne méritaient sûrement pas une sollicitude aussi attendrie que celle qu'on leur accordait récemment, mais certains d'entre eux sont quand même dignes d'une certaine justice qui, loin d'aller à l'encontre de l'intérêt bien compris de la société, s'y ajoute tout au contraire en vue d'un résultat d'utilisation et d'amélioration qui pourrait être très acceptable et très réel. Pourquoi ne pas profiter de la mesure de ce rejet pour essayer de sauver ce qui peut être sauvé ? Pourquoi ne pas procéder à un examen général, sorte de grande application du *dépistage des anormaux psychiques* que nous avons préconisé ailleurs pour l'armée ? (voir Archives d'anthropologie criminelle et de médecine légale, juin-juillet 1910, et aussi au Congrès de Bruxelles, août 1911).

Car le problème, pour être résolu, demande qu'on ne s'appuie pas sur autre chose que sur une étude positive de la réalité, de leur réalité à eux. Car ici, c'est une réalité humaine qu'il importe d'étudier **scientifiquement et non plus au nom d'une idée philosophique ou philanthropique qnelconque.** Que sont donc en réalité médicalement ces individus qui viennent au régiment ayant déjà été condamnés ?

Il y a d'abord ceux qui l'ont été par surprise et qui méritent toute notre bienveillance. Ils sont peut-être peu nombreux. Mais ceux-là sont des individus normaux qu'on risque bien plus que tous par conséquent de corrompre, en les enlevant des rangs ordinaires pour les mettre avec les autres.

Les autres, ce sont tous des individus que tout le monde s'accorde à reconnaître à tout le moins comme différents des autres, comme étant des « anormaux », car toute leur vie antérieure et leur conduite actuelle ne font que s'inscrire dans ce sens pour souligner cette vérité visible à tous. Ils ont des tares, chacun le sait. Mais on sait aussi que ces individus, qui sont le rebut de la société, qui sont des citoyens de mauvaise qualité, ne sont **pour la plupart** pas autre chose médicalement que les déchets de la fabrication humaine, car on a trop l'occasion de s'apercevoir de ce qu'il y avait de profondément, de médicalement et organiquement anormal dans leur manière d'être. Et c'est pour cela qu'il serait à espérer que les prescriptions qui doivent les régir tiennent compte de cette qualité anormale elle-même et de tous ses degrés pour leur être utile.

En effet, il importerait qu'on n'oubliât pas ceci, qu'un très grand nombre de ces individus n'ont été et ne sont des délinquants que parce que ce sont médicalement des anormaux de l'esprit (c'est une première vérité clinique indiscutable), et qu'un certain nombre de ces individus n'ont été des délinquants que parce que ce sont des malades de l'esprit, des malades mentaux. (Et cette seconde vérité clinique est tout aussi solidement établie par la science).

On ne croit plus aujourd'hui que toutes les tares d'un individu soient le fait du vice accepté et cultivé à plaisir. Tout le monde au contraire, médecins, magistrats et même officiers, s'accorde à reconnaître la part prépondérante de l'infirmité mentale originelle dans beaucoup de cas d'inconduite, car l'expérience du lendemain justifie la pensée de la veille, et l'avenir réservé par la vie à ces malheureux légitime parfois outre mesure la crainte qu'on avait que leurs mauvaises actions ne fussent pas autre chose que la traduction d'une mauvaise organisation cérébrale qui les fait bien plus souvent justiciables du médecin que du juge. Et c'est ce qui leur arrive. Combien d'entre eux finissent par l'internement ! Et tous aujourd'hui, éducateurs et juges, savent bien la valeur de la faute en tant que réactif social de l'anomalie (comme aussi de la maladie mentale), et tous sont bien avertis du fait que la délinquance est très souvent la traduction d'une infirmité cérébrale comme aussi parfois le seul indice de troubles psychiques qui avaient jusque-là passé inaperçus. Nous avons insisté ailleurs sur les faits « d'Indiscipline morbide » qui avaient la maladie pour excuse et pour raison, et nous avons montré les relations étroites qui peuvent exister parfois entre la délinquance et l'anomalie psychique et même l'aliénation mentale. C'est notamment une donnée couramment acceptée aujourd'hui qu'*il n'y a rien qui ressemble plus à un acte pervers qu'un acte morbide et à un coupable qu'un aliéné, et, j'ajoute, qu'un aliéné méconnu.*

Parmi les condamnés antérieurement, il y a donc certainement quelques malades, s'il y a bien plus encore des anormaux.

Or, ces anomalies de l'esprit, défectuosités constitutionnelles qui font de l'homme une sorte d'infirme, sont loin d'être toutes semblables. Il y a entre elles des différences très grandes qu'il importe pratiquement de connaître parce qu'ils permettent de faire de suite des distinctions importantes, surtout pour catégoriser les jeunes coupables.

Il y a parmi les anomalies des différences aussi tranchées parfois qu'entre deux genres de maladies quelconques les plus courantes. Il n'est pas indifférent de savoir à quelle affection on a affaire. Et ici, on peut arriver à savoir, en face d'un anormal donné, à quel danger on est exposé avec lui. Mais on sait aussi que, parmi eux, il y en a d'extrêmement dangereux, d'immédiatement dangereux, parce qu'ils sèment le mal tout autour d'eux trop aisément. Il faut d'abord bien être pénétré du fait clinique que les *infirmes constitutionnels* que sont les anormaux ont un cerveau irrémédiablement altéré d'une certaine façon. Nous savons qu'ils sont ainsi chacun à leur manière, et qu'ils ne peuvent pas être autrement ; chacun d'eux agit et vit avec le cerveau qu'il a. Nous savons ainsi qu'à côté du bon débile, docile, passif et suggestif, qui le font apprécier de tous, mais qui aussi le livrent pieds et poings liés à qui veut s'en servir il y a le mauvais débile, le débile pervers qui, au contraire de l'autre, est doué d'une activité maladroite et vicieuse qui fait de lui un être dangereux par lui-même, alors que l'autre n'aura pu le devenir que par l'entraînement de quelques-uns.

Nous savons que parmi les déséquilibrés (ces êtres à l'intelligence viciée dans son ensemble parce que le rapport entre les parties qui la composent est anormal), il y a des variétés nombreuses. Il y a surtout pratiquement des distinctions à faire et cela d'après leurs dominantes sociales. Nous connaissons *les instables,* que leur instabilité mentale qui les empêche de fixer et de faire aboutir leurs efforts pousse à devenir des trimardeurs, des errants, des vagabonds ou simplement des ouvriers trop voyageurs ; *les impulsifs*, êtres si connus, qui deviennent vite violents, insulteurs, batailleurs, indisciplinés de tous les instants dans la vie de chaque jour, même quand ils ne sont pas en même temps alcooliques. Nous connaissons enfin la classe la plus importante socialement, — parce que la plus dangereuse, — celle des *amoraux* et des *inadaptables*.

Leur anomalie présente tous les degrés jusqu'à la folie morale la plus caractérisée ; et nous nous rappelons que c'est son degré de moralité qui classe un déséquilibré et qui le distingue d'un autre et non pas son degré d'intelligence, et qu'il faut se servir de suite de cette vérité sociale pour séparer immédiatement les amoraux à quelque degré que ce soit de tous les autres anormaux.

Les *inadaptables* sont ces individus rejetés de partout par la vie, parce qu'ils sont naturellement incapables de se soumettre à un milieu donné que ce soit l'école, l'atelier, le régiment.... et cela, parce qu'ils manquent originellement des qualités nécessaires à cette adaptation, à savoir un bon jugement, une bonne volonté, comme aussi de l'esprit de soumission et une compréhension suffisamment rapide des nécessités auxquelles se plier.

Cela rappelé, ne voit-on pas de suite quelles différences radicales il peut y avoir entre un bon débile qui a commis une faute par entraînement, par obéissance à un malandrin quelconque et un débile pervers aussi bête que méchant, c'est le mot? Et ne voit-on pas quelle différence il y a entre eux et les déséquilibrés, comme aussi quelles distinctions sont à faire entre les différentes classes de déséquilibrés? (Un déséquilibré peut tenir de ces quatre classes à la fois, mais le plus souvent, il a une de ces évidentes prédominances mentales.) Parmi les déséquilibrés, combien n'est pas différent un instable qui n'est qu'un paresseux, mais est encore souvent honnête et n'a que des condamnations pour délits de vagabondage ordinaire, à la rigueur un petit vol fait pour se procurer à manger, et un impulsif qui n'a de condamnations que pour des délits de violence (rébellion, outrages aux agents, bris de clôture, ivresse et batailles)? Un impulsif peut être un très honnête garçon et n'avoir d'autre vice qu'un goût un peu vif pour l'alcool. Mais quelle différence avec un amoral qui a tous les vices et a commis tous les délits depuis celui de vagabondage spécial (souteneur) jusqu'au vol qualifié et même au meurtre, et aussi avec un inadaptable, rebut de la société contre laquelle il se dresse en révolté ?

Or, dans le classement qu'on se propose évidemment de faire entre les « apaches », que va-t-il arriver si on ne juge que d'après leur casier judiciaire ? **On risque fort de rapprocher des individus qui n'ont de commun que la faute.** Car la faute seule, et surtout la peine, leur donnent une ressemblance sociale qu'ils n'ont peut-être pas et qu'ils sont loin d'avoir pour la plupart.

On ne peut pas juger d'eux, de ce qu'ils sont vraiment, d'après le nombre de leurs mois de prison, ni même par le chiffre de leurs condamnations, ni même toujours par la nature des délits commis.

Un homme qui a plusieurs condamnations peut être tenu à priori pour plus dangereux socialement que celui qui n'en qu'une. C'est bien certain, mais à priori seulement : car cela veut dire qu'il s'est mis plusieurs fois dans les conditions de la faute ou qu'il y a succombé. Mais un homme profondément dangereux peut n'avoir qu'une condamnation et des plus légères, en raison même de son habileté à échapper à l'étreinte de la justice. En est-il moins dangereux pour cela pour la collectivité qui va le recevoir ? D'autre part il y a dans les régiments des déséquilibrés complètement amoraux qui n'ont aucune condamnation parce que leurs conditions de fortune, de famille ou simplement les circonstances leur ont évité cet accroc.

Nous finissions un article sur « les Apaches dans l'armée italienne » (Voir le Caducée du 3 décembre 1910), en déplorant que le décret qui a déterminé les conditions d'envoi aux bataillons d'Afrique des Apaches, c'est-à-dire des condamnés antérieurement, se soit justement appuyé uniquement sur le taux de la condamnation antérieure. Or l'auteur italien Funaioli dont nous venions d'analyser le travail, avait trouvé en étudiant 200 soldats de cet ordre que seuls ceux d'entre eux qui n'avaient eu qu'une seule condamnation ou qui l'avaient eu très tard dans leur vie étaient devenus de bons soldats, tandis que les autres récidivistes et condamnés précoces, s'étaient enfoncés de plus en plus dans le mal. Il ne faut pas oublier, en effet, cette distinction qui existe entre les *délinquants habituels,* récidivistes précoces, qui ont commencé de bonne heure le mal et ont de nombreuses condamnations, et les *délinquants accidentels,* occasionnels. Il ne faut pas confondre ici le récidiviste avec les individus qu'une seule faute a pu surprendre et qui peut-être ne demandent qu'à la racheter. Nous continuions aussi cet article en disant : « Ne devrions-nous pas nous inspirer de cette donnée de la *primitivité de la faute ?* En tout cas, tenir compte uniquement de la durée de la peine est-ce suffisant? Et cela, alors même qu'elle correspondrait toujours à la gravité du délit! Pour toutes ces raisons, ne semble-t-il pas qu'il faudrait peut-être *faire plutôt la sélection sur les bases plus solides de l'étude psychiatrique du délinquant lui-même et non pas sur le résultat pénal d'une faute dont tout peut être très divers, depuis les mobiles psycho-pathologiques jusqu'à l'interprétation des juges et au jugement lui-même ?* »

Nous continuons à penser pareillement pour le classement à faire de tous les condamnés antérieurement qui se trouvent encore dans les régiments et qui doivent y venir.

Nous croyons inutile de développer les points visés ci-dessus. Mais ne sait-on pas qu'un même délit, puni d'une même peine, peut avoir pour auteurs des individus très différents, que d'autre part ce délit peut être interprété très différemment aux quatre coins de la France, puisque certains tribunaux trop encombrés ne peuvent, malgré la meilleure bonne volonté, que juger le « fait » objectivement (et parfois bien rapidement, comme cela arrive aux « fournées » de certaines correctionnelles) sans s'inquiéter en aucune façon, faute de temps, du « sujet ». Tout le monde sait cela. Aussi comprend-on qu'il puisse n'y avoir aucune correspondance entre le barème pénal et l'échelle de moralité, de valeur sociale et morale, des différents délinquants.

Donc, quand on cherche à classer les individus, non pas seulement sur la nature de la faute commise, mais sur la durée de la peine prononcée, on ne juge que sur des résultats par trop incomparables, car *on juge ainsi les individus non pas même sur leurs actes, mais sur les jugements de leurs actes ?* Or quoi de plus dissemblable ?

Et c'est ce qu'on a fait jusqu'à ce jour pour les corps d'épreuve où, en réalité, la répartition de ces anormaux est, médicalement parlant, assez mal comprise, puisque, comme le dit Hesnard, un médecin de marine très au courant de ces questions, « elle réunit pêle-mêle et au hasard des mesures purement administratives, psychopathes, vicieux, délictueux d'occasion, condamnés militaires et de droit commun, professionnels du crime, apaches... »

Il serait préférable que la société rendît pour ainsi dire à chacun la justice qui lui est due en donnant à chacun selon sa nature mentale.

Et ce qu'il importerait de faire à notre avis pour que l'œuvre d'épuration que l'on va entreprendre soit utile et rationnelle dans toutes ses conséquences, ce serait de :

1° *faire un triage parmi les condamnés antérieurement pour distinguer les normaux des anormaux* ; 2° *dépister les aliénés* ; 3° *faire des classements rationnels d'anormaux.*

A notre avis, il n'y a que l'examen psychiâtrique qui soit capable de permettre de spécifier les différences qui existent parmi les candidats à un corps spécial quelconque. Et voici comment, pratiquement, pourrait être établie cette sélection.

On pourrait réunir en un centre d'examen tous les individus. Là on les diviserait immédiatement et avant tout autre examen en catégories, d'après le nombre de leurs fautes, la durée de leurs peines, par exemple. On les diviserait donc d'abord en *récidivistes* et en *non-récidivistes.* Puis, parmi les premiers, on distinguerait les *précoces* et les *non-précoces,* et parmi les autres les *délinquants accidentels à courte et à longue peine.* Ce premier triage temporaire permettrait seulement d'éviter, autant que possible, une mise en commun qui risquerait pour certains d'être très fâcheuse.

Alors viendrait l'examen psychiâtrique qui déferait ou referait les classifications et jugerait vraiment de l'aptitude mentale des différents individus.

En peu de temps, mais dans un temps évidemment variable selon le nombre total des individus à examiner, les plus ou moins grandes facilités d'examen, comme aussi le nombre des experts, on aurait une base d'appréciation de la valeur totale de ce genre de recrues.

Pour préciser, Marseille qui déjà est le lieu de passage des légionnaires et des joyeux, pourrait, si l'on se décidait à la création de cet examen psychiâtrique, être un des centres les plus importants, sinon le seul, puisqu'il est à la porte de l'Algérie. On pourrait même y établir une sorte de compagnie d'essai (Jude), où pendant quelques mois, juste le temps nécessaire à une suffisante observation, ceux qui seraient douteux encore, dans un sens ou dans l'autre, pourraient être surveillés et étudiés.

La réunion en un seul point peut offrir des difficultés matérielles. Elle a cependant l'immense avantage de diminuer le nombre des experts d'une part, et, d'autre part, de permettre la comparaison entre les différents éléments.

De toute façon, l'expert aura à établir la fiche mentale de chaque homme.

Au fur et à mesure de l'examen mental, on enverra à l'hôpital pour être mis en observation les suspects d'aliénation mentale.

On mettra de côté les *normaux*.

On classera ensuite les *anormaux*.

On mettra ensemble tous les *débiles* dont l'insuffisance intellectuelle est pour ainsi dire simple, bien que de tous les degrés. C'est cela qui diminuera le nombre des « mauvais traitements » et aussi dans une certaine mesure la pédérastie (en tout cas celle qui est subie de force ou par terreur).

On mettra à part les *débiles pervers*.

On fera un triage soigneux parmi les *déséquilibrés*, mettant de côté d'abord les *amoraux* et ceux qui se seront montrés à un degré marqué comme étant des *inadaptables*, êtres anti-sociaux bien connus.

On divisera les autres en : *déséquilibrés simples* (dont les instables), en déséquilibrés *impulsifs*, avec les deux classes de déséquilibrés *légèrement ou fortement impulsifs*.

Une fois cet examen mental terminé, des propositions pourraient être faites dans le sens suivant :

Les *aliénés* seraient réformés.

Les *normaux* formeraient une classe à part, étant donné que s'ils ont des vices, ils ont aussi une intelligence saine qui exige une instruction et une discipline militaires différentes des autres, une instruction en tout analogue à celle des régiments, aussi intense, et une discipline plus énergique.

Les *débiles simples* et les *débiles pervers* formeraient deux groupes distincts : le premier armé et le deuxième pas.

Les *déséquilibrés simples* seront assez nombreux pour former une classe compacte, armée.

Les *déséquilibrés impulsifs* formeraient un groupe à deux compartiments, le premier seul serait armé.

Les autres : *déséquilibrés fortement impulsifs, amoraux, inadaptables* ne le seraient pas.

En résumé, les anormaux seraient divisés en :

anormaux à tares légères (armés)
- débiles simples.
- déséquilibrés simples.
- déséquilibrés légèrement impulsifs.

anormaux à tares accentuées (non armés)
- débiles pervers.
- déséquilibrés fortement impulsifs.
- amoraux.
- inadaptables.

(Ajoutons, qu'il est bien évident que ce classement définitif ne serait pas irrévocable et qu'il serait au contraire toujours révisible ; comme il est bien entendu aussi que beaucoup d'entre ces sujets devront pour ainsi dire être pris en observation sur place dans le rang. Et cela est surtout vrai pour certaines éliminations qui seront à faire plus tard, quand on sera sûr que les craintes que l'on avait déjà sur le peu de valeur de tel ou tel se sont justifiées véritablement par l'expérience bien conduite et bien surveillée d'un temps suffisant d'épreuve, comme aussi pour celles que la conduite du groupe lui-même pourrait rendre nécessaires par la suite).

On pourrait reprendre les anciennes propositions de Jude et faire de ceux qui ne seraient pas armés des travailleurs, pas de simples agriculteurs, mais des défricheurs, comme le veut Rebierre, qui seraient militaires, et qu'on emploierait pour la pénétration des pays neufs (Algérie, Tunisie, Maroc).

*<br>* *

Il n'y a donc rien ici qui aille à l'encontre de l'idée de l'épuration de l'armée, quelque mesure générale qu'on juge utile contre les condamnés antérieurement. Ce qu'on propose, c'est uniquement une méthode scientifique d'examen et de classement[1] dans le but de diviser ces tarés sociaux d'après leur vraie valeur mentale et morale, d'éviter par cette catégorisation une contagion des moins tarés par les plus déchus, contagion qui de l'avis de toux ceux qui en ont l'expérience est inévitable sans cela, non pas seulement à leur détriment propre, mais aussi à celui de la société future qui les recevra après leur passage à l'armée.

Les avantages de cette solution seraient multiples, tant pour la société que pour eux-mêmes, puisqu'on pourrait être sûr, pour les moins tarés, que non seulement ils ne deviendraient pas plus mauvais, mais que, bien au contraire, ils s'amélioreraient. Quant aux autres, ils se régénéreraient sans doute pour un certain nombre par le travail obligatoire ; on s'efforcerait en tous cas de leur appliquer la discipline qui leur conviendrait, en n'exigeant d'eux que ce que chaque catégorie est capable de donner et de la façon qu'elle le peut. On pourrait alors espérer que cette surveillance médicale, psychiâtrique, cette assistance morale, leur étant continuées là-bas jour après jour, pour une sorte de traitement psycho-thérapeutique, par des médecins, des officiers et des gradés avertis de ces choses, tous en retireraient un bénéfice d'améliora-

---

1. Ce classement devrait être fait pareillement et au même titre dans les sections d'amendement, ex-compagnies de discipline, et dont l'organisation intérieure appelle la même critique.

tion individuelle considérable, dont la société ne ressentirait par la suite que les bons effets quand, leur service fini, ils reviendraient au milieu d'elle.

C'est à notre sens la seule façon d'épurer l'armée tout en s'efforçant d'améliorer les individus, ce qu'on ne doit pas oublier d'essayer si l'on veut envisager le problème à résoudre dans toute sa réalité. Il semble qu'il y a dans l'application de cette méthode scientifique d'examen et de traitement l'objet d'une œuvre utile et rationnelle de justice et d'assistance qui pourrait être en même temps pour le bien de tous une entreprise irréprochable de prophylaxie sociale.

# TABLE ALPHABÉTIQUE

**OUVRAGE COMPLET**      *Vient de paraître :*

# La Nouvelle Pratique
# Médico=Chirurgicale
## Illustrée

DIRECTEURS :

## E. BRISSAUD, A. PINARD, P. RECLUS
Professeurs à la Faculté de Médecine de Paris

### Secrétaire général : HENRY MEIGE

CHIRURGIE — MÉDECINE — OBSTÉTRIQUE — THÉRAPEUTIQUE
DERMATOLOGIE — PSYCHIATRIE — OCULISTIQUE — OTO-RHINO-
LARYNGOLOGIE — ODONTOLOGIE — MÉDECINE MILITAIRE — MÉDECINE
LÉGALE — ACCIDENTS DU TRAVAIL — BACTÉRIOLOGIE CLINIQUE
HYGIÈNE — PUÉRICULTURE — MÉDICATIONS — RÉGIMES
AGENTS PHYSIQUES — FORMULAIRE

La NOUVELLE P. M. C. ILLUSTRÉE forme :

**8 VOLUMES** grand in-8°, **reliés maroquin rouge, tête dorée,
dos plat, fers spéciaux**, comprenant un ensemble de 8.000 *pages*,
2.200 *figures* et 75 *planches hors texte.*

| | | |
|---|---|---|
| Tome I.<br>Abasie. Blennorragie. . . . **44** fr. | Tome V.<br>Labyrinthe. Omoplate . . . **44** fr. |
| Tome II.<br>Blépharites. Diabète . . . . **44** fr. | Tome VI.<br>Ongles. Peste . . . . . . . **44** fr. |
| Tome III.<br>Diaphragme. Genou . . . . **44** fr. | Tome VII.<br>Pétéchies. Séborrhée. . . . **44** fr. |
| Tome IV.<br>Gérodermie. Kystes . . . **44** fr. | Tome VIII.<br>Sein. Zymothérapie. . . . . **44** fr. |

### Prix de l'ouvrage complet : 176 fr.

**COMPLÉMENTS PÉRIODIQUES** : La *Nouvelle P.M.C.* est, en médecine, le
livre le plus complet et le plus pratique. Pour le rester, il doit être tenu au
courant de toutes les découvertes d'application constante : Aussi, les Directeurs ont-ils décidé de publier, **tous les deux ans, un volume de même
format et conçu dans le même esprit.**

À l'aide de ces volumes complémentaires, le praticien aura sous la main un
ouvrage toujours au point des dernières nouveautés et synthétisant toute la
médecine.

## COLLECTION DE PRÉCIS MÉDICAUX

(VOLUMES IN-8, CARTONNÉS TOILE ANGLAISE SOUPLE)

**Anatomie et Dissection,** par **H. ROUVIÈRE**, professeur agrégé à la Faculté de Médecine de Paris. — TOME I. — **Tête, Cou, Membre supérieur.** 1 vol. in-8° de 431 p. (197 fig., presque toutes en couleurs). **12** fr. TOME II (et dernier) **paraîtra en novembre 1912.**

**Introduction à l'étude de la Médecine,** par **G.-H. ROGER**, professeur à la Faculté de Paris. 4ᵉ édit. **10** fr.

**Physique biologique,** par **G. WEISS**, professeur agrégé à la Faculté de Paris. 2ᵉ édition revue (543 figures). . . . . . . . . . . . . . . . **7** fr.

**Physiologie,** par **Maurice ARTHUS**, professeur à l'Université de Lausanne. 4ᵉ édition. . . . . . (Sous Presse)

**Chimie physiologique,** par **M. ARTHUS**. 6ᵉ édition, (118 fig. et 2 planches). . **6** fr.

**Biochimie,** par **E. LAMBLING**, professeur de chimie organique à la Faculté de Médecine de Lille (600 pages) **8** fr.

**Dissection,** par **P. POIRIER** et **A. BAUMGARTNER**, ancien prosecteur, 2ᵉ édition (241 figures). . . . . . **8** fr.

**Examens de Laboratoire** employés en clinique, par **L. BARD**, professeur à l'Université de Genève, avec la collaboration de MM. **G. MALLET** et **H. HUMBERT**. 2ᵉ édition (162 figures en noir et en couleurs). **10** fr.

**Diagnostic médical** et **Exploration clinique,** par **P. SPILLMANN** et **P. HAUSHALTER**, professeurs, et **L. SPILLMANN**, professeur agrégé à la Faculté de Nancy, 2ᵉ édition entièrement revue (181 figures). . . . . . **8** fr.

**Médecine infantile,** par **P. NOBÉCOURT**, agrégé à la Faculté de Paris. 2ᵉ édition entièrement refondue (136 figures et 2 planches hors texte en couleurs). **14** fr.

**Chirurgie infantile,** par **KIRMISSON**, professeur à la Faculté de Paris, 2ᵉ édition (175 figures). . . . . . . . . . . . . . . **12** fr.

# COLLECTION DE PRÉCIS MÉDICAUX *(Suite)*

**Médecine légale,** par **LACASSAGNE**, Pr à l'Université de Lyon, 2ᵉ édition (*112 fig. et 2 pl.*). **10** fr.

**Ophtalmologie,** par **V. MORAX,** ophtalmologiste de l'hôpital Lariboisière (*339 fig. et 3 pl.*) . . **12** fr.

**Dermatologie,** par **J. DARIER,** médecin de l'hôpital Broca. (*122 figures*). . . . . . . . . . . . **12** fr.

**Pathologie exotique,** par **E. JEANSELME,** agrégé à la Faculté de Paris, et **E. RIST,** médecin des hôpitaux (*160 figures et 2 planches*) . . . . . . . . . **12** fr.

**Thérapeutique et Pharmacologie,** par **A. RICHAUD,** professeur agrégé à la Faculté de Paris, 2ᵉ édition revue avec figures. **12** fr.

**Parasitologie,** par **E. BRUMPT,** professeur agrégé à la Faculté de Paris (*683 fig. et 4 pl. en couleurs*). **12** fr.

**Microbiologie clinique,** par **F. BEZANÇON,** agrégé à la Faculté de Paris. *Deuxième édition revue (148 figures)* . . . . . . . . . . . . . . . . **9** fr.

---

## Précis de Pathologie Chirurgicale par MM. **BÉGOUIN,** **BOURGEOIS, PIERRE DUVAL, A. GOSSET, JEANBRAU, LECÈNE, LENORMANT, R. PROUST, TIXIER,** 4 volumes in-8°, cartonnés toile anglaise.

Tome I. — **Pathologie chirurgicale générale, Maladies générales des Tissus, Crâne et Rachis,** par MM. **P. LECÈNE** **R. PROUST,** Professeurs agrégés à la Faculté de Paris et **L. TIXIER,** Professeur agrégé à la Faculté de Lyon. *1 vol. (349 figures)* **10** fr.

Tome II. — **Tête, Cou, Thorax,** Par MM. **H. BOURGEOIS,** Oto-rhino-laryngologiste des Hôpitaux de Paris, et **CH. LENORMANT,** Professeur agrégé à la Faculté de Paris. *1 vol. (312 figures)*. . . . . . . . . **10** fr.

Tome III. — **Glandes mammaires, abdomen,** par MM. **Pierre DUVAL, A. GOSSET, P. LECÈNE, Ch. LENORMANT,** Professeurs agrégés à la Faculté de Paris. *1 vol. (352 figures)*. . . . . . . . . . **10** fr.

*Pour paraître en 1912 :*

Tome IV. — **Organes génito-urinaires, membres,** par MM. **P. BÉGOUIN, E. JEANBRAU, R. PROUST, L. TIXIER.**

# Aide-Mémoire ✢ ✢ ✢ ✢
## ✢ ✢ ✢ de Thérapeutique

PAR

**G.-M. DEBOVE**
Doyen honoraire de la Faculté de Médecine
Professeur de Clinique
Membre de l'Académie de Médecine

**G. POUCHET**
Professeur de Pharmacologie et Matière
médicale à la Faculté de Médecine
Membre de l'Académie de Médecine

**A. SALLARD**
Ancien interne des Hôpitaux de Paris

**DEUXIÈME ÉDITION, ENTIÈREMENT REVUE (CODEX 1908)**

1 vol. in-8° de VIII-914 *pages, imprimé sur 2 colonnes, relié toile.* **18 fr.**

---

# LE TRAITEMENT
## scientifique et pratique
# de la Tuberculose ✢ ✢ ✢
# ✢ ✢ ✢ ✢ ✢ ✢ ✢ Pulmonaire

**Par Louis RÉNON**
Professeur agrégé à la Faculté de Médecine de Paris,
Médecin de l'Hôpital Necker, Membre de la Société de Biologie.

1 vol. in-8° de VIII-325 *pages* . . . . . . . . . . . . . . . . . . **4 fr.**

---

# TRAITÉ ÉLÉMENTAIRE
## de
# Clinique Médicale

**Par G.-M. DEBOVE et A. SALLARD**

1 vol. grand in-8° de 1296 *pages, avec 275 figures, relié toile.* **25 fr.**

# BIBLIOTHÈQUE DE THÉRAPEUTIQUE CLINIQUE
## à l'usage des Médecins praticiens (suite)

### LES
# Médicaments usuels

Par le Dr Alfred MARTINET

**QUATRIÈME ÉDITION, ENTIÈREMENT REVUE**

1 vol. in-8° de 600 pages avec figures dans le texte. . . . . . . **6 fr.**

# Les Aliments usuels

## Composition — Préparation

Par le Dr Alfred MARTINET

**DEUXIÈME ÉDITION, ENTIÈREMENT REVUE**

1 volume in-8° de VIII-352 pages avec figures. . . . . . . . . . **4 fr.**

# Les Agents physiques usuels

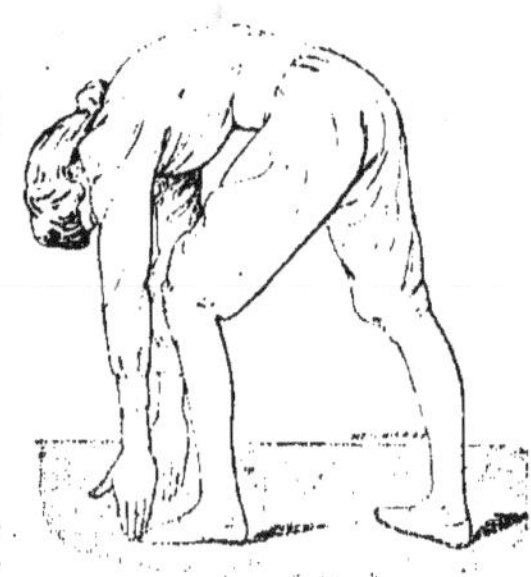

*(Climatothérapie — Hydrothérapie
Crénothérapie — Thermothérapie
Méthode de Bier — Kinésithérapie
Électrothérapie — Radiumthérapie)*

Par les Drs A. MARTINET, A. MOUGEOT,
P. DESFOSSES, L. DUREY, Ch. DUCROC-
QUET, L. DELHERM, H. DOMINICI

1 vol. in-8° de XVI-633 pages, avec 170 fig. et 5 planches hors texte. **8 fr.**

# Traité
# d'Hygiène Militaire

**par G.-H. LEMOINE**
Médecin principal de première classe
Professeur d'Hygiène à l'École d'application du Service de Santé
militaire du Val-de-Grâce
Membre du Conseil supérieur d'Hygiène de France
1 vol. gr. in-8° de XXIV-738 pages, avec 80 figures, broché . . **12 fr.**

# Traité de
# l'Inspection des Viandes

de boucherie, des volailles et gibiers, des poissons,
crustacés et mollusques

**par J. RENNES**
Ex-Inspecteur du Service sanitaire de la Seine,
Vétérinaire départemental de Seine-et-Oise
1 vol. grand in-8° de VIII-368 pages avec 45 planches . . . . . **15 fr.**

# BIBLIOTHÈQUE
# d'Hygiène thérapeutique

FONDÉE PAR
**le professeur PROUST**
*Chaque ouvrage, cartonné toile :* **4 francs.**

*Vient de paraître :*

**L'Hygiène des Albuminuriques** (2ᵉ *édition, entièrement revue*), par
le Dʳ Maurice SPRINGER, ancien chef de laboratoire de la Faculté
de Médecine à la clinique médicale de l'hôpital de la Charité.

**L'Hygiène du Goutteux** (2ᵉ *édition*), par le Dʳ A. MATHIEU.
**L'Hygiène de l'Obèse** (2ᵉ *édition*), par le Dʳ A. MATHIEU.
**L'Hygiène des Asthmatiques**, par le Pʳ E. BRISSAUD.
**Hygiène et Thérapeutique thermales**, par G. DELFAU.
**Les Cures thermales**, par G. DELFAU.
**L'Hygiène du Neurasthénique** (3ᵉ *édition*), par le Pʳ G. BALLET.
**L'Hygiène du Tuberculeux** (2ᵉ *édition*), par le Dʳ CHUQUET.
**Hygiène et Thérapeutique des Maladies de la bouche** (2ᵉ *édition*),
par le Dʳ CRUET.
**L'Hygiène des Maladies du cœur**, par le Dʳ VAQUEZ.
**L'Hygiène du Dyspeptique** (2ᵉ *édition*), par le Dʳ LINOSSIER.
**Hygiène thérapeutique des Maladies des fosses nasales**, par
les Dʳˢ LUBET-BARBON et R. SARREMONE.
**Hygiène des Maladies de la Femme**, par le Dʳ A. SIREDEY.
**Hygiène du Syphilitique** (2ᵉ *édition*), par le Dʳ H. BOURGES.

# Assainissement des Villes
## Annuaire-statistique international
### des Installations d'épuration d'eaux d'égouts
#### par B. BEZAULT
Ingénieur sanitaire

1 vol. gr. in-8° de VIII-175 pages, avec 20 figures dans le texte. **8** fr.

Ce volume contient l'étude des installations d'épuration des eaux d'égouts (Système d'épuration, système d'égout, villes, population, volume des eaux, coût de l'installation. etc.) au 1ᵉʳ juillet 1911 en Allemagne, République Argentine, Australie, Autriche-Hongrie, Belgique, Brésil, Canada, Danemark, Egypte, Espagne, Etats Unis d'Amérique, France et Colonies, Grande-Bretagne, Indes Anglaises, etc. Il contient également les lois et règlements en vigueur au sujet de cette question d'assainissement dans la plupart de ces pays.

# Recherches de Parasitologie
## et de Pathologie
### humaines et animales au Tonkin
#### Par C. MATHIS et M. LÉGER
Médecins-majors des troupes coloniales

**Préface de MM. A. Calmette et F. Mesnil**

1 vol. in-8°, de VIII-51 p., avec fig. et 11 planches. Relié toile. **25** fr.

# Le Vade-Mecum ❧ ❧ ❧ ❧ ❧ ❧
# ❧ ❧ ❧ ❧ ❧ ❧ du Médecin-Expert

PAR

| A. LACASSAGNE | L. THOINOT |
|---|---|
| Professeur de Médecine légale à l'Université de Lyon | Professeur de Médecine légale à la Faculté de Paris |

1 volume in-18, de XII-265 pages, relié peau. . . . . . . . . . **6** fr.

# Thérapeutique clinique de la Syphilis

| Par E. EMERY | ET | A. CHATIN |
|---|---|---|
| Médecin de Saint-Lazare | | Médecin des Eaux d'Uriage. |

1 volume in-8° de VIII-640 pages, avec figures . . . . . . . **10** fr.

Ce volume est divisé en deux parties : la première est consacrée à l'étude des médicaments antisyphilitiques, à leur mode d'administration et au traitement de la syphilis en général. Dans la seconde, les auteurs étudient les traitements locaux des accidents cutanés ou muqueux les plus habituels de la syphilis et ses principales manifestations viscérales. Pour donner toute sa valeur à l'exposé du traitement, les auteurs n'ont pas hésité à décrire aussi brièvement que possible les différentes affections.

# LA PRATIQUE ❉ ❉ ❉ ❉ ❉ ❉ ❉

# ❉ ❉ ❉ ❉ ❉ ❉ ❉ NEUROLOGIQUE

PUBLIÉ SOUS LA DIRECTION DE

## PIERRE MARIE

Professeur à la Faculté de Médecine de Paris, Médecin de la Salpêtrière.

PAR MM.

**O. CROUZON, G. DELAMARE, E. DESNOS, Georges GUILLAIN, E. HUET, LANNOIS, A. LÉRI, François MOUTIER, POULARD, ROUSSY.**

SECRÉTAIRE DE LA RÉDACTION :

**O. CROUZON.**

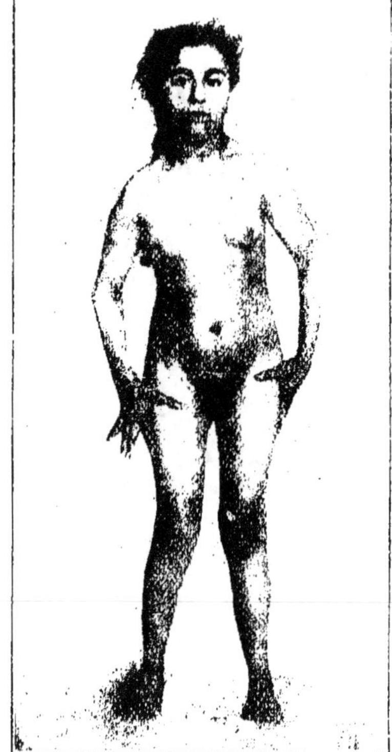

1 vol. gr. in-8°, de XVIII-1963 p., 564 fig. dans le texte.

Relié . . . . . . . . . . **30 fr.**

L'idée première qui a dirigé les auteurs a été le faire dans le sens le plus plein du mot un *traité de séméiotique*, faire en sorte qu'un médecin, nullement spécialisé en quelque sens que ce soit, puisse se trouver en état de pratiquer un examen complet de tous les appareils au point de vue de la pathologie nerveuse et de tirer de cet examen toutes les conséquences qui en découlent.

Ils ont voulu d'ailleurs mettre le praticien en mesure non seulement de poser le diagnostic clinique d'une maladie nerveuse, mais encore pour en poser le diagnostic anatomique et anatomo pathologique.

Enfin, le présent volume contient un exposé des notions psychiatriques indispensables pour la clinique journalière, et aussi tous les renseignements nécessaires pour l'internement des aliénés.

Une *Partie Thérapeutique* complète les conseils autorisés donnés par les auteurs sur l'ensemble de la séméiologie nerveuse. La **Pratique Neurologique** a été très illustrée. Plus de 700 photographies, dessins, figures schématiques, éclairent le texte et en rendent la lecture plus démonstrative.

# Les manifestations fonctionnelles
# des Psychonévroses
## Leur traitement par la Psychothérapie
### Par J. DEJERINE
Professeur de clinique des maladies du système nerveux
à la Faculté de Médecine de Paris,
Médecin de la Salpêtrière, Membre de l'Académie de Médecine

### et E. GAUCKLER
Ancien interne des hôpitaux

1 vol. grand in-8 de 18-560 pages, avec 1 planche hors texte.. . **8 fr.**

Cet ouvrage résume la doctrine que quelque trente années de contact avec les névropathes a permis à l'un des auteurs de se faire. Une première partie analyse les différents troubles névropathiques; une deuxième étudie les deux seules psychonévroses reconnues comme légitimes par les auteurs, la neurasthénie et l'hystérie. La troisième est consacrée au traitement. Les auteurs ne reconnaissent qu'une psychothérapie légitime : la psychothérapie par persuasion. Mais ajoutons qu'ils ne croient pas aux vertus du raisonnement. Ils maintiennent le rôle prépondérant du sentiment qui réveille les énergies, qui rend aux malades l'unité de vie, condition nécessaire de la santé morale, et physique.

# L'Éducation de soi-même
### Par le Pr DUBOIS, Professeur à l'Université de Berne

TROISIÈME ÉDITION. 1 volume in-8 de 300 pages, broché . . **4 fr.**

# Les Psychonévroses
## et leur traitement moral
### Par le Pr DUBOIS

PRÉFACE DU PROFESSEUR DEJERINE
TROISIÈME ÉDITION. 1 volume in-8 de 500 pages . . . . . . . . **8 fr.**

# Manuel de
# NEUROLOGIE OCULAIRE
PAR

**F. de LAPERSONNE** | **A. CANTONNET**
Professeur de clinique | Chef de clinique ophtalmologique
ophtalmologique |

à la Faculté de Médecine de Paris.

1 vol. in-8 carré de XVI-785 pages, avec 266 figures dans le texte et une planche hors texte en couleur. . . . . . **6 fr.**

OUVRAGE COMPLET

# Abrégé d'Anatomie

PAR

**P. POIRIER**
Professeur d'Anatomie
a la Faculté de Médecine de Paris.

**A. CHARPY**
Professeur d'Anatomie
a la Faculté de Médecine de Toulouse.

**B. CUNÉO**
Professeur agrégé a la Faculté de Médecine de Paris.

TOME I. — EMBRYOLOGIE — OSTÉOLOGIE — ARTHROLOGIE — MYOLOGIE.

TOME II. — CŒUR — ARTÈRES — VEINES — LYMPHATIQUES — CENTRES NERVEUX — NERFS CRANIENS — NERFS RACHIDIENS.

TOME III — ORGANES DES SENS — APPAREIL DIGESTI ET ANNEXES — APPAREIL RESPIRATOIRE — CAPSULES SURRÉNALES — APPAREIL URINAIRE — APPAREIL GÉNITAL DE L'HOMME — APPAREIL GÉNITAL DE LA FEMME — PÉRINÉE — MAMELLES — PÉRITOINE.

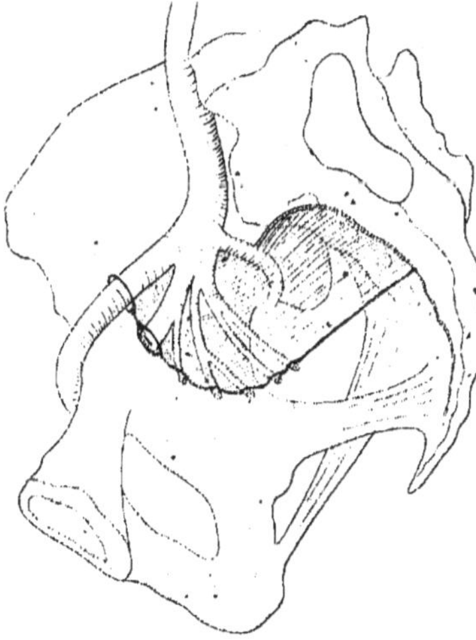

Fig. 673 — Schema de la gaine hypogastrique d'après Marcille.

*3 volumes in-8°, formant ensemble 1620 pages avec 976 figures en noir et en couleurs dans le texte, richement reliés toile. . . . . . . . . . . . . . . . . . . . . . . . 50 fr.*

## P. POIRIER — A. CHARPY

# Traité
# d'Anatomie Humaine

*Nouvelle édition, entièrement refondue par*

**A. CHARPY**  ET  **A. NICOLAS**
Professeur d'Anatomie à la Faculté    Professeur d'Anatomie à la Faculté
de Médecine de Toulouse.    de Médecine de Paris.

O. Amoëdo — Argaud — A. Branca — R. Collin — B. Cunéo
G. Delamare — Paul Delbet — Dieulafé — A. Druault — P. Fredet
Glantenay — A. Gosset — M. Guibé — P. Jacques
Th. Jonnesco — E. Laguesse — L. Manouvrier — P. Nobécourt
O. Pasteau — M. Picou — A. Prenant — H. Rieffel — Rouvière
Ch. Simon — A. Soulié — B. de Vriese — Weber.

TOME I. — Introduction. Notions d'embryologie. Ostéologie. Arthrologie, 825 *figures* (*3e édition*). . . . . . . . . . . . . . . . . . . **20** fr.

TOME II. — 1er Fasc. : **Myologie.** — Embryologie. Histologie. Peauciers et aponévroses, 351 *figures* (*3e édition*). . . . . . . . . . . . . . . . **14** fr.

2e Fasc. : **Angéiologie** (Cœur et Artères). 263 *figures*, (*3e édit.*). . **12** fr.

3e Fasc. : **Angéiologie** (Capillaires. Veines), 83 *fig.* (*2e édition*). . **6** fr.

4e Fasc. : **Les Lymphatiques,** 126 *figures* (*2e édition*). . . . . . . **8** fr.

TOME III. — 1er Fasc. **Système nerveux** (Méninges. Moelle. Encéphale). 265 *figures*. (*2e édition*). . . . . . . . . . . . . . . . . . . **10** fr.

2e Fasc. : **Système nerveux** (Encéphale), 131 *fig.* (*2e édition*). . . **10** fr.

3e Fasc. : **Système nerveux** (Nerfs. Nerfs crâniens et rachidiens). 228 *figures*. (*2e édition*). . . . . . . . . . . . . . . . . . . **12** fr.

TOME IV. — 1er Fasc. : **Tube digestif,** 213 *figures* (*3e édition*) . . . **12** fr.

2e Fasc.: **Appareil respiratoire,** 121 *figures* (*2e édition*). . . . . . **6** fr.

3e Fasc. : **Annexes du tube digestif. Péritoine.** 448 *figures* (*2e édition*). . . . . . . . . . . . . . . . . . . **16** fr.

TOME V. — 1er Fasc. : **Organes génito-urinaires,** 431 *figures* (*2e édition*) . . . . . . . . . . . . . . . . . . **20** fr.

2e Fasc. : **Organes des sens. Tégument externe et dérivés. Appareil de la vision. Muscles et capsule de Tenon. Sourcils, paupières, conjonctive, appareil lacrymal. Oreille externe, moyenne et interne. Embryologie du nez. Fosses nasales. Organes chromaffines.** 671 *figures (2e édition)* . . . . . . . . . . . . . . . . . . **25** fr.

L'ouvrage **complet** (5 tomes en 13 fascicules) est en vente au prix de **171** fr.

OUVRAGE COMPLET

# Traité de
# Technique Opératoire

PAR

**CH. MONOD**
Professeur agrégé à la Faculté de Médecine
de Paris
Chirurgien honoraire des hôpitaux.
Membre de l'Académie de Médecine.

**J. VANVERTS**
Chirurgien des hôpitaux de Lille.
Ancien interne lauréat des hôpitaux
de Paris, Membre correspondant
de la Société de Chirurgie.

**DEUXIÈME ÉDITION
ENTIÈREMENT
REFONDUE**

❦ ❦ ❦

2 volumes grand in-8°, formant ensemble XII-2016 pages avec 2337 figures dans le texte. . . **40** fr.

*Le tome I n'est plus vendu séparément. Le tome II est vendu aux acheteurs du tome I. . . . . . . **18** fr.*

Condenser les descriptions sans rien sacrifier de la clarté, supprimer tout ce qui semblait tombé en désuétude, et cela pour pouvoir donner place à certaines opérations nouvelles ou à d'autres intentionnellement omises dans la première édition parce que non encore consacrées par l'usage, tel est le travail considérable qu'ont poursuivi les auteurs dans cette deuxième édition. La plupart des chapitres anciens ont été remaniés, quelques-uns même complètement transformés. Les index bibliographiques ont été intégralement mis au courant en même temps que nombre d'indications anciennes, et aujourd'hui sans intérêt pratique, étaient supprimées.

Enfin l'illustration a été à la fois augmentée et entièrement revisée : nombre de clichés de la première édition ont fait place à des figures nouvelles.

Fig. 605. — *Cysto entérostomie extra péritonéale pour exstrophie vésicale. Abouchement rectal des uretères (Peters). — Les uretères sont libérés. — La paroi antérieure sous-péritonéale du rectum est ouverte.*

= 32 =